全国高等医药教材建设研究会·卫生部规划教材
全国高等职业教育护理专业领域技能型紧缺人才培养培训教材
供涉外护理专业用

健康评估

HEALTH ASSESSMENT

主　编　马秀芬

副主编　闻彩芬　林　彬

编　者（按姓氏笔画排序）

马秀芬（承德卫生学校）
闻彩芬（苏州卫生职业技术学院）
肖宏俊（黑龙江省卫生学校）
唐　丽（宁夏医学院护理学院）
余　薇（江汉大学卫生技术学院）
张雅芬（承德卫生学校）（兼秘书）
周佩玲（郑州卫生学校）
张文利（本溪卫生学校）
林　彬（无锡卫生学校）
程　畅（本溪卫生学校）

人民卫生出版社

图书在版编目（CIP）数据

健康评估/马秀芬主编. —北京：人民卫生出版社，2006.7

ISBN 978-7-117-07703-3

Ⅰ.健… Ⅱ.马… Ⅲ.健康-评估-医学院校-教材 Ⅳ.R471

中国版本图书馆 CIP 数据核字（2006）第 059559 号

门户网：www. pmph. com	出版物查询、网上书店
卫人网：www. ipmph. com	护士、医师、药师、中医师、卫生资格考试培训

健 康 评 估

主　　编：马秀芬
出版发行：人民卫生出版社（中继线 010-59780011）
地　　址：北京市朝阳区潘家园南里 19 号
邮　　编：100021
E - mail：pmph @ pmph. com
购书热线：010-67605754　010-65264830
　　　　　010-59787586　010-59787592
印　　刷：北京市安泰印刷厂
经　　销：新华书店
开　　本：850×1168　1/16　　印张：16.25
字　　数：462 千字
版　　次：2006 年 7 月第 1 版　　2010 年 7 月第 1 版第 2 次印刷
标准书号：ISBN 978-7-117-07703-3/R・7704
定　　价：24.00 元
打击盗版举报电话：010-59787491　E-mail：WQ @ pmph. com
（凡属印装质量问题请与本社销售中心联系退换）

出版说明

根据《教育部办公厅 卫生部办公厅关于确定职业院校开展护理专业领域技能型紧缺人才培养培训工作的通知》(教职成厅〔2003〕3号)的精神,卫生部教材办公室在认真、全面调研的基础上,规划并组织编写了全国高等职业教育护理专业领域(涉外护理、中西医结合护理)技能型紧缺人才培养培训卫生部规划教材。

本套教材的指导思想为:以全面素质为基础,以能力为本位;以市场需求为基本依据,以就业为导向;适应护理行业发展,体现教学内容的适应性和先进性;以学生为主体,体现教学组织的科学性和灵活性。本套教材编写要求体现"整体护理的理念、护理程序的模式、突出人文关怀",从而达到使学生掌握"必需、够用"的基础理论知识、较强的技术应用能力、知识面宽、综合素质高的培养目的。

为保证涉外护理专业方向教材的质量,卫生部教材办公室成立了专家委员会对教材的规划、组织、编写、管理、使用、培训、评审等工作起指导、咨询、纽带的作用。经过专业委员会讨论,确定本套教材共编写14种,其他课程可用高职护理专业卫生部规划教材,不再重复编写。整套教材要求中英文双语编写,教材结构以中文为主、英文为辅。英文主要为章前言、核心词汇和每章小结,约占中文篇幅的1/5~1/3。同时每本教材在书末附中英文名词对照表、参考文献、教学大纲(参考),40学时以上的课程均编写了配套教材或配套光盘,以辅助教师教学和学生学习。

全部教材将由人民卫生出版社在2006年9月前出版,以供教学使用。具体书目为:

	书名	主编
*1	多元文化与护理	顾　炜
*2	护理专业英语——阅读分册	孙国棣
*3	护理专业英语——视听说分册	刘国全
4	人际沟通	马如娅
5	护理学导论	史先辉
6	基础护理技术	刘登蕉
7	健康评估	马秀芬
8	急危重症监护	谢天麟
9	母婴护理	朱达琍
10	儿童护理	叶春香
11	成人护理	李　丹　张　蕲
12	老年护理	卢省花
*13	精神护理	雷　慧
*14	社区护理	徐国辉

说明:标注"*"的教材为教育部职业教育与成人教育司推荐教材。

卫生部教材办公室

2006年4月

全国高等职业教育护理专业领域
涉外护理专业方向技能型紧缺人才培养培训卫生部规划教材

专家委员会

前　　言

本教材是根据教育部、劳动和社会保障部、国防科工委、信息产业部、交通部、卫生部联合印发的《教育部等六部委关于实施职业院校制造业和现代服务业技能型紧缺人才培养培训工程的通知》的要求，在全国高等医药教材建设研究会和人民卫生出版社的指导下，由全国开办涉外护理专业学校的骨干教师共同编写完成的。

本教材的编写指导思想是树立以能力为本位的观念，以满足岗位需要为目标，内容选取遵循必须、实用原则。编写坚持三基、三特、四新、五性等教材编写原则。本教材内容共九章，包括绪论、交谈及健康史评估、心理评估、社会评估、身体评估、心电图检查、常用实验室检查、影像学检查及护理病历书写。特点为：①本教材主要介绍成人健康评估，特殊人群如婴幼儿、孕妇、老年人等的健康评估不在本教材介绍，将在相关教材中学习。②将与内科护理学重复的常见症状评估删除，各系统疾病主要症状在健康史评估中简要介绍。③将交谈及健康史评估单列一章重点介绍。④身体评估突出护理专业特点，按从头到脚的顺序对全身进行全面评估，各部分内容按评估方法、正常表现、异常表现及其临床意义编排。⑤心电图检查重点介绍心电图描记、正常及常见异常心电图。⑥实验室检查重点介绍临床常用检验的标本采集、正常参考值及临床意义。⑦影像学检查重点介绍临床常用的检查方法及检查前后护理。⑧本教材对术语采用中文及英文双语表述，并于书后附中英文对照词汇表。

本教材主要适用于高等职业教育涉外护理方向英语护理专业教师及学生使用，建议课时为90学时，也适用于临床护理工作者参考。

本教材编写过程中得到了全国高等医药教材建设研究会、人民卫生出版社和承德卫生学校领导的关怀与大力支持，同时也得到了各编者所在院校领导的支持，谨在此深表谢意。尽管各位编者做了最大努力，但限于水平，难免有欠缺之处，恳请各院校师生和读者在应用中发现问题并指正。

马秀芬

2006年6月

目　录

第一章 绪　论
Introduction

健康评估(health assessment)是一个系统地、连续地收集护理对象健康资料的过程。通过对健康资料的整理、分析,对护理对象现存的或潜在的健康问题或生命过程的反应做出临床判断,即做出护理诊断(nursing diagnosis)。因此,健康评估的主要目的是为护理诊断提供依据。

Health assessment is systematic and continuous collection of the data that relate to the individual's health state. From the data, the health professional makes a clinical judgment or nursing diagnosis about the individual's health state or response to actual or high risk health problems and life processes. Thus, the purpose of assessment is to make a judgment or nursing diagnosis.

一、健康评估的内容

要确定健康评估的内容,首先要明确"健康"的含义。"没有疾病即是健康"(health as the absence of disease)是传统的生物医学模式(biomedical model)下人们对健康的认识,以此为指导的健康评估只重视病人生理上的异常改变,即疾病的症状和体征评估。随着社会的发展,医学模式由传统的生物医学模式转变为现代的生物-心理-社会医学模式,即整体健康模式(holistic health model),人们对健康的认识也发生了变化。目前,世界卫生组织(WHO)对健康的定义是"健康不仅是没有躯体上的疾病,而且要保持稳定的心理状态和具有良好的社会适应能力以及良好的人际交往能力"。护理工作也从以疾病为中心的护理模式转向了以病人为中心的整体护理模式(holistic nursing model)。以此为理论基础,健康评估的内容应该包括对评估对象生理、心理、社会各方面的评估。本教材以此为指导思想编排内容。

1. 生理评估(physiological assessment)　包括第二章交谈及健康史评估、第五章身体评估、第六章心电图检查、第七章常用化验检查及第八章影像检查。

2. 心理评估(psychological assessment)　第三章心理评估内容。

3. 社会评估(sociological assessment)　第四章社会评估内容。

4. 护理病历(health care record)　第九章护理病历书写将健康评估所收集的所有健康资料按一定要求以书面的形式记录下来。

二、健康评估的方法

健康评估是护理程序的第一步,是一个有计划、系统地收集评估对象健康资料并对资料进行分析判断的过程。全面、准确的健康资料不仅是确定护理诊断的基础,也是制定、实施护理计划的依据,是为病人提供高质量护理的保证。为确保所收集的健康资料准确、全面和客观,护理工作者必须掌握健康评估的基本理论、基本知识和基本技能。

(一) 健康资料的来源

1. 主要来源　即被评估者本人。被评估者本人所提供的资料最真实、全面和可靠。被评估者对健康与疾病的感受、认识、反应以及对医疗、护理的需要和期望等很难从其他人员处获得。

2. 次要来源　即被评估者本人之外的其他人员或文字资料。某些情况下,被评估者本人不能提供健康资料,如昏迷者、语言或精神障碍者及婴幼儿等,需要从以下次要来源收集健康资料。

(1)被评估者的家庭成员以及与之关系密切、生活或工作在一起的人，如父母、夫妻、兄弟姐妹、同事、邻居、师生、朋友、家庭服务员等人。

(2)事件目击者，即被评估者发病及受伤时在场可以提供发病和受伤过程情况的人。

(3)卫生保健人员，如与被评估者有过接触的医生、护士、陪护、营养师、理疗师、心理医生等可以提供健康情况的人。

(4)文字资料，如病历、健康记录、出生记录、儿童预防接种记录、各种实验室检查、器械检查报告(如化验单、心电图、影像检查结果)等。

护士在收集次要来源资料时，应注明资料出处。

(二)健康资料的收集方法

健康资料的收集方法即护理评估的方法有很多，包括交谈(interview)、观察(observation)、身体评估(physical examination)及查阅(reading)相关的病历、文献、辅助检查结果等资料。其中交谈是最基本的方法，可为其他方法提供指导或方向。具体的方法将在本教材后面的各章中做详细介绍。

(三)健康资料的分类

1. 按资料收集的方法可分为主观资料与客观资料

(1)主观资料(subjective data)：通过与被评估者交谈所获得的资料为主观资料，即护理病历中健康史的内容。患病时病人的主观感受称为症状(symptom)，如疼痛、恶心、心悸等，是重要的生理方面的主观资料。此外，主观资料还包括个人资料、求医目的、对健康问题的认识等心理、社会方面的资料。但在某些情况下，如昏迷患者、精神障碍患者、婴幼儿不能表达以上情况时，只能由亲属代诉，也属于主观资料。

(2)客观资料(objective data)：通过观察、身体评估或借助各种实验室、医疗仪器检查所得到的资料为客观资料。其中身体评估所发现的病人患病的客观征象称为体征(sign)，如发绀、黄疸、心脏杂音等。

多数情况下，主观资料与客观资料是相互支持的。如病人诉说头晕、心悸时，身体评估发现其心率 120 次/分，则主观资料得到了客观资料的证实。但在某些情况下，可能存在主、客观资料不一致。如病人自己说不紧张，但评估者发现其表情不自然，手不停地搓衣角。当主、客观资料不一致时，评估者要进一步评估以明确其原因及解决途径。

2. 按资料提供时间可分为目前资料与既往资料

(1)目前资料：是指评估当时所获得的被评估者健康状况的资料，反映被评估者目前的健康状况。

(2)既往资料：是指此次评估前的有关被评估者健康状况的资料。

在健康评估时，护士必须将目前资料与既往资料不断地进行比较和分析，才能对被评估者的健康状况及其进展情况做出客观、准确地判断。如一位病人目前体温为 36.5℃，而入院时体温为 39.8℃，比较前后体温变化，说明病情好转。

(四)健康资料的收集模式

健康资料的收集除了具体方法以外，还有一个收集的程序问题，即按一定的模式收集健康资料，能使工作有条不紊地进行，避免遗漏重要内容。现将常用的戈登功能性健康型态模式及生理、心理、社会整体模式介绍如下。

1. 功能性健康型态模式　功能性健康型态(functional health pattern)是由 Marjory Gordon 在 1982 年提出的一种护理诊断分类方法，以此为框架收集健康资料在临床护理中的应用已经越来越广泛。

(1)健康感知-健康管理型态(health perception-health management pattern)：评估个体对自己健康状况的认识、健康价值观、卫生习惯、生活方式、免疫接种、有无个人保健措施、烟酒嗜好等。

(2)营养-代谢型态(nutritional and metabolic pattern)：评估食物与液体的摄取情况、饮食习惯、饮食嗜好及其合理性、有无肥胖或消瘦、有无咀嚼或吞咽困难、有无皮肤损害、体温变化及伤口愈合情况等。

(3)排泄型态(elimination pattern):评估排便、排尿的次数、量、颜色、性状、排便规律、异常排泄及其影响因素。

(4)活动-运动型态(activity-exercise pattern):评估活动状况、活动量、活动耐力、影响活动耐力的因素及呼吸、循环功能等。

(5)睡眠-休息型态(sleep-rest pattern):评估主要包括个体在24小时中睡眠与休息的质和量、精力、日常睡眠行为,以及促进睡眠的辅助手段或催眠药的使用情况等。

(6)认知-感知型态(cognitive-perceptual pattern):感知方面主要评估有无听觉、视觉、味觉、嗅觉、痛觉的改变,有无感觉异常,有无意识障碍;认知方面主要评估思维能力、语言能力、定向力等。

(7)自我感知-自我概念型态(self-perception and self-concept pattern):评估个体对自己的个性特征、社会角色和身体特征的认识,有无愤怒、烦恼、恐惧、抑郁、焦虑、绝望等。

(8)角色-关系型态(role-relationship pattern):评估有关个体对他们在扮演由其本人或他人所描述的期望行为中的感觉如何,包括个体的需要,与同事、家人和社会的互动情形。

(9)性-生殖型态(sexuality-reproductive pattern):评估性别认同与性别角色、性与生殖的知识、性行为及其满意程度、有无性功能改变或障碍,女性月经状况、生育史和生育能力、乳房健康状况等。

(10)应对-应激耐受型态(coping-stress tolerance pattern):评估个体所面临的应激源、对应激的认知评价和应对方式,以及应对方式的有效性。如是否经常感到紧张,用什么方法解决;近期生活中有无重大改变或危机,生活中出现重大问题时如何处理,能否成功,此时对其帮助者是谁。

(11)价值-信念型态(value-belief pattern):评估个体文化程度、成长背景、价值观、宗教信仰以及疾病对个体价值观、信念产生的影响等。

2. 生理、心理、社会整体模式

(1)生理:

1)一般状况:发育、营养、体重、步态以及有无发热、乏力、失眠、食欲不振等。

2)皮肤、黏膜:色泽、温度、湿度、毛发分布以及有无破损、皮疹、水肿、蜘蛛痣、瘙痒、疼痛等。

3)头部:大小、有无外伤、头痛、头昏、眩晕等。

4)眼:有无视力障碍、复视、畏光、发干、发痒、流泪、青光眼和白内障等。

5)耳:分泌物量、色,有无耳聋、耳鸣、疼痛、眩晕。

6)鼻:分泌物量、色,有无鼻出血、鼻塞、嗅觉异常。

7)咽和喉:有无咽喉肿痛、声音嘶哑和吞咽困难等。

8)乳房:有无疼痛、肿胀、触痛、分泌物或肿块等。

9)呼吸系统:呼吸频率、节律、深度及有无咳嗽、咳痰、咯血、胸痛、呼吸困难、发绀等。

10)心血管系统:心率、心律,有无心悸、心前区疼痛、端坐呼吸、血压增高、晕厥、水肿等。

11)消化系统:有无食欲减退、吞咽困难、腹痛、腹泻、恶心、呕吐、呕血、便血、便秘、黄疸、肝脾肿大等。

12)泌尿系统:有无尿频、尿急、尿痛、血尿、少尿、排尿困难、尿失禁、夜尿增多、水肿等。

13)生殖系统:性生活习惯,有无性病。

14)内分泌系统:肥胖、消瘦、色素沉着,有无多饮、多尿、多食、怕热、怕冷、乏力、多汗、闭经等。

15)造血系统:有无贫血、出血、乏力、淋巴结肿大、肝脾肿大等。

16)肌肉与骨骼:有无关节畸形、肌肉萎缩、疼痛、红肿、运动障碍、乏力等。

17)神经系统:有无头痛、记忆力减退、语言障碍、感觉异常、瘫痪、惊厥等。

18)精神状态:有无幻觉、妄想、定向力障碍等。

(2)心理：

1)感知能力：感觉有无异常、错觉、幻觉。

2)认知能力：定向力、记忆力、注意力、语言能力。

3)情绪状态：有无焦虑、抑郁、失望、沮丧、恐惧、愤怒等。

4)自我概念：患者对自己的评价、自信心、价值观。

5)压力反应及应对方式：患病遇到困难有何种情绪反应，如何应对处理。

(3)社会：

1)价值观与信仰：宗教信仰，患病后信仰和价值观是否有所改变。

2)受教育情况：文化程度、文化背景。

3)生活与居住环境：包括卫生状况、居民素质，有无饮食、饮水、空气污染及噪音等危害健康的因素。

4)职业：何种工作，工作环境有无噪音、粉尘、毒物等。

5)家庭情况：家庭结构、家庭关系、被评估者在家庭中的地位及影响。

6)社会情况：社交活动，与朋友、同事、领导的关系。

7)经济状况：有无经济困难及由此带来的心理压力。

(五)健康资料的整理与分析

1. 资料的核实　为保证收集到的资料是真实、准确的，需要对资料进行核实。

(1)核实主观资料：核实主观资料并不是护士不相信病人，而是因为有时病人自认为的正常或异常与医学上的正常或异常是不相同的，有时病人也会因对自己的病情发生恐惧而加以夸大或隐瞒，因而需要用客观资料对主观资料进行核实。如产妇认为“我的乳汁分泌很正常”，而护士观察发现其婴儿经常因饥饿而哭闹，证明产妇的乳汁并不充足。

(2)澄清含糊不清的资料：如病人诉“排便正常”，这项资料不够明确，护士需要进一步询问病人排便的具体情况，如次数、性状、排便是否费力等。

(3)请求别人检查：为了保证资料的有效性，应在核实主观资料的同时，对有些客观资料可以请求别的护士检查。特别是由于病人的病情危重，需要及时救治，在监测其生命体征及其他指标时，一定要准确无误，如由于环境及心理状态的影响，对监测结果有疑问时，应让其他护士重新检查。

(4)请被评估者验证：对有关心理、社会资料的评估，往往通过一次交谈所收集的资料不一定准确，故应请被评估者验证，以确保其资料的准确性。

2. 资料的整理　收集到的资料涉及各个方面，内容庞杂，需要采用适当的方法对之进行整理分类，以便于护士较顺利地从中发现问题，做出护理诊断。此外，分类也有助于发现收集到的资料有无遗漏。分类方法包括：

(1)按马斯洛的人类需要层次论分类：将资料分为生理需要、安全需要、爱与归属的需要、尊敬与被尊敬的需要及自我实现的需要5个方面。这种分类方法可以提醒护士要从人的生理、心理、社会各个角度去收集资料，但其缺点是与护理诊断没有直接的对应关系。

(2)按人类反应型态分类：可将资料分为交换、沟通、关系、赋予价值、选择、移动、感知、认知、感觉(感情)9种。其优点是可从某型态中有异常的资料直接导出护理诊断，但这9种型态较为抽象，使用不够方便。

(3)按戈登的11个功能性健康型态分类：由于每一型态下都有其相应的护理诊断，当护士发现某型态中的资料出现异常，只需从这一型态下所属的护理诊断中分析选择即可，而不必从所有护理诊断中去挑选。这是临床应用最为广泛的方法。

3. 分析资料概括护理诊断

(1)找出异常：分析资料时首先应将资料与正常值进行比较，以发现异常所在。为准确地做出比较，要求护士不仅要掌握基础医学知识、护理学知识、人文学科知识，熟练掌握各种正常范围，还应考虑到人的个体差异性，根据不同年龄阶段、不同家庭、社会、文化等背景条件，全面地进行比较。

(2)找出相关因素(危险)因素：通过与正常值的比较发现异常后，护士应进一步找出引起异常的相关因素，如病人主诉“最近我总是感到非常疲乏，但不知为什么”，护士通过血常规检查结果发现病人血红蛋白只有70g/L，这样就找到了引起异常的原因。至于危险因素，是指病人目前虽处于正常范围内，但存在着促使其向异常转化的因素，如长期卧床病人有可能造成压疮。找出相关因素和危险因素可以指导护士制定护理措施。

(3)概括护理诊断及合作性问题：依据资料中的异常及危险因素，确定相应的护理诊断及合作性问题。

1)护理诊断(nursing diagnosis)：护理诊断是关于个人、家庭、社区对现存或潜在的健康问题或生命过程反应的一种临床判断，是护士为达到预期结果选择护理措施的基础，这些预期结果是由护士负责的。如健康资料显示病人体温39℃，即可做出体温过高(hyperthermia)的护理诊断；或资料显示病人痰多而黏稠不易咳出，可做清理呼吸道无效(airway clearance，ineffective)的护理诊断。长期卧床的病人护理诊断可包括有皮肤完整性受损的危险(skin integrity，impaired，risk for)的护理诊断；频繁、大量呕吐的病人可做出有体液不足的危险(fluid volume deficit，risk for)的护理诊断；有吸烟、饮酒不良嗜好者可做出保持健康能力改变(health maintenance，altered)的护理诊断。

2)合作性问题(collaborative problem)：临床护理实践中，护士所面临的健康问题无法从目前现有的护理诊断中找出，而需要护士与其他保健人员尤其是医生共同合作解决，称为合作性问题，对此类健康问题护士主要提供监测护理。目前合作性问题主要是指一些疾病过程中的并发症，这些并发症需要医生与护士共同采取措施预防和处理，如急性广泛前壁心肌梗死病人在发病24小时内极易并发心律失常，即为合作性问题，写为“潜在并发症(potential complication，PC)：心律失常”。有些并发症可以只通过护理措施就能预防和处理，则属于护理诊断，如昏迷病人因痰多有可能并发窒息即可做有窒息的危险的护理诊断。

三、健康评估的学习方法及目的要求

健康评估是连接基础与临床的桥梁课。学习健康评估课程时需要及时复习相关的医学基础知识(如人体解剖、生理、病理等)、基础护理知识(如护理程序、护理理念、护理模式等)及人文学科知识(如心理学、社会学等)。学习方法除课堂讲授、多媒体教学、实验室教学外，最大的变化是由实验室学习转向面向人体的学习，学生既要在示教室观看录像、进行各种技能操作训练，还要进入医院进行临床实践。因此，学习此门课程时，学生一定要理论联系实际，手脑并用，既要用脑记忆基本知识、基本理论，又要勤动手练习各项操作技能。

通过本门课程的学习，学生应能够达到如下要求。

1. 体现以病人为中心的整体护理理念。
2. 掌握健康评估的概念和健康资料的来源、种类、收集方法及整理分析方法，根据健康资料概括护理诊断。
3. 掌握交谈技巧及健康史的评估。
4. 掌握身体评估基本知识，能独立进行身体评估，手法熟练，结果判断正确。
5. 掌握心电图检查的基本知识，熟练应用心电图机描记心电图。
6. 熟悉常用实验室检查的正常参考值及其临床意义，能采集血液、尿液、粪便标本。
7. 熟悉影像检查基本知识，能进行各种影像检查前后的护理指导。
8. 能按要求书写护理病历。

（马秀芬）

Summary

Health assessment is the collection of data about the individual's health state. Throughout this course, students have been studying the techniques of collecting and analyzing data.

The data are collected from client, health care personnel, individuals within the immediate environment and/or the community. The client is the most important one.

The data are obtained by interview, observation, physical examination and reading records, reports, etc.

The data can be grouped into subjective data, what the person says about himself or herself during history-taking by interview; objective data, what the health professional observes during the physical examination.

From the data, the health professional makes a clinical judgment or nursing diagnosis about the individual's health state.

The nursing diagnosis is the judgment focus on the response of the whole person to actual or potential health problem and life processes.

（马秀芬）

第二章　交谈及健康史评估

Interview and health history collection

交谈(interview)是护士与护理对象之间的一种具有明确的护理专业性目标的、有序的对话过程,是收集健康资料最首要的方法。交谈的内容即健康史,为主观资料。成功的交谈是确保健康资料完整性和准确性的关键,并为后序其他健康评估方法如身体评估等指明方向。

The interview is a meeting between the nurse and the individual. The interview is the first and really the most important part of data collection. It collects subjective data or a complete health history. The health history is important in beginning to identify the person's health strengths and problems and as a bridge to the next step in data collection, the physical examination, etc.

一、交　　谈

(一) 交谈的方式

可分为正式交谈和非正式交谈。

1. 正式交谈　事先通知被评估者,进行有目的、有计划的交谈即为正式交谈。正式交谈可以分为三个阶段。

(1)准备阶段(the preparing phase):在正式交谈之前,护士要先获取一些有关被评估者的信息,做好准备。

(2)交谈阶段(the working phase):交谈时护士要明确谈话的目的,按原定目标引导谈话围绕主题进行,同时创造和维持融洽气氛,让被评估者无顾忌地谈出其真实的感受。

(3)结束阶段(closing the interview):交谈结束时,对交谈的内容、效果做简要的评价小结,并应作好记录。

2. 非正式交谈　护士与病人的随意交谈。护士在护理工作中,经常与病人进行语言上的沟通,鼓励病人说出自己对疾病的感受、对治疗及护理效果的反应等。谈话范围不受限制,在"闲聊"中了解病人多种信息,筛选出有价值的资料进行记录,或者事后追记。

(二) 交谈的方法

交谈主要以问答的形式进行,即护士提出问题由被评估者回答。提问方法可分为封闭式提问和开放式提问两种。

1. 开放式提问(open-ended question)　是指必须用一段话叙述才能回答的提问。这种提问方式给被评估者较多的控制权,可以得到更多的信息。如"你感觉哪不舒服?","你现在感觉怎么样?","谈谈你对手术的看法好吗?"。开放式提问的特点是:①被评估者是谈话的主体,可以表达自己认为最重要的问题;②可反映被评估者对某个问题的感受程度;③可以为评估者提供没有问到的信息;④可以获得较丰富的资料。因此,在交谈过程中应该尽可能采用开放式提问。

2. 封闭式提问(closed question)　亦称直接提问(direct question),是指那些用一、二个字或"是"、"不是"回答的提问,即一问一答的方式。如"您的年龄?","您是教师吗?","您胸痛的部位在哪里?","您痰里有血吗?"封闭式提问的特点是:①能更有效地控制问题与回答;②回答者不需要太多的主观努力;③交谈所需的时间较少;④记录较容易。一般在交谈过程中,为确定某些信息可采用此种提问方式。

（三）交谈的注意事项

为了能使交谈顺利进行，获得的资料真实、可靠、全面，应该注意如下事项。

1. 建立良好的护患关系　护士应着职业装，并注意衣帽整洁；态度和蔼，关心、体贴被评估者；主动把自己介绍给被评估者，并说明谈话的目的，表示愿意为被评估者提供帮助，承诺隐私保密，尽可能地缩短与被评估者之间的心理距离，改善互不了解的生疏局面。建立良好的护患关系是使交谈能顺利进行的基础。

2. 选择合适的时间　为了能得到被评估者的充分配合，取得良好的交谈效果，应选择适宜的时间。对一般住院病人的首次评估，宜安排在病人入病房安顿好后进行，但要避开用餐时间。

3. 选择良好的谈话环境　选择比较安静、舒适和私密性好的环境，光线、温度要适宜。在有多张病床的普通病房，护士应该利用自己的谈话技巧，弥补环境条件的不足，如声音该大就大、该小就小，设计隐密问题应含蓄。

4. 交谈技巧

(1)由开放式提问开始：交谈一般先选择易于回答的开放式提问，如“你哪不舒服？”或“你到医院的原因是什么？”。

(2)避免“诱问”、“套问”：交谈过程中，可适时应用封闭式提问以避免被评估者叙述离题或确认一些资料，但要避免“诱问”或“套问”。如想确定肺结核病人是否存在午后低热，不能直接问“你的发烧是在下午吗？”，而应问“你一般什么时候发烧？”。

(3)避免使用术语：提问时语言应通俗，使用普通人能明白的表达方式，易于被评估者理解和回答。应避免使用生涩的医学术语，如“里急后重”等，以免被评估者顺口称是，影响资料的真实性。

5. 做一个有效的倾听者　交谈过程中护士大部分时间是听被评估者诉说，不要随意打断对方的诉说，注意全面观察对方的非语言行为所传递的信息。此外，还要注意运用非语言沟通技巧以鼓励被评估者诉说，如交谈中与被评估者的视线保持接触，运用必要的手势，适时地微微点头或应答等，但应避免分散被评估者注意力的举动。

6. 及时核实资料　对含糊不清、存有疑问或矛盾的资料及时进行核实，以确保健康资料的准确性。常用的核实方法如下。

(1)重复(repeating)：重复你听到的不太确切的被评估者所说的话。如“你说3天没有大便，是这样吗？”

(2)澄清(clarification)：要求被评估者对模糊不清或模棱两可的话语做进一步的解释说明。如“你说你夜里睡眠不好是什么样的情况？”

(3)质疑(confrontation)：用于被评估者的诉说与你观察到的情况不一致时。

(4)概括小结(summary)：将你得到的资料向被评估者做一概括总结，让其确定你所理解的是否准确。

7. 其他影响因素　被评估者的文化背景、年龄及健康状况等。

(1)文化背景：护士应熟悉自己与被评估者文化间的差异，以使谈话中自己的语言和行为能充分体现对他人文化的理解和尊重。

(2)年龄：不同年龄阶段的人参与交谈的能力不同，护士应据此采取有效的沟通方法。如老年人听力、记忆力等功能减退，交谈时应注意语速、音量及提问的方式等。

(3)健康状况：一般情况下，应尽可能详尽的收集健康资料，但病情危重时，在扼要询问和重点检查后，应先立即进行抢救，详细健康资料待病情稳定后再询问。

二、健康史评估

健康史(health history)是关于被评估者目前、过去健康状况及其影响因素的主观资料，即交谈的内容。其主要内容包括被评估者目前及既往的健康状况、影响健康状况的因素及被评估者对自己健康状况的认识与反应等。与医疗病史不同的是，医生关注的是被评估者的症状、体征、治疗及疾病的进展情况，而护士关注的是被评估者对其健康状况以及因之而带来的生活方式等改变所做出的反应。

健康史评估方法主要是交谈。健康史评估内容包括一般资料、主诉、现病史、既往史、家族史及个人史等。临床上常应用戈登功能性健康型态模式及生理、心理、社会整体模式收集健康史(具体内容及格式详见第一章绪论)。

（一）一般资料

一般资料(biographical data)包括被评估者姓名(name)、性别(sex or gender)、年龄(age)、婚姻状况(marital status)、职业(occupation)、民族(ethnic group)、籍贯(birthplace)、文化程度(educational status)、宗教信仰(religion)、家庭地址(address)及电话号码(phone number)。同时应注明资料来源(source of data)及可靠程度(reliability)、交谈日期(date)等，以便于今后查阅时参考。若资料来源并非被评估者本人，应注明其与被评估者的关系。

性别、年龄、职业等可为某些疾病提供有用的信息。不同的民族有不同的饮食、生活习惯及宗教信仰，文化程度、宗教信仰等有助于了解被评估者对健康的认识及价值观，并有助于选择适宜的交谈方式及健康教育方式。

（二）主诉

主诉(chief complaint or reason for seeking care)是被评估者此次求医的主要原因，即被评估者感觉最痛苦、最明显的症状或体征及其持续时间。记录主诉时应注意下列问题。

1. 主诉陈述应简明扼要和高度概括，用一句话说明。

2. 内容为“主要症状＋时间”，如“胸痛 2 小时”。若症状不止一个，应按症状出现的先后顺序排列，如“发热、头痛 2 天，昏迷半小时”。

3. 主诉陈述不能使用医疗诊断用语，如“糖尿病 1 年”，而应使用被评估者叙述的症状，如上述情况应记录为“多尿、多饮、多食 1 年”。

（三）现病史

现病史(present health or history of present illness)是围绕主诉详细描述被评估者自患病以来健康问题发生、发展和应对的全过程，是健康史的主体部分。记录方式为一段话。其内容包括：

1. 起病情况(onset)　包括起病的时间、起病缓急、病程长短、有无前驱症状或诱因等。

2. 主要症状及其特点(critical symptom's characteristics)　包括症状出现的部位(location)、性质(character or quality)、持续时间(duration)及发作频率(frequency)、严重程度(severity or quantity)及有无使其加重或减轻的因素(aggravation or relieving factors)等。

3. 伴随症状(associated symptom)　指与主要症状同时或随后出现的其他症状，应问清其与主要症状之间的关系及其后来的演变。

4. 健康问题的发展演变过程　包括有关症状的变化及有无新的症状出现。

5. 诊疗和护理经过　包括医疗诊断名称、在何处接受过哪些检查、用药情况等医疗、护理措施及其效果。

6. 健康问题对被评估者的影响　包括被评估者对自己目前健康状况的评价及患病对心理、社会各方面的影响。

（四）既往健康史

既往健康史(past health history)简称既往史，是关于被评估者过去健康状况的资料。既往的健康状况可能对现在疾病造成影响或提供线索，或既往的患病经历可能对被评估者对疾病的反应产生影响。既往史的主要内容如下。

1. 患病史(illness)　包括所患病名、诊疗经过及效果；做过的检查名称、时间及结果报告等。

2. 既往住院史(hospitalization)　包括住院原因、住院时间、治疗及护理情况、医院名称等。

3. 外伤及手术史(injury and operation)。

4. 预防接种及传染病史(immunization and infection) 包括预防接种类型及接种时间,所患传染病名称及诊疗经过、效果等。

5. 过敏史(allergy) 包括食物、药物、环境因素中已知的过敏物质以及机体特殊反应、脱敏方法等。

6. 用药情况(medication) 询问被评估者是否应用维生素、避孕药、解热镇痛药等药物。记录所用药物名称、剂型、用法、用量等。

(五) 生长发育史

生长发育史(growth history)主要询问和记录女性被评估者的月经史(menstrual history)和生育史(childbearing history)。月经史内容包括初潮年龄、月经周期和经期天数、经血量和颜色、末次月经(闭经)时间、绝经年龄、有无痛经等。生育史包括初孕年龄,妊娠及生育次数,人工或自然流产次数,有无早产、死产、难产或手术产及计划生育情况等。

(六) 个人史

此部分内容详见第三章心理评估及第四章社会评估。重点应询问被评估者的个性特点、情绪及情感变化、生活习惯(特别是饮食、休息、运动、排泄等)及个人嗜好、家庭情况、经济状况等。

(七) 家族史

家族史(family history)主要询问被评估者双亲、兄弟、姐妹、配偶及子女的健康情况,如已经死亡要问清死因。特别应询问家族中是否有与被评估者患同样疾病的情况,如血友病、糖尿病、高血压、哮喘等具有遗传倾向的疾病。

(马秀芬)

Summary

The interview is a conversation that collects subjective data or health history between a nurse and an individual. The process of the interview is consists of introducing the interview, the working phase, and closing the interview.

Two types of questions in interview exist: open-ended and closed. The open-ended question asks for narrative information and uses it to begin the interview. Closed or direct questions ask for specific information. They elicit a short, one- or two-word answer, a yes or no, or a forced choice.

The health history provides subjective data of the person's past and present health. For the well person, the history is used to assess his or her lifestyle, including such factors as exercise, diet, risk reduction, and health promotion behaviors. For the ill person, the health history is a screening tool for abnormal symptoms, health problems, and concerns, and it records ways of responding to the health problems. The health history is consists of biographical data, reason for seeking care, present health, past history, family history, and functional assessment or activities of daily living.

Biographical data records name, address and phone number, age and birthplace, sex, marital status, race, religion, occupation, source of history and reliability.

Chief complaint or reason for seeking care, is a brief spontaneous statement that describes the reason for the visit. It states one (possibly two) signs or symptoms and their duration.

Present health or history of present illness, is a narrative record of the reason for seeking care, from the time of the onset of the health problems until the time that the person came to the hospital. Critical symptoms state their location, character or quality, severity, duration and frequency, aggravating or relieving factors, associated factors, and etc.

Past health includes a record of information about the person's past illness starting with childhood, and includes surgical operations, injuries, medications, and allergies etc.

The family history asks about the age and health or the age and cause of death of blood relatives, such as parents, grandparents, and siblings. These data may have genetic significance for the client. Also ask about close family members, such as spouse and children. You need to know about the person's prolonged contact with any infectious disease or the effect of a family member's illness on this person. Specifically ask for any family history of heart disease, hypertension, diabetes, cancer, mental illness etc.

附：

一、Common history taking terms

1. How do you feel?

2. How does you head feel? Have you any pain in the head?

3. Have you slept well?

4. Have you any difficulty in breathing?

5. Since when do you cough? Do you expectorate much? What is the color of your expectorations?

6. Does eating make you vomit?

7. How are your stools? Are they regular? Have you noticed their color? Are you constipated? Do you have diarrhea?

8. Have you any difficulty passing water? Do you pass water involuntarily?

9. Are any of your limbs swollen? How long have they been swollen like this?

10. Have you any pain? Where does it hurt? Is it worse now? Does it pain you to breathe?

二、Review of Systems

The purposes of this section are (1)to evaluate the past and present health state of each system, (2)to double check in case any significant data were omitted in the present illness section, and (3)to evaluate health promotion practices. The order of the review systems is roughly head-to-toe. The items within each system are not inclusive, and only the most common symptoms are listed. If the present illness section covered one body system, you do not need to repeat all the data here.

1. General Overall Health State: Present weight (gain or loss, period of time, by diet or other factors), fatigue, weakness or malaise, fever, chills, sweats or night sweats.

2. Skin: History of skin disease, pigment or color change, change in mole, excessive dryness or moisture, pruritis, excessive bruising, rash or lesion.

3. Hair: Recent loss, change in texture. Nails: change in shape, color, or brittleness.

Health Promotion: Amount of sun exposure, method of self-care for skin and hair?

4. Head: Any unusually frequent or severe headache, any head injury, dizziness (syncope)or vertigo.

5. Eye: Difficulty with vision (decreased acuity, blurring, blind spots), eye pain, diplopia (double vision), redness or swelling, watering or discharge, glaucoma or cataracts.

Health Promotion: Wears glasses or contacts; last vision check or glaucoma test; and how coping with loss of vision if any.

6. Ears: Earaches, infections, discharge and its characteristics, tinnitus or vertigo.

Health Promotion: Hearing loss, hearing aid use, how loss affects the daily life, any exposure to environmental noise, and method of cleaning ears.

7. Nose and Sinuses: Discharge and its characteristics, any unusually frequent or severe colds, sinus

pain, nasal obstruction, nosebleeds, allergies or hay fever, or change in sense of smell.

8. Mouth and Throat: Mouth pain, frequent sore throat, bleeding gums, toothache, lesion in mouth or tongue, dysphagia, hoarseness or voice change, tonsillectomy, altered taste.

Health Promotion: Pattern of daily dental care, use of prostheses (dentures, bridge), and last dental checkup.

9. Neck: Pain, limitation of motion, lumps or swelling, enlarged or tender nodes, goiter.

10. Breast: Pain, lump, nipple discharge, rash, history of breast disease, any surgery on the breast.

Health Promotion: Performs breast self-examination, including its frequency and method used.

11. Axilla: Tenderness, lump or swelling, rash.

12. Respiratory System: History of lung diseases (asthma, emphysema, bronchitis, pneumonia, tuberculosis), chest pain with breathing, wheezing or noisy breathing, shortness of breath, how much activity produces shortness of breath, couth, sputum (color, amount), hemoptysis, toxin or pollution exposure.

Health Promotion: Last chest X-ray study.

13. Cardiovascular: Precordial or retrosternal pain, palpitation, cyanosis, dyspnea on exertion (specify amount of exertion, e. g. , walking one flight stairs, walking from chair to bath, or just talking), orthopnea, paroxysmal mocturnal dyspnea, nocturia, edema, history of heart murmur, hypertension, coronary artery disease, anemia.

Health Promotion: Data of last ECG or other heart tests.

14. Peripheral Vascular: Coldness, numbness and tingling, swelling of legs (time of day, activity), discoloration in hands or feet (bluish red, pallor, mottling, associated with position, especially around feet and ankles), varicose veins or complications, intermittent claudication, thrombophlebitis, ulcers.

Health Promotion: Does the involve long-term sitting or standing? Avoid crossing legs at the knees? Wear support hose?

15. Gastrointestinal: Appetite, food intolerance, dysphagia, heartburn, indigestion, pain (associated with eating), other abdominal pain, pyrosis (esophageal and stomach burning sensation with sour eructation), nausea and vomiting (character), vomiting blood, history of abdominal disease (ulcer, liver or gallbladder, jaundice, appendicitis, colitis), flatulence, frequency of bowel movement, any recent change, stool characteristics, constipation or diarrhea, black stools, rectal bleeding, rectal conditions (hemorrhoids, fistula).

Health Promotion: Use of antacids or laxatives. (Alternatively, diet history and substance habits can be placed here.)

16. Urinary System: Frequency, urgency, nocturia (the number of times the person awakens at night to urinate, recent change), dysuria, polyuria or oliguria, hesitancy or straining, narrowed stream, urine color (cloudy or presence of hematuria), incontinence, history of urinary disease (kidney disease, kidney stones, urinary tract infections, prostate), pain in flank, groin, suprapubic region, or low back.

Health Promotion: Measures to avoid or treat urinary tract infections, use of Kegel exercises after chkldbirth.

17. Male Genital System: Penis or testicular pain, sores or lesions, penile discharge, lumps, hernia.

Health Promotion: Perform testicular self-examination? How frequently?

18. Female Genital System: Menstrual history (age at menarche, last menstrual period, cycle and duration, any amenorrhea or menorrhagia, premenstrual pain or dysmenorrhea, intermenstrual spotting), vaginal itching, discharge and its characteristics, age at menopause, menopausal signs or symptoms, postmenopausal bleeding.

Health Promotion: Last gynecologic checkup and last Papaincolaou smear.

19. Sexual Health: Presently in a relationship involving intercourse? Are the aspects of sex satisfactory to the client and partner? Any dyspareunia (for female), any changes in erection or ejaculation (for male), and use of contraceptive? Is the contraceptive method satisfactory? Aware of contact with a partner who has any sexually transmitted disease (gonorrhea, herpes, chlamydia, venereal warts, acquired immunodeficiency syndrome, or syphilis)?

20. Musculoskeletal System: History arthritis or gout. In the joints: pain, stiffness, swelling (location, migratory nature), deformity, limitation of motion, noise with joint motion? In the muscles: any pain, cramps, weakness, gait problems or problems with coordinated activities? In the back: any pain (location and radiation to extremities), stiffness, limitation of motion, or history of back pain or disc disease?

Health Promotion: How much walking per day? What is the effect of limited range of motion on daily activities, such as on grooming, feeding, toileting, dressing? Are any mobility aids used?

21. Neurologic System: History of seizure disorder, stroke, fainting, blackouts. In motor function: weakness, tic or tremor, paralysis, or coordination problems. In sensory function: numbness and tingling (paresthesia). In cognitive function: memory disorder (recent or distant, disorientation). In mental status: any nervousness, mood change, depression, or any history of mental health dysfunction or hallucinations.

Health Promotion: Alternatively, data about interpersonal relationship, coping patterns placed here.

22. Hematologic System: Bleeding tendency of skin or mucous membranes, excessive bruising, lymph node swelling, exposure to toxic agents or radiation, blood transfusion and reactions.

23. Endocrine System: History of diabetes or diabetic symptoms (polyuria, polydipsia, polyphagia), history of thyroid disease, intolerance to heat and cold, change in skin pigmentation or texture, excessive sweating, relationship between appetite and weight, abnormal hair distribution, nervousness, tremors, and need for hormone therapy.

(中文译文请参考第一章健康资料的收集模式生理、心理、社会整体模式之生理内容。)

三、Functional Assessment (Including Activities of Daily Living)

Functional assessment may mean organizing the entire assessment around functional "pattern areas" (Gordon, 1994). Instruments that emphasize functional categories may help in leading to a nursing diagnosis. These instruments objectively measure a person's present functional status and monitor any changes over time.

1. Self-Esteem, Self-Concept: Education (last grade completed, other significant trainings), financial status, value-belief system (religious practices and perception of personal strengths).

2. Activity/Exercise: A daily profile reflecting usual daily activities: ask "Tell me how you spend a typical day." Note ability to perform activities of daily living (ADLs): independent or needs assistance with feeding, bathing, hygiene, dressing, toileting, bed to chair transfer, walking, standing, or climbing stairs. Any use of wheelchair, prostheses, or mobility aids?

Record leisure activities enjoyed and exercise pattern (type, amount per day or week, method of warm-up session, method of monitoring the body's response to exercise).

3. Sleep/Rest: Sleep patterns, daytime naps, any sleep aids used.

4. Nutrition/Elimination: Record the diet by a recall of all food and beverages taken over the last 24 hours. "Is that menu typical of most days?" Describe eating habits and current appetite. Ask "Who buys food and prepares food?" "Are your finances adequate for food?" Indicate any food allergy or intolerance. Record daily intake of caffeine (coffee, tea, cola drinks).

Ask about usual pattern of bowel elimination and urinating, including problems with mobility or transfer in toileting, continence, use of laxatives.

5. Interpersonal Relationships/Resources: Social roles: "How would you describe your role in the family?" "How would you say you get along with family, friends, and co-workers?" Ask about support systems composed of family and significant others: "To whom could you go for support with a problem at work, with your health, or a personal problem?" Include contact with spouse, siblings, parents, children, friends, organizations, workplace: "Is time spent alone pleasurable and relaxing, or isolating?"

6. Coping and Stress Management: Kinds of stresses in life, especially in the last year, any change in lifestyle or any current stress, methods tried to relive stress, and if these have been helpful.

7. Personal Habits: Tobacco, alcohol, stress drugs: "Do you smoke cigarettes (pipe, use chewing tobacco)?" "At what age did you start?" "How many packs do you smoke per day?" "How many years have you smoked?" Record the number of packs smoked per day and duration, e. g.

Alcohol: Ask whether the person drinks alcohol. If yes, ask specific questions about the amount and frequency of alcohol use: "When was your last drink of alcohol?" "How much did you drink that time?" "Out of the last 30 days, about how many days would you say that you drank alcohol?" "Have you ever had a drinking problem?"

Ask specifically about street drugs, such as marijuana, cocaine, crack cocaine, amphetamines, barbiturates. Indicate frequency of use and how has usage affected work or family.

8. Environment/Hazards: Housing and neighborhood (living alone, knowledge of neighbors), safety of area, adequate heat and utilities, access to transportation, involvement in community services. Note environmental health, including hazards in workplace, hazards at home, use of seat belts, geographic or occupational exposures, travel or residence in other countries, including time spent abroad during military service.

9. Perception of Health: Ask the person questions such as: "How do you define health?" "How do you view your situation now?" "What are your concerns?" "What do you think will happen in the future?" "What are your health goals?" "What do you expect from us as nurses, physicians, (other health care providers)?"

(中文译文请参考第一章健康资料收集模式之功能性健康型态模式。)

(马秀芬)

第三章 心理评估
Psychology assessment

心理评估(psychology assessment)是健康评估的重要内容之一。当生理功能发生改变时,会出现一系列心理适应方面的问题,这些心理问题进而也会影响疾病的康复。本章重点描述心理评估的内容与方法。

Mental status is a person's emotional and cognitive functioning. Psychology assessment is an important part of health assessment. A serial of psychological problems following by physiological changes would affect the recovery of illness. This chapter mainly describes the contents and methods of psychology assessment.

第一节 概　述

一、心理评估的目的

1. 评估个体的心理过程,特别是疾病发展过程中的心理过程,包括自我概念、认知、情绪情感等方面现存的或潜在的健康问题。

2. 评估个体的个性心理特征,使评估者对被评估者的心理特征形成印象,可作为心理护理与选择护患沟通方式的依据。

二、心理评估的方法

(一)交谈法

交谈法是心理评估最基本、最重要的方法,是一种有目的的会话,可分为正式和非正式会谈。正式会谈又称为晤谈法,其特殊之处在于谈话时有很强的目的性并在特定情景下对谈话的内容、气氛等进行驾驭。非正式会谈是日常生活或工作中两人间的自然交谈。通过交谈可建立交谈双方相互合作和相互信任的关系。

(二)观察法

通过有目的的直接观察和记录个体或团体的行为活动,了解事实、发现问题的方法称为观察法,是科学研究中最为古老、应用最广泛的一种方法。观察法一般可分为如下两种。

1. 自然观察法　是在不加任何人为干预的自然情景中对被评估者进行观察的方法。优点是方法简便,不使被评估者产生紧张等反应,材料来源贴近生活实际;缺点是费时、费力,得到的结果具有偶然性。评估者在日常工作中对个体行为与心理反应的观察就是一种自然观察。

2. 控制观察法　是在预先控制的观察情境与条件下进行观察,其结果带有一定的规律性与必然性,具有较强的可比性与科学性。缺点是易对被评估者产生影响,有时不易获得真实情况。就护理心理评估而言,自然观察法更适宜。

(三)心理测量学方法

此法是心理评估常用的标准化手段之一,所得到的结果比较客观、科学。

1. 心理测量法　是在标准情形下,用统一的测量手段(如器材)测试个体对测量项目所作出的反应。

2. 评定量表法　指用一套预先已标准化的测试项目(量表)来测量某种心理品质。按测试项目的编排方法可将量表分为数字等级量表、二择一量表、描述评定量表、检核表、语义量表、Likert 评定量表以及视觉类似物量表等。

(四)医学检测法

医学检测法包括各种体格检查和实验室检查,如测血压、心率、血浆肾上腺皮质激素水平等,其主要是为心理评估提供辅助的客观资料。

第二节　自我概念评估

一、自我概念的定义与分类

自我概念(self-concept)是人们通过对自己的内、外在特征以及他人对其的反应的感知与体验而形成的对自我的认识与评价,是个体在与其心理社会环境相互作用过程中形成的动态的、评价性的"自我肖像"。根据 Rosenberg 分类法,自我概念可分为:

1. 真实自我(real self)　为自我概念的核心,是人们对其身体内、外在特征及社会状况的如实感知与评价,包括社会自我、精神自我、体像等方面。

2. 期望自我(expected self)　又称理想自我,为人们对"我希望我成为一个什么样的人"的感知,既包括期望得到的外表与生理方面的特征,也包括希望具备的个性特征、心理素质以及人际交往与社会方面的属性,是人们获取成就、达到个人目标的内在动力。

3. 表现自我(expressive self)　为自我概念最富有变化的部分,指个体对真实自我的展示与暴露。由于不同的人、不同的社会团体对他人自我形象的认可标准不一致,因此,人们在不同场合,如初次见面和求职面试时,暴露自我的方法和程度也不一致。表现自我的评估较困难,其结果取决于暴露自我与真实自我的相关程度。

二、自我概念的形成与变化

个体的自我概念并非生来就有,是社会化的产物。美国心理学家库利的"镜中我"自我概念理论具体地阐述了自我概念的形成特点,他认为,一个人的自我概念是在与他人的交往中形成的,自我认识是交往对象关于自己看法的反映,在社会交往中,每个人都成为对方的一面镜子。"镜中我"包含三重含义:第一,我们所想象的我们在别人眼中的形象,这是感觉阶段;第二,我们所想象的他人对我们形象的评价,这是解释或定义阶段;第三,由上述想象中产生的某种自我感觉,这是自我反应阶段。库利认为,那种亲密无间、有面对面直接交往与合作的初级群体是人性和自我观念发展的摇篮。

事实上,个体的自我概念并非一旦形成就不再改变。自我概念的形成与变化可受许多因素影响。其中个体的生活经历、环境以及他人尤其是有重要意义的他人的反应具有重要意义。通常在个体生活经历中,特别是早期生活经历中,得到的身心社会反馈是积极的、令人愉快的,建立的自我概念则多半是良好的;反之则是消极的。生长发育过程中的正常生理变化,如青春期第二性征的出现、妊娠、衰老等均可影响个体对自己身体的感知。此外,健康状况的改变,如疾病、手术、外伤等也可致自我概念的永久或暂时性改变。

三、自我概念的组成

护理专业中自我概念这一术语应包括人的身体自我(即体像)、社会自我、精神自我和自尊。

1. 体像(body image)　是人们对自己身体外形以及身体功能的认识与评价,如高、矮、胖、瘦、柔、弱、雄、悍等。体像又可分为客观体像与主观体像。

2. 社会自我(social self)　为个体对自己的社会人口特征，如年龄、性别、职业、政治学术团体会员资格以及社会名誉、地位的认识与估价。

3. 精神自我(spiritual self)　指个体对自己智慧、能力、性格、道德水平等的认识与判断，如"我觉得我比别人能干等"。

4. 自尊(self-esteem)　自尊是指人们尊重自己、维护自己的尊严与人格，不容他人任意歧视、侮辱的一种心理意识与情感体验。自尊源于对以上自我概念的正确认识以及对自我价值、能力和成就的恰当估价。

四、自我概念的评估

(一) 评估内容与方法

1. 体像

(1)与被评估者交谈

对你来说，身体的哪一部位最重要？为什么？

你最喜欢自己身体的哪些部位？最不喜欢哪些部位？

在外表方面，你希望自己什么地方有所改变？他人又希望你什么地方有所改变？

你目前面临的身体外表方面的威胁有哪些？

对健康状况和生活方式已有改变的人：这些改变对你有哪些影响？你认为这些改变是否影响他人对你的看法？

(2)观察：会谈可了解被评估者有关体像方面的主观资料，而观察被评估者外形、非语言行为以及与他人的互动等，可收集被评估者有关体像的客观资料。具体观察内容包括：被评估者的外表是否整洁，衣着是否得体，身体哪些部位有改变，是否与会谈者有目光交流，面部表情如何，是否与其主诉一致，是否有不愿见人、不愿照镜子、不愿与他人交往、不愿看身体形象有改变的部位、不愿与别人讨论伤残或不愿听到这方面的谈论等行为表现。

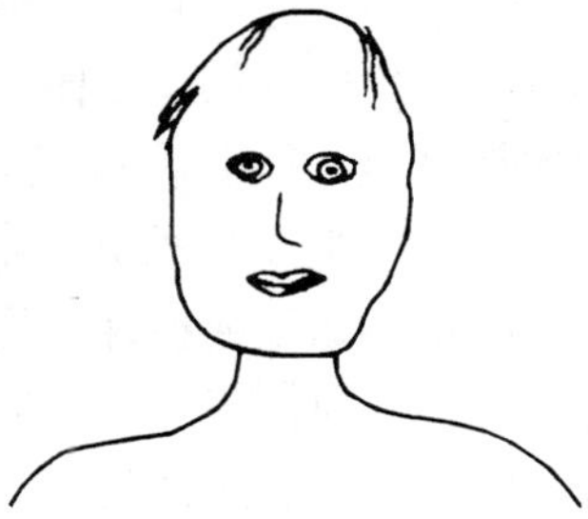

图 3-1　一位 14 岁白血病女孩的自画像

(3)投射法：儿童不能很好地理解与回答问题，宜使用投射法反映他们对体像的理解与认识。其方法是让儿童画自画像并对其进行解释，从中了解小儿对其体像改变的内心体验。如图 3-1，严重脱发是白血病女孩感知到化疗后的主要体像改变。

2. 社会自我　可通过交谈了解被评估者的姓名、年龄、职业、职务、受教育水平、经济来源，是否政治学术团体会员，是否担任什么职务，家庭、工作单位情况如何，以了解其对目前的社会状况是否满意，最成功的地方是什么？

3. 精神自我　按以下问题提纲直接与被评估者交谈收集资料。

作为一个人来说，你对自己满意吗？

请描述你的心理素质、性格特征和道德品质，你满意吗？哪些地方不满意？

与绝大多数人相比，你处理工作和生活的能力如何？是否满意，不满意在哪些地方？

你的家人、朋友、同事、领导如何评价你？

4. 自尊　从以上观察和与被评估者的交谈中，已能对被评估者的自尊水平做大致的判断。对个体自尊的更深入评估可使用 Rosenberg 自尊量表(表 3-1)。

在评估自我概念方面，还有其他一些量表可供选择，Pieer-Harries 儿童自我概念量表、Tennessee 针对有中级以上阅读能力的人设计的自我概念量表、Sears 自我概念量表、Coopersmith 青少年自尊量表等，每个量表都有其特定的适用范围，应用时应仔细斟酌。

表 3-1 Rosenberg 自尊量表

1. 总的来说，我对自己满意。	非常同意	A	D*	SD*
2. 有时，我觉得自己一点也不好。	非常同意*	A*	D	SD
3. 我觉得我有不少优点。	非常同意	A	D*	SD*
4. 我和绝大多数人一样能干。	非常同意	A	D*	SD*
5. 我觉得我没什么值得骄傲的。	非常同意*	A*	D	SD
6. 有时，我真觉得自己没用。	非常同意*	A*	D	SD
7. 我觉得我是个有价值的人。	非常同意	A	D*	SD*
8. 我能多一点自尊就好了。	非常同意*	A*	D	SD
9. 无论如何我都觉得自己是一个失败者。	非常同意*	A*	D	SD
10. 我总以积极的态度看待自己。	非常同意	A	D*	SD*

注：该量表含 10 个有关自尊的项目，回答方式为非常同意(非常同意)、同意(A)、不同意(D)、很不同意(SD)。凡选标有*号的答案表示自尊低下。

(二) 自我概念紊乱高危人群评估

凡有以下情况者，属自我概念紊乱高危人群，应在自我概念方面做详细、深入地评估。

1. 疾病或外伤使身体某一部分丧失　如截肢术、乳房切除术、结肠造瘘术、子宫切除术、肾切除术、喉切除术。

2. 生理功能障碍　如脑血管疾病、冠状动脉性心脏病、癌症、瘫痪。

3. 疾病或创伤引起体表变化　如烧伤、关节炎、红斑狼疮、眼球突出、脊柱畸形、各种皮肤病、多毛症、毁容、满月脸、脱发等。

4. 感知觉或沟通功能障碍　如视、听觉障碍、感觉异常、口吃、孤独症等。

5. 精神因素或精神疾病　如神经性厌食、用药成瘾、酗酒、抑郁症、精神分裂症等。

6. 神经肌肉障碍　如帕金森病、脊髓灰质炎、多发性硬化病等。

7. 过度肥胖或消瘦。

8. 性生殖系统疾病或功能障碍　如青春期、更年期、怀孕、不孕症、性病等。

9. 成熟因素或偶发事件、危机、衰老、角色改变、丧偶等。

10. 特殊治疗　如安置胃管、导尿管等。

第三节　认知评估

一、认知的定义

认知(cognition)是人们获得知识或应用知识的过程，也就是信息加工的过程。它受教育水平、生活经历、文化背景的影响，并随年龄的改变而改变，从出生到成人期逐渐增强，到老年期逐渐减退。认知活动包括思维、语言、定向。

1. 思维(thought)　是人脑对客观现实间接的概括的反应，是认识事物本质特征及内部规律的理性认知过程。人类思维具有间接性和概括性且思维过程具有连续性，当这种连续性丧失时，即出现思维障碍，此时思维就不能被他人理解。抽象思维、洞察力和判断力是反映思维水平的主要指标。

2. 语言(language)　是人们进行思维的工具，是思维的物质外壳。思维的抽象与概括总是借助语言得以实现，所以思维与语言不可分割，共同反映人的认知水平。语言可分为接受性语言和表达性语言，前者指理解语句的能力，后者为传递思想、观点、情感的能力。

3. 定向(orientation) 是人们对现实的感觉，对过去、现在、将来的察觉以及对自我存在的意识，包括时间定向、地点定向、空间定向以及人物定向等。

二、认知的评估

包括对个体思维能力、语言能力以及定向力的评估。

(一)思维能力评估

可通过抽象思维功能、洞察力和判断力三方面进行评估。

1. 抽象思维功能评估 抽象思维功能涉及个体的记忆、注意、概念、理解和推理能力，应逐项评估。

(1)记忆(memory)：记忆是过去经验在人脑中的反映。人们感知过的事物、思考过的问题、体验过的情感、从事过的活动，都不同程度地被保留在头脑中，在一定条件下能够恢复，这就是记忆。记忆可进一步分为短时记忆与长时记忆。评估短时记忆时可让被评估者重复一句话或一组由5~7个数字组成的数字串。长时记忆的牢固与否主要取决于记忆信息的意义重大与否，评估时可让被评估者说出其家人的名字，当天进食哪些食物或叙述孩童时代的事件等。

(2)注意(attention)：注意是心理活动对一定对象的指向与集中。根据有无预定目的以及是否需要意志努力，可把注意分成不随意注意、随意注意和随意后注意。不随意注意是没有预定目的的也不需要意志努力的注意。如学生正在听课，突然一声巨响，引起大家不由自主地警觉起来。可通过观察被评估者对周围环境的变化有无反应等进行判断。随意注意是有预定目的并且需要意志努力的注意。如学生听课、工人劳动等，评估时可指派一些任务让被评估者完成，同时观察其执行任务时的专注程度。对儿童或老年人，应重点观察其能否有意识地将注意力集中于某一具体事物。随意后注意是有预定目的但无需意志努力就能维持的注意，如熟练地阅读课文、骑自行车、织毛衣等活动中的注意就是随意后注意。随意后注意是在随意注意的基础上发展起来的，人们从事一件生疏的工作，往往需要一定的意志努力才能保持注意，但经过一段时间，对这种工作熟练了，就可以不需要意志努力而继续保持注意，这时随意注意就转化为随意后注意了。随意后注意既服从于当前的活动任务，又能节省意志的努力，因此对完成长期、持续的工作特别有利。

(3)概念(concept)：概念是人脑反映客观事物本质特性的思维形式。它是通过抽象、概括、舍弃事物次要的、非本质的特性，把事物的本质特性呈现出来，并据此将同类事物联系起来，从而形成了该类事物的概念。对被评估者概念化能力的评估可在许多护理活动中进行，如数次健康教育后，让被评估者概括总结其所患疾病的特征、所需的护理知识等，从中判断被评估者对这些知识进行概念化的能力。

(4)理解力(comprehend)：评估理解力时，可请被评估者按指示做一些从简单到复杂的动作，观察被评估者能否理解和执行指令。

(5)推理(reasoning)：推理是由已知判断推出新判断的思维过程，包括演绎、归纳两种。评估推理能力时，必须根据被评估者年龄特征提出问题，如对6~7岁的儿童可问“一块木头做的东西丢在水中会浮起来，现在这个东西在水里浮不起来，这个东西是什么做的”。如果儿童能回答“不是木头做的”，表明他的演绎推理能力已初步具备；如果儿童回答：“是铁或石头”，表明他的思维尚不具备演绎推理能力。

2. 洞察力评估 洞察力是识别与理解客观事物真实性的能力。可让被评估者描述所处情形，再与实际情形做比较看有无差异，如让被评估者描述其对病房环境的观察。对更深一层洞察力的评估则可让被评估者解释格言、谚语或比喻。

3. 判断力评估 判断力是比较和评价客观事物及其相互关系并做出结论的能力，是肯定或否定某事物具有某种属性或某种行动方案具备可行性的思维方式。评估时，可展示实物让被评估者说出其属性,也可通过评价被评估者对将来打算的现实性与可行性进行。判断力常受个体的情绪、智力、受教育程度、社会经济状况、文化背景等的影响,并随年龄而变化,评估时应尽量排除并充分考虑到这些因素的干扰。

(二)语言能力评估

语言能力是个人认知水平的重要标志,对判断认知很有价值。检查者在评估言语方面时,要注意下列特性:①量:是否爱说话,是否比较沉默,是否会主动提出意见,是否仅对直接的问题作答;②速度与节奏:指言语的快慢与支支吾吾;③音量:指声音的大小;④质:言语是否流畅,言语是否有音调变化,言语是否咬字清晰,用字时是否会犹豫不决,是否会用错字,是否会用替换字,是否会用婉转曲折的言语方式,是否有各种形式的失语。

(三)定向力评估

评估时间定向力时,可问被评估者"现在几点?""今天是几号?"等。评估地点定向力时,可问"你现在住在什么地方?"。评估空间定向力时,可问"床旁桌放在床的左边还是右边?","呼叫器在哪里?"等。评估人物定向力时,可问"你叫什么名字?","我是谁?"等。定向障碍者不能将自己与时间、空间、地点联系起来。定向力障碍的先后顺序是时间、地点、空间和人物。

第四节 情绪与情感评估

一、情绪与情感的定义

情绪与情感(emotion and affect)是个体对客观事物是否符合需要而产生的主观体验。它通过体验来反映客观事物与人的需求之间的关系,体验是情绪与情感的基本特征,需要是情绪与情感产生的基础。通常需求得到满足就会产生积极的情绪与情感;反之则会产生消极的情绪与情感,但有时会受个体生活信念的制约。

二、情绪与情感的区别和联系

情绪与情感的区别表现在:首先,从需要的角度看,情绪是与机体的生理性需要相联系的,而情感是与人的社会性需要相联系的。其次,从发生的角度看,情绪发生较早,为人类与动物共有,在个体发展中,婴儿很早就有情绪,大多带有本能的特点;但情感发生较晚,是人类独有的心理现象,在个体身上出现得也比较晚,它是在社会生活中逐渐发展起来的。再者,从反映的角度看,情绪带有情境性、激动性、暂时性的特点,它往往随着情境的改变而改变;而情感则具有较大的稳定性、持久性和深刻性,是人对事物稳定态度的反映。

情绪与情感虽有区别,但它们是同一类心理过程,因而存在着密切的联系。事实上,情绪与情感总是交融一体的。一方面情感离不开情绪,稳定的情感是在情绪的基础上形成的,同时又通过情绪反应得以表达,离开情绪的情感是不存在的。另一方面,情绪也离不开情感,情绪变化往往反映内在的情感,在情绪发生的过程中常常深含着情感。因此,情绪与情感是密不可分的。

三、情绪与情感的作用

情绪与情感作为个体对客观世界的特殊反应形式,对人的物质生活和精神生活有着重要的作用。

1. 适应作用　适应生活环境是人们常面临的问题,调节情绪也就成为适应社会环境的一种重要手段。当用以往有效的方式应对困难或问题行不通时,便会产生焦虑等不良情绪。这种情绪会干扰正常的生活和工作,导致适应不良,甚至可引发心身疾病。

2. 动机作用　情绪与情感是驱使个体行为的动机。积极的情绪可以激励人的行为,提高行为效率;消极的情绪则会干扰、阻碍人的行动,降低活动效率甚至引发不良行为。

3. 组织作用　情绪与情感还是心理活动的组织者,这种由需要的满足与否引起的特殊心理活动对其他心理过程如感知、记忆、推理、判断、决策等都有影响,如抑郁可降低脑神经细胞的兴奋性、缩小感知范围和降低记忆效率,而过度兴奋则可干扰推理、判断与决策。

四、情绪与情感的种类

1. 基本的情绪情感　即最基本、最原始的情绪,包括快乐、愤怒、恐惧和悲哀四种。在此基础上可以派生出许多复杂的情绪,如满意、愉快、狂喜,不满、狂怒、惊讶、害怕,失望、难过等。

2. 情绪状态(emotional state)　人类有心境、激情和应激三种情绪状态。

(1)心境(mood):是一种微弱而持久的情绪状态。例如心情舒畅时,觉得一切都是美好的,花儿在笑,鸟儿在唱;而在灰心丧气时,一切都黯然失色,见花落泪,对月伤怀,这就是心境。心境具有弥散性,它不是指向特定的对象,而是作为一种心理背景,使人的一切活动都带有一定的感情色彩,少则持续几天,长则数周、数月。

心境对人的学习、工作和身体健康有很大影响。积极乐观的心境,可以提高人的活动效率、增强信心、对未来充满希望,有益于身心健康;消极悲观的心境,会降低人的活动效率、使人丧失信心和希望,有害于身心健康。

(2)激情(passion):是一种强烈而短促的情绪状态。这种情绪状态通常是由具有重大意义的事件引起的。例如重大成功之后的狂喜、惨遭失败之后的绝望、亲人突然死亡引起的极度悲痛等。由于激情是由突然的、剧烈的、重大的变化所引起的,所以激情具有强烈、爆发式、为时短暂的特点。

激情有积极与消极之分,积极的激情能激励人们战胜困难去实现目标　是鼓舞人们行动的巨大动力;消极的激情则会冲昏头脑,做出一些不理智的冲动行为,对心身健康和人际关系起到不良作用。

(3)应激(stress):是出乎意料的紧急情况所引起的高度紧张的情绪状态。在现实生活中,有时会出现一些突如其来、意想不到的危险事情,人们必须动员自己的全部力量应付危急形势,这时人们所产生的一种高度紧张的情绪状态为应激。应激状态下,机体会发生一系列的非特异性的生理反应。应激有积极作用,也有消极作用。一般应激状态能使机体具有防御、排险功能。能使人精力旺盛、思维清晰、动作机敏,从而化险为夷。但强烈的应激,会产生全身兴奋,使知觉范围缩小、语言不规则、行为动作紊乱。

3. 社会情感(social affection)　人类所特有的高级社会性情感有道德感、理智感和美感。

(1)道德感:是根据一定的道德标准在评价人的思想和行为时所产生的主观体验。例如自己的言行符合道德标准,就会产生幸福感、自豪感、荣誉感等;自己的言行不符合道德标准,就会感到不安、自责、内疚等。

(2)理智感:是在智力活动过程中所产生的情感体验。例如人们对新对象表现出的新奇感和好奇心;在探索未知世界时的求知欲;在解决问题过程中出现的迟疑、惊恐、焦躁;有所发现、有所发明、有所创造时的喜悦与振奋;在评价事物时坚持自己见解的自信;为真理献身时感到的幸福与自豪;对科学的热爱和追求;对偏见、谬误、迷信的蔑视和憎恨等。

(3)美感:是根据一定的审美标准评价事物时所产生的情感体验。

五、常见异常情绪

虽然人类的情绪纷繁复杂,但就病人而言,焦虑和抑郁是病人最常见的也是最需要护理干预的情绪状态。

1. 焦虑(anxiety)　除孤独外,焦虑是最普遍的情绪体验。焦虑由危险或对威胁的预料或预感而诱发。生存需求得不到保证如担心手术、疾病困扰,自我表现与发展受到干扰,家庭与社会责任无法履行,爱的需要受挫等情境因素,只要使人预感到无力避免或应对,使人感受到严重的、无法摆脱的威胁,就可产生焦虑。焦虑表现为生理和心理两方面的变化。生理方面主要有心悸、食欲下降、睡眠障碍等;心理方面表现为注意力不集中、易激惹等。人们常以语言与非语言两种形式表达内心的焦虑。前者为直接诉说忧虑事件和原因及一些自觉症状,如心慌、出汗、头痛、胃痛、注意力无法集中等;后者有心跳与呼吸加快,姿势与面部表情紧张,神经质动作,望着固定位置如天花板以及肢端颤抖,快语,无法平静等。由于引起焦虑的原因和严重性不同以及个体承受能力的差异,人们可表现出不同程度的焦虑。

2. 抑郁(blues) 是在个体失去某种他重视或追求的东西时产生的情绪体验。处于抑郁状态者可有情感、认知、动机以及生理等方面的改变。情感方面主要表现为情绪低落、心境悲观、自我感觉低沉、生活枯燥无味、哭泣、无助感;认知方面表现为注意力不集中、思维缓慢、不能做出决定;动机方面表现为过分依赖、生活懒散、逃避现实甚至想自杀;生理方面表现为易疲劳、食欲减退、体重下降、睡眠障碍、运动迟缓以及机体其他功能减退。

六、情绪与情感的评估

(一)评估方法

1. 会谈法 利用会谈法可收集有关情绪情感的主观资料。会谈时可通过以下问题进行,并应与被评估者关系密切的他人如父母、配偶、同事、朋友等核实。

“你如何描述你此时和平时的情绪?”

“有什么事情使你感到特别高兴、忧虑或沮丧?”

“这样的情绪存在多久了?”

2. 观察与测量 观察情绪的外部表现与生理变化

(1)情绪的外部表现:情绪的外部表现又叫表情,人类的表情有面部表情、身体表情、言语表情。

1)面部表情:是情绪在面部肌肉上的表现。人的眼睛是最善于传情的,不同的眼神可以表达不同的情绪,如高兴时眉开眼笑、忧愁时双眉紧锁、气愤时怒目而视、惊恐时目瞪口呆等。口部肌肉的变化也是表现情绪的重要线索,如憎恨时咬牙切齿、紧张时张口结舌、嬉笑时口角向上翘、哭泣时口角向下弯。整个面部肌肉的协调活动能显示出人类丰富多彩的情绪状态。

2)身体表情:是情绪在身体动作上的表现。人在不同的情绪状态下身体姿势会发生不同的变化,如得意时摇头晃脑、紧张时坐立不安、悔恨时捶胸顿足、讨好时卑躬屈膝、骄傲时趾高气扬。在身体表情中,手势最为重要。当手势与语言一起使用,可更富于表现力。手势也可以单独使用表达某种情绪,如着急时摩拳擦掌、惊慌时手足无措。

3)言语表情:是情绪在语言的音调、速度和节奏等方面的表现。言语不仅是交流思想的工具,也是表达情绪信息的手段,如喜悦时音调高亢、速度较快、语音高低差别很大;悲哀时音调低沉、速度缓慢、语音差别较小。

(2)情绪的生理变化:与其他心理过程不同,情绪过程总伴随着一系列的生理变化,主要有呼吸系统、循环系统、内外腺体和脑电波、皮肤电的变化。

1)呼吸系统的变化:在不同情绪状态下,呼吸的频率、深浅、均匀度等都会发生变化,这些变化可作为情绪变化的客观指标之一。如人在平静状态下呼吸频率大约每分钟 20 次;在惊恐时呼吸频率可达每分钟 40~50 次;而在悲伤时呼吸频率只有每分钟 10 次。

2)循环系统的变化:在不同情绪状态下,血液循环系统的变化也是很明显的。平静状态下,人的心率正常,血管舒张;在愤怒或恐惧时心率加速,血管收缩,血压升高,血糖增高;心脏跳动的变化可用心电图记录。

3)内外腺体的变化:在不同的情绪状态下,外分泌腺会发生相应的变化。如人在悲伤时会流泪;恐惧紧张时会出冷汗;焦虑不安时会抑制消化腺分泌和胃肠蠕动,因而食欲减退;心情愉快时会增加消化腺和胃肠的活动,因而食欲旺盛。在不同的情绪状态下,内分泌腺也会发生变化,从而影响激素分泌。如情绪紧张时,肾上腺的活动增强,促进肾上腺素的分泌,引起一系列的机体变化,提高机体的适应能力。

4)脑电波与皮肤电的变化:脑电波的变化是情绪变化的又一种客观指标,通常人处在安静、闭目状态时脑电波呈现 α 波;在紧张焦虑状态时出现高频率、低振幅的 β 波;在熟睡时则出现低频率、高振幅的 δ 波。人处在不同的情绪状态下,皮肤电也发生变化。如紧张时皮肤电阻下降。

通过对以上资料进行观察和测量,以获得情绪情感的客观资料,并对会谈所获得的主观资料进行验证。

3. 量表评定法 是对情绪情感较为客观的评估方法。常用的有 Avillo 的情绪情感形容词量表,见表 3-2。

表 3-2 Avillo 情绪情感形容词量表

	1	2	3	4	5	6	7	
变化的								稳定的
举棋不定的								自信的
沮丧的								高兴的
孤立的								合群的
混乱的								有条理的
漠不关心的								关切的
冷淡的								热情的
被动的								主动的
淡漠的								有兴趣的
孤僻的								友好的
不适的								舒适的
神经质的								冷静的

注:此表共有 12 对意思相反的形容词,让被评估者从每一组形容词中选出符合其目前情绪与情感的词,并根据被评估者所处的状态给出相应得分。总分 84 分以上,提示情绪情感积极;否则,提示情绪情感消极。该表特别适合于不能用语言表达自己情绪情感或对自己的情绪情感定位不明者。

(二)常见异常情绪评估

1. 焦虑 应首先明确被评估者有无焦虑,再判断其程度,最后还需明确其产生的原因。评估有无焦虑及程度有 3 种方法:①交谈与观察:询问并观察被评估者有无焦虑的症状及其程度。②采用 Zung 的焦虑状态自评量表:使用方法为请被评估者仔细阅读每一个项目,将意思理解后根据最近一周的实际情况在适当的地方打勾。如被评估者文化程度太低以致看不懂问题内容,可由评估者逐项念给他听,然后由被评估者自己做出评定。每一项目按 1、2、3、4 四级评分。评定完后将 20 项评分相加得总分,然后乘以 1.25,取其整数部分,即得到标准总分。正常总分值为 50 分以下。50 ~ 59 分为轻度焦虑,60 ~ 69 分为中度焦虑,70 ~ 79 分为重度焦虑。量表见表 3-3。③焦虑可视化标尺(图 3-2)可在相应位点上表明其焦虑程度。所标位点越高,焦虑程度越重。

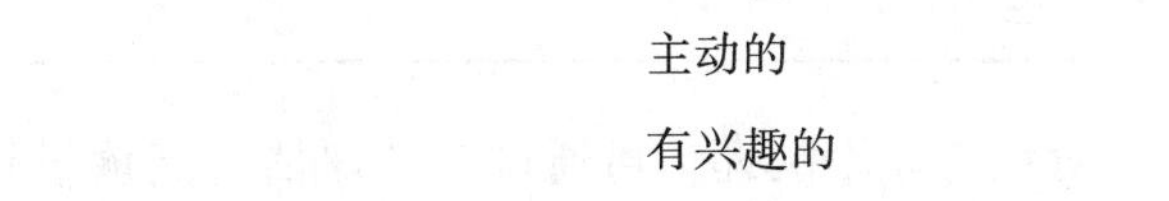

图 3-2 焦虑可视化量表

表 3-3 焦虑状态自评量表

	偶尔 1	有时 2	经常 3	持续 4
1. 你觉得最近比平常容易紧张、着急吗?				
2. 你无缘无故地感到害怕吗?				
3. 你是否感到心烦意乱或觉得惊慌?				
4. 你是否有将要发疯的感觉?				
5. 你是否觉得不如意或觉得其他糟糕的事情将要发生在你身上?				
6. 你是否感到自己发抖?				
7. 你是否常感到头痛或胃痛?				
8. 你是否常感到疲乏无力?				
9. 你是否发现自己无法静坐?				
10. 你是否感到心跳得很厉害?				
11. 你是否常感到头晕?				
12. 你是否有过晕厥或觉得要晕倒似的?				
13. 你是否感到气不够用?				
14. 你是否有四肢或唇周麻木?				
15. 你是否感到心里难受、想吐?				
16. 你是否常常要小便?				
17. 你手心是否容易出汗?				
18. 你是否感到脸红发烫?				
19. 你是否感到无法入睡?				
20. 你是否常作恶梦?				

对焦虑原因的评估可通过与被评估者交谈进行,如“你为什么感到焦虑?能不能告诉我是哪些事让你感到焦虑?”。

2. 抑郁 应先确定有无抑郁情绪存在,再寻找原因。评估方法有 3 种:①可通过与被评估者交谈收集与抑郁有关的主观资料,并结合对被评估者语言与行为的观察综合判断有无抑郁情绪存在,其主要内容包括有无情绪低落、哭泣、睡眠障碍、食欲减退、体重下降、心慌、易疲劳、无助感等。②采用 Zung 的抑郁自评量表:其使用方法同焦虑状态自评量表。每个项目评分为四级评分。正常标准总分值 50 分以下。50 ~ 59 分轻度抑郁;60 ~ 69 分中度抑郁;70 ~ 79 分重度抑郁。评定量表见表 3-4。③抑郁可视化标尺技术:被评估者可在可视化标尺(图 3-3)相应位点上表明其抑郁程度。所标位点越高,抑郁程度越重。

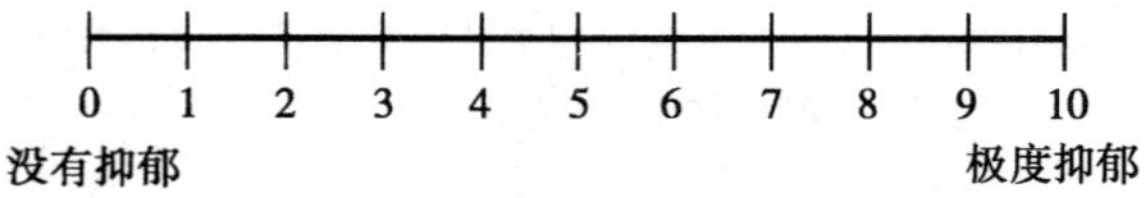

图 3-3 抑郁可视化量表

表 3-4 抑郁状态自评量表

	偶尔 1	有时 2	经常 3	持续 4
1. 你有时感到沮丧、郁闷吗?				
2. 你想哭或想笑吗?				
3. 你早晨醒来心情好吗?				
4. 你入睡困难吗?经常早醒吗?				

续表

	偶尔 1	有时 2	经常 3	持续 4
5. 你最近饭量减少了吗?				
6. 你感到体重减轻了吗?				
7. 你是否对异性感兴趣?				
8. 你的排便习惯有何改变?常为便秘烦恼吗?				
9. 你感到心跳得厉害吗?				
10. 你容易感到疲劳吗?				
11. 你是不是总感到无法平静?				
12. 你是否感到你做事的速度越来越慢了?				
13. 你是否感到思路紊乱无法思考?				
14. 你是否感到内心空荡荡的?				
15. 你对未来充满希望吗?				
16. 你是否感到难以做出决定?				
17. 你是否容易发脾气?				
18. 你对以往感兴趣的事还感兴趣吗?				
19. 你是否感到自己是无用之辈?				
20. 你是否有轻生的念头?				

评估抑郁原因的方法与评估焦虑原因相同，可询问被评估者“你为什么感到情绪低落、抑郁，能不能告诉我是哪些事让你感到抑郁？

第五节 个性评估

一、个性的定义

个性也称人格(personality)，这个词来源于拉丁文“persona”，意思是面具。现代心理学借用这个词，指一个人在人生舞台上扮演的角色及其独特的精神面貌。我国《心理学大字典》对个性所下的定义是：指一个人的整体精神面貌，即具有一定倾向性的心理特征的总和。

二、个性的特性

1. 个性是生物性与社会性的统一　个性不仅受先天、遗传、生物因素的制约，更受后天、环境、社会因素的制约。在个性的形成中，先天与后天、遗传与环境、生物因素与社会因素是很难分开的，不能强调一方面而否定另一方面。但是，也不能把两方面因素等量齐观。人刚出生的时候只是一个生物实体，只具有生物性，没有社会性。人的社会性是在生物实体的基础上，在社会生活中逐渐形成和发展起来的。生物因素只给人的发展提供可能性，社会因素才使这种可能性转化为现实。可见，个性的生物性与社会性是统一的，但又以社会性为主。

2. 个性是独特性与共同性的统一　个性既包含人与人之间在心理面貌上独特与差异的方面，又包含人与人之间在心理面貌上共同与相似的方面。每个人的个性都有其独特性，“人心不同，各有其面”，正如人们的面孔各不相同一样，每个人的个性也是各不相同的，有明显的个体差异。但是个性的独特性并不是说人与人之间在个性上毫无相似之处。实际上每个人的个性中都包含有人类共同的心理特征，民族共同的心理特征，以及职业的、年龄的、性别的共同心理特征。只有独特性没有共同性，或只有共同性没有独特性的个性都是不存在的。

3. 个性是稳定性与可塑性的统一　个性具有稳定性，在个体生活中那些暂时的、偶然表现出来的心理特点，不能看作是一个人的个性特征。只有比较稳定的、持久的，在个体行为中经常表现出来的心理特点，才能被看成是一个人的个性特征。个性的稳定性不是绝对的，而是相对的，个性还具有可塑性的一面。现实生活复杂多变，作为一个人生活历程反映的个性特征，也必然随着现实的变化而发生或多或少的变化。环境的稳定与变化是个性的稳定与可塑的重要原因，年龄与成熟也是重要原因。儿童的个性还不稳定，可塑性较大；成人的较稳定，可塑性较小。

4. 个性的自律性与他律性的统一　所谓自律性是指个性与行为的内控性或自我调节性；所谓他律性是指个性与行为的外控性或环境制约性。自律性与他律性在个性的形成与发展中共同发挥着作用。从个性的发展过程来看，幼年时期人的态度和行为特点是他律性为主，随着年龄增长与个性成熟，逐渐演化为自律性为主。从个性的差异来看，虽然每个人态度与行为都有自律性的一面，也都有他律性的一面，但是，有的人以自律性为主，有的人以他律性为主。

三、个性的内容

个体的个性心理特征主要包括能力、性格两方面。

1. 能力(ability)　是指人们完成某种活动所必需的心理特征。能力有两层含义。其一指已经表现出来的实际能力，如会讲英语、能开汽车等；其二是指潜在能力，即尚未表现出来的心理能量，它是通过学习、训练后可能发展起来的能力。同时，能力可分为一般能力与特殊能力。前者是指完成各种活动所必须具备的能力如观察力、记忆力、想像力等；后者是指在某种专业活动中表现出来的能力，如数学能力、音乐能力、绘画能力等。

2. 性格(character)　是指人对现实的态度和行为方式中比较稳定的、具有核心意义的心理特征。性格有许多种类型，比较常见的学说有以下三种。

功能优势学说：19 世纪英国心理学家培恩等人根据理智、情绪和意志三种心理功能在性格结构中何者占优势，把人的性格划分为理智型、情感型和意志型三种。①理智型性格的人，通常以理智看待事物，并以理智支配自己的行为，理智功能在性格结构中占优势；②情绪型性格的人，情绪体验深刻，言行举止易受情绪左右，情绪功能在性格结构中占优势；③意志型性格的人，具有明确的行动目标，行为自制、坚定而持久，意志功能在性格结构中占优势。

内外倾向学说：由瑞士心理学家提出。他认为外向型的人感情外露、自由奔放、当机立断、不拘小节、独立自强、善于交际、勇于进取，容易适应环境的变化，但也有轻率的一面；内向型性格的人感情深沉、处事谨慎、深思熟虑、缺乏决断能力，但一旦下决心总能锲而不舍，交际面窄，适应环境不够灵活。

独立顺从学说：美国心理学家魏特金提出的一种构想。他认为：独立型的人有主见，不易受外来事物的干扰，具有坚定的信念，能独立地判断事物、发现问题、解决问题，易于发挥自己的能力；顺从型的人缺少主见，易受外界事物的干扰，常不加批判地接受别人的意见，对朋友和群体的依赖性较强，容易与人相处。

四、个性的评估

(一) 能力

应着重于被评估者的一般能力，尤其是认知能力的评估。详见本章第三节。

(二) 性格

应鉴定出被评估者属于何种性格类型。评估方法较多：①观察被评估者的言行、情感、意志、态度的外部表现，如开朗还是活泼，感情外露还是内藏，作决定是依赖他人还是独立完成等；②与被评估者交谈了解其在各种情况下的态度和行为表现，如当遇到不愉快的事情时，其是尽量说出来还是闷在心里；③搜集被评估者的书信、日记，分析其对各种事物所持的态度、观点；④询问与被评估者有重要意义的他人，以了解被评估者的性格特征。最后综合分析所有资料，从中找出被评估者的性格类型。

（闻彩芬）

Summary

How people see themselves affects how they care for themselves both physically and emotionally. People with poor self-concept, poor emotion, and poor coping will often have difficulty caring for in a way that supports physical and psychological.

Self-concept represents how people view themselves. It is a combination of conscious and unconscious feeling, attitudes, and perception. Self-concept affects behaviors and relationships with others. The nursing assessment should focus on each component of self-concept, actual and potential self-concept stressors, and coping patterns. Self-concept is most effectively gathered through observation of clients' nonverbal behavior and paying attention to the content of clients' conversations rather than through direct questioning. Notice the manner in which individuals talk about the people in their lives. This can provide clues to both stressful supportive relationships and to key roles.

Severe illness, particularly one that is life threatening, can lead to more extensive emotional and behavioral changes, such as anxiety, shock, denial, anger, and withdrawal. These are common responses to the stress of illness. We can develop interventions to assist the client and the family in coping with and adapting to this stress, because the stressor it-self cannot usually be changed.

Your ability to gain a reliable picture of client's cognitional, emotional, and personality's changes may be limited if we have only periodic contact with clients or if we fail to build therapeutic relationship with them. But once we establish a trusting relationship with a client, our assessment can occur. Our assessment should focus on cognitional, emotional changes.

第四章 社会评估

Sociology assessment

人不仅是生物存在物，而且是社会存在物，人的属性包含更重要的社会属性。要全面认识和衡量个体的健康水平，除生理、心理功能外，还应评估其社会状况。本章重点讲述社会评估的内容与方法。

Human being is not only biologic, but also societal. There is more important social personality. Besides physiological and psychological functions, the societal condition must be concerned in order to know individual health state. The contents and methods of sociology assessment would be discussed in this chapter.

第一节 概 述

一、社会评估的目的

1. 评估个体角色功能，了解有无角色功能紊乱、角色适应不良，尤其是病人角色适应不良。

2. 评估个体的宗教、文化背景，以便提供符合被评估者宗教文化需求的护理，避免在护理过程中发生文化强加。

3. 评估个体的家庭状况，找出影响或促进被评估者健康的家庭因素，以制定有针对性的家庭护理计划。

4. 评估个体所处的环境，明确存在的或潜在的环境危险因素或有利的环境因素，指导制定环境干预措施，指导合理利用有利环境因素。

二、社会评估的方法

心理评估中的交谈、观察、量表评定等方法均可适用于社会、文化评估。家庭、环境评估时还应进行实地观察和抽样调查。

第二节 角色与角色适应评估

一、角色的定义

角色(role)一词，原为戏剧中的名词，指剧中人物，后来被社会心理学家借用来表示与人们的某种社会地位身份相一致的、一整套权利义务的规范与行为模式。角色包含两层意思。首先，任何一种角色都与一系列行为模式相关，一定的角色必有相应的权利义务。如病人既有配合医疗护理的义务，同时又有获得健康教育、治疗护理的权利。其次，角色是人们对处于一定社会位置的人的行为期待，如一提到教师，人们就会想到教书育人、言传身教、诲人不倦等行为特征。因此，社会要求每一个人按自己的角色行事，护士角色必须符合社会对护士的要求。一个人同时可承担多个角色，如一个人在家里可能既是父亲又是儿子，在单位则是医生。同样，一个人一生中也会先后承担多个角色,如一个人少年时期是学生,以后成为教师。

二、角色的形成与分类

角色的形成经历了角色认知与角色表现两个阶段。角色认知是个体认识自己和他人的身份、地位以及各种社会角色的区别与联系的过程。模仿是角色认知的基础,先对角色产生总体的印象,然后深入角色的各个部分认识角色的权利与义务。角色表现则是个体为达到自己所认识的角色要求而采取行动的过程,也是角色成熟的过程。

角色可分为以下三类:

1. 第一角色 也称基本角色,是决定个体的主体行为,由每个人的年龄、性别所赋予,如儿童、妇女、老人等。

2. 第二角色 又称一般角色,为人们完成每个生长发育阶段特定任务所必须承担的、由所处社会情形和职业所确定的角色,如母亲角色、医生角色等。

3. 第三角色 也称独立角色,是可自由选择的,为完成某些暂时性发展任务而临时承担的角色,如各种学会的会员。但有时是不能自由选择的,如病人角色。

上述三种角色的分类是相对的,可在不同情况下相互转化。如病人角色,因为疾病是暂时的,可视为第三角色。然而当疾病变成慢性病时,病人角色就变成个体的第二角色了。

三、角色失调

当个体的角色表现与角色期望不协调或无法达到角色期望的要求时,便可发生角色失调。它是由来自于社会系统的外在压力所导致的主观情绪反应。

(一)角色失调的类型

1. 角色冲突 是指角色扮演的过程中,在角色之间或角色内部发生了矛盾、对立和抵触,结果妨碍了角色扮演的顺利进行。角色冲突有不同的类型,我们这里介绍的一般指角色内部冲突。一个人在承担了多种角色之后由于角色要求过多,或者几种角色行为规范不相容,而引起个体心理上的冲突与紧张。如一个健康人在上班途中突然遇到交通事故而受伤住院,刹那间变成病人并要履行病人角色的义务,就可感到难以适应,产生角色冲突。

2. 角色不清 是指个体对于某种角色的行为标准不清楚,不知道这一角色应做什么、不应做什么以及应怎样去做。如一位新病人入院后,由于护士未能及时与其进行有效沟通,病人对自己住院期间的角色不明确,不知道医院作息时间以及自己应该如何配合治疗,就会因为对病人角色不清而产生焦虑。

3. 角色中断 是指在一个前后相继所承担的两种角色之间发生了明显矛盾的现象。其发生通常是由于人们在承担前一种角色时没有为后一阶段所要承担的角色做好准备。

4. 角色失败 是角色扮演过程中发生的一种极为严重的失调现象。是由于多种原因使角色扮演者无法进行成功的表演,最后不得不半途终止表演。

(二)角色失调的表现

角色失调会给个体带来生理和心理两方面的不良反应。

1. 生理反应 可有头痛,头晕,睡眠障碍,心率、心律异常,血肾上腺素、甘油三酯、胆固醇升高等。

2. 心理反应 可产生紧张、伤感、焦虑、易激惹、自责、抑郁、甚至绝望等不良情绪。

四、病人角色

当个体患病时,不管是否得到医生证实,均无可选择地进入病人角色,原有的角色部分或全部被替代,以病人的行为要求来约束自己。

（一）病人角色特点

个体得病以后就脱离或部分脱离日常生活中的其他角色，免除或部分免除相应的社会责任与义务。个体对自己的病情没有直接责任，处于一种需要被照顾的状态。病人有享受治疗护理、知情同意、寻求健康保健信息、要求保密的权力，同时还有积极配合医疗护理、恢复自身健康的义务。

（二）病人角色失调

1. 病人角色冲突　指个体在适应病人角色过程中与其常态的各种角色发生心理冲突和行为矛盾。如一位领导住院期间担心工作不能完成而希望将工作带到病房进行，从而影响其休息、睡眠等病人角色的发挥就是一种角色冲突。

2. 病人角色缺如　即没有进入病人角色，不承认自己有病或对病人角色感到厌倦，也就是对病人角色的不接纳和否认。

3. 病人角色强化　指当需要病人角色向日常角色转化时仍沉溺于病人角色，对自己能力怀疑、失望、对原承担的角色恐惧。

4. 病人角色消退　某些原因使一个已适应了病人角色的人必须立即转入常态角色，在承担相应责任与义务时使已具有的病人角色行为退化，甚至消失。

（三）影响病人角色适应的因素

1. 年龄　年龄是影响角色适应的重要因素。年轻人对病人角色相对淡漠，而老年人由于体力衰弱容易发生角色强化。

2. 性别　相对于男性病人，女性病人容易发生角色强化、角色消退、角色冲突等。

3. 家庭背景　家庭支持系统强的病人多能较快适应病人角色。

4. 经济状况　经济状况差的病人容易发生病人角色消退或缺如。

5. 其他　病人角色适应还与环境、人际关系、病室气氛等有关。

五、角色功能评估

主要可通过交谈、观察两种方法收集资料。

（一）交谈

通过以下问题进行：

你从事什么职业及担任什么职位？

目前在家庭、单位、社会所承担的角色与任务有哪些？

你觉得这些角色是否现实、合理？

你是否感到角色任务过重、过多或不足，你感到太闲还是休闲娱乐的时间不够？

你对自己的角色期望有哪些，他人对你角色期望又有哪些？

住院后，你认为你的角色发生了哪些改变，对你有影响吗？是否感到期望的角色受挫？

作为病人你是否安于养病，积极配合治疗、护理并努力使自己尽快康复？

（二）观察

主要观察有无角色适应不良的身心行为反应，如失眠、疲乏、焦虑等。

第三节　文化评估

随着全球化时代的到来，护士将面对有着不同文化背景的服务对象。由于价值观、信念、信仰、习俗、语言等文化因素可直接影响健康和健康保健，因此护士必须理解病人的文化背景，意识到病人与自己的文化差异并尽量克服自己的文化局限性，在护理过程中充分收集被评估者的文化背景资料，理解其思想行为，避免文化固执与偏见。

一、文化的定义与特征

文化(culture)是一个复杂的整体，是一个社会及其成员所特有的物质和精神财富的总和。其中包括价值观、知识、信念与信仰、艺术、道德、法律、风俗以及人作为社会成员之一通过学习所获得的任何技巧与习惯。其特点在于它是人类后天习得的，并为人类所共有。

文化作为人类社会的一个重要要素，具有以下一些特征。

1. 民族性　文化有鲜明的民族性。一定形态的文化都存在于一定的民族范围内，如中国的筷子、欧洲的刀叉等。我国的汉族与其他少数民族在生产劳动、饮食起居、穿着打扮、娱乐喜庆、信仰崇拜等各个方面也都有其特有的风格。

2. 继承性和累积性　文化常因世代相传而被继承，由简单到复杂逐渐丰富。

3. 获得性　如中国人用筷子吃饭并不是与生俱来的，而是出生后在生活环境里学会的。孝敬父母、友爱兄弟、尊敬师长、尊老爱幼等文化价值观也都是人们在后天社会化过程中逐渐养成的。

4. 共享性　文化是社会人群共有的，如回族人都不吃猪肉，蒙古族人爱喝奶茶等。

5. 复合性与双重性　所有文化都不是单一而是复合存在的。如围绕宗教可以产生宗教教义、宗教仪式、宗教建筑、宗教音乐等。此外，文化还有双重性，既含有理想成分，又含有现实成分。如男女平等是许多国家、民族的法规、法律，但男女不平等还时有发生。

二、文化要素及其评估

(一) 价值观

1. 定义　价值观(values)是指一个社会或群体中的人们在长期社会化过程中通过后天学习逐步形成和共有的对于区分事物的好坏、对错、符合或违背人的愿望、可行与不可行的观点、看法与准则。它是信念、态度、行为的基础，通过形成人的思想、观点、立场，建立目标与需要的优先顺序来指导人的行动。对人的社会生活起着重要作用。不同的民族有不同价值观。

2. 价值观与健康保健　价值观与健康保健关系密切，主要表现在①影响人们对健康问题的认识。如过度肥胖已被多数人群认为是一种疾病，但在南太平洋岛国汤加，人们则以肥胖为美、为健康。②左右人们对解决健康问题的决策。如面对疼痛，注重绅士风度的英国人会尽量忍耐，不轻易求医，而意大利人则认为疼痛影响他们的安宁，即便疼痛不重也会立即就医。③影响人们对治疗手段的选择。④影响人们对医疗保密措施的选择。如在美国几乎所有情况下都将癌症告诉病人本人，而我国则比较强调对癌症病人的保密。⑤影响人们对疾病与治疗的态度。如意志顽强的，认为人可以改造、征服自然的人会正视疾病，积极配合医疗、护理，与疾病做斗争，而不是采取妥协、回避的态度。

3. 价值观的评估　价值观存在于潜意识中，不能直接观察，也很难言表，人们也很少意识到其行为受潜意识中价值观的直接引导。因此，价值观的评估比较困难，评估者可通过以下问题获得被评估者的价值观。

通常情况下，什么对你最重要？

遇到困难时你是如何看待的？

一般从何处寻求力量和帮助？

你参加什么组织吗？

(二) 信念与信仰

1. 定义　信念(stereotyping)是自己认为可以确信的看法。信仰(religion)则是人们对某种事物或思想、主义的极度尊崇与信服，并把它作为自己的精神寄托和行为准则。信仰的形成是一个长期的过程，人们在接受外界信息的基础上沿着认知、情感、意志、信念和行为的轨道持续发展，最终融合而成。所以，信仰是信念形成的终结和最高阶段，是认识的成熟阶段或情感化了的认识。

2. 信念、信仰与健康　信念涵盖了对世界万物的感知与见解。健康领域中，对疾病、健康的定义就是一种信念。关于健康，世界卫生组织将其定义为“健康不单是没有疾病或虚弱，还要有完整的生理、心理状态与良好的社会适应能力”。但不同信念的人，对健康与疾病的理解却大相径庭。受传统观念和世俗文化的影响，我国的大多数人长期以来把无疾病作为健康与不健康的界限，将健康单纯理解为无病、无残、无伤，很少从心理、社会等方面综合、全面地衡量自己的健康水平。

人的信仰有多种，其中宗教信仰与健康的关系较为密切。除了佛教、基督教、伊斯兰教这三大世界性宗教外，每一个民族都有自己的宗教信仰与仪式传统。甚至可以讲，所有的民族与社会都存在着可以称之为宗教的某种信仰。我们可以将宗教简单地定义为：与超自然力量有关的一整套态度、信念和习俗；不管这种力量是神、鬼、灵魂还是其他。而马克思则认为：一切宗教都不过是支配着人们日常生活的外部力量在人们头脑中幻想的反映。一般来讲西方人以基督教为主教，我国流传较广的是佛教和道教，也有信伊斯兰教的回族人。各派宗教在内容上包括其特有的宗教意识、信仰、感情、仪式活动、组织等。据研究表明，信仰宗教的人普遍比其他人更为健康与长寿，并由此提出了许多有趣的理论。

3. 健康信念与信仰的评估　很多方法可用来评估信念系统，Kleinman 等人提出的评估模式应用最为广泛，包括以下十个问题。

对你来说健康是什么？不健康又是什么？

通常你在什么情况下才认为自己有病并就医？

你认为导致你发生健康问题的原因是什么？

你怎样、何时发现你有该健康问题的？

该健康问题对你的身心造成了哪些影响？严重程度如何？发作时持续多长时间？

你认为你该接受何种治疗？你希望通过治疗达到哪些效果？

对这种病你最害怕什么？

你的病给你带来的主要问题有哪些？

通过以上问题的询问，能够引出病人对健康问题的认识。借此，护士可以了解到病人对自身健康的看法及病人所处文化对其健康信念的影响。

对宗教信仰的评估也可通过以下问题进行。

你有宗教信仰吗？如果有请告诉我是哪一种？

平时，你经常参加哪些宗教活动？

住院对你参加以上宗教活动有何影响？有无恰当方式继续完成？你需要我们为你做些什么？

你的宗教信仰对你在住院期间的检查、治疗、饮食、起居、用药等方面有何特殊要求？

（三）族性

1. 定义　族性(ethnicity)又称习俗，是指一个民族的人们在物质文化生活上的共同喜好、习尚和禁忌。其是历代相沿，积久而成的风尚，是各民族政治、经济和文化的反映，并在一定程度上反映各民族的生活方式、历史传统和心理感情，是民族特点的一个重要方面。在文化的各要素中，它最易被观察到。

2. 与健康有关的习俗与评估　习俗虽然很多，但与健康有关的习俗主要有饮食、沟通、医药、居住、婚姻与家庭等。

(1)饮食：饮食的文化烙印最明显，是诸多民族习俗中最难以改变的一种习俗。饮食习俗表现在①饮食戒规：每个文化群体都有其共同认可的食物，如我国回族人不吃猪肉、蒙古族人忌食海鲜，满族人忌食狗肉，维吾尔族忌食猪、狗、驴、马肉等。②主食差别：在我国以游牧业为主的民族如蒙古族以牛羊肉和奶制品为主食；从事农业生产的民族如汉族则以粮食为主食，肉类、蔬菜为辅食，其中在主食种类方面又因为各地区所产谷物种类的不同而不同，北方以面食为主，南方以大米为主。③烹调方式、进餐时间：不同民族、不同地区的人在食物的烹调方法、进食时间与餐次上也有不同，如我国西南地区食品多以腌、薰方式制作，虽味道鲜美但亚硝酸盐含量高，食管癌发病率高。在进食时间与餐次上，拉丁美洲人习惯上在早餐与午餐之间加茶点，而欧美人喜欢在中餐与晚餐之间加茶点；中国北方农村农闲时一日仅用二餐，而地中海人晚餐可推迟到十点。④对饮食与健康关系的认识：饮食与健康有密切的关系，但不同文化可有不同的见解，如香蕉，中国人认为润肠、通便；美国人则认为有止泻作用。⑤其他：经济、宗教、心理、社会以及个人习惯与爱好等对饮食也有影响。由于食物是人最基本的生理需求，与健康关系密切，故对其评估至关重要。

评估者可通过交谈的方式，从食物种类、食物烹调方式、进食时间与餐次、对饮食与健康关系的认识等方面评估个体的饮食习俗。常用于评估的问题有：

你平时吃哪些食物，主食为哪些，喜欢的食物又有哪些，有何食物禁忌？

你常采用的食物烹调方式有哪些，常用的调味品有哪些？

每日进几餐，分别在何时进餐？

你认为哪些食物对健康有益，哪些对健康有害？

哪些情况会使你的食欲下降，哪些情况会增加你的食欲？

此外，还可通过观察个体的饮食习俗进行评估。

(2)沟通：沟通包括语言与非语言沟通，两者都具有高度的文化含量。

1)语言沟通中的文化差异与评估：语言是人与人之间交流思想、表达感情、传递信息的工具。每个国家、民族、地区都有其特有的语种、方言、语言禁忌等。患病后的诉说和与人交流可因文化而异。评估者可通过观察与交谈的方法了解个体的语言沟通文化，包括讲何种语言，喜欢的称谓是什么，语言禁忌有哪些。

2)非语言沟通中的文化差异与评估：社会学家发现，人们常常通过自己身体某个动作表达其思想感情，并作为对口头语言的补充，这就是我们常说的肢体语言。他包括音调、面部表情、手势等。肢体语言也存在着文化差异，如招手，中国人掌心朝下，手上下摇动，而美国人招呼某人来时则掌心朝上，示指伸出前后移动，而这在中国或许会被认为是不礼貌的手势。

评估者可通过观察被评估者与人交流时的表情、眼神、手势等，对其非语言沟通文化进行评估。

(3)传统医药：与传统医药有关的习俗是所有习俗中与健康关系最密切的，包括家庭疗法、民间疗法等。这些习俗颇受该民族人们的青睐，既简便易行，又花费无几。对这些习俗的评估有助于护士在不违背医疗原则的前提下选择病人熟悉而又乐于接受的方法进行护理。

三、病人文化休克的评估

1. 定义　文化休克是指人们生活在陌生文化环境中所产生的迷惑与失落的经历。常发生于个体从熟悉的环境到新环境，由于沟通障碍、日常活动改变、风俗习惯以及态度、信仰的差异而产生的生理、心理适应不良。

对于病人，医院就是一个陌生的环境。病人刚入院，对医院环境及医护人员不熟悉，对将要接受的检查、治疗很陌生，此时感到迷茫，此为陌生期。接着病人开始意识到自己将住院一段时间，对疾病和治疗转为担忧，因思念家人而焦虑，因不得不改变各种习惯而产生受挫感。此时，病人文化休克表现最突出，可有失眠、焦虑、食欲下降、沮丧、绝望等反应，此期为觉醒期。慢慢地，经过调整，病人开始从生理、心理、社会方面适应医院环境，此为适应期。

2. 评估　与病人交谈，询问其住院感受，结合观察，通常不难发现病人有无文化休克。

第四节　家庭评估

人离不开社会，更离不开家庭，只有了解了整个家庭的背景，才能较全面地对个体做出评估。家庭的健康与个体的健康休戚相关，健全的家庭对家庭成员的身心健康、成长与发育以及疾病的康复起着举足轻重的作用,缺乏家庭关照和有家庭问题的人,其身心康复会受到不同程度的影响。来自家庭成员恰当的情感、精神、物质及信息等方面的支持能有效减轻病人的恐惧、焦虑和抑郁,增强其自尊及自信,甚至可激活机体的免疫和防御功能。

一、家庭的定义与特征

家庭(family)是建立在婚姻、血缘、收养关系基础上的人类共同生活的初级社会群体。根据当今家庭的发展变化,也有人对家庭进行了操作性定义,即指共同居住、共同生活和财产共享的初级社会群体。

二、家庭的评估

包括家庭基本资料、家庭类型、家庭生活周期、家庭结构与功能、家庭资源和家庭压力等方面的评估。

(一)家庭资料(family information)

基本资料包括家庭成员的姓名、性别、年龄、职业、教育、健康史,尤其是家族遗传史等。这些可通过交谈或阅读有关健康记录获得。

(二)家庭类型(family forms)

又称家庭规模,主要由家庭人口结构决定。每一个家庭都有相应的人口特征,可通过询问获知。各种家庭的人口特征见表4-1。

表4-1 各种类型家庭人口特征表

家庭类型	人口特征
核心家庭	夫妻及其婚生或领养的未婚子女
主干家庭	核心家庭成员加上夫妻一方的直系亲属
单亲家庭	夫妻任何一方及其婚生或领养的未成年子女
重组家庭	再婚夫妻与前夫和(或)前妻的未成年子女以及其婚生或领养的未成年子女
无子女家庭	仅夫妻俩,无子女
同居家庭	无婚姻关系而长期居住在一起的夫妻及其子女

(三)家庭生活周期(stages of the family life cycle)

如同个体的生长发育,家庭也有其成长发展周期,且每个周期都有特定的任务需要家庭成员协同完成,以使家庭逐步完善成熟(表4-2)。

表4-2 Duvall家庭生活周期表

周 期	特 征	主要任务
新婚	男女结合	沟通与彼此适应,性生活协调与计划生育
有婴幼儿	最大孩子0~30个月	适应父母角色,应对经济及照顾初生孩子的压力
有学龄前儿童	最大孩子30个月~6岁	孩子入托、上幼儿园;培育孩子有效的社会化技能
有学龄儿童	最大孩子6~13岁	孩子上学,儿童身心发展,教育问题等
有青少年	最大孩子13~20岁	与青少年沟通,青少年责任与义务,性、与异性交往等方面的教育

续表

周期	特征	主要任务
有孩子离家创业	最大孩子离家至最小孩子离家	接纳和适应孩子离家,发展夫妻共同兴趣,继续给孩子提供支持
空巢期	夫妻独处至退休	适应仅夫妻俩的生活,巩固婚姻关系,保持与新家庭成员如孙辈的接触
老年期	退休至死亡	正确对待与适应退休、衰老、丧偶、孤独、生病、死亡等

评估时先确定被评估者家庭所处的生活周期。可询问如下问题:

你结婚多长时间了?

你们有孩子吗?最大的孩子有多大?

孩子们都还在家里吗?

确定生活周期后,再根据所得情况询问相关问题。

新婚家庭:与配偶的关系如何?彼此适应、相处默契吗?

有婴幼儿家庭:初为人父母,感觉如何?有压力吗?在哪些方面?

有学龄前、学龄儿童家庭:在培育孩子方面,作为家长,你做了哪些?是如何做的?孩子的表现如何?

有青少年家庭:孩子处在青春期,作为父母,你常常与孩子沟通吗?在性发育、与异性交往、学习、做人成才等方面有沟通吗?

有孩子离家创业及空巢期家庭:孩子离家创业,作为父母你有哪些感受?适应吗?如感到不适应,你是如何调节的?

老年期家庭:你退休几年了?退休后生活习惯吗?平常都做些什么?老伴情况如何?

(四)家庭结构与功能

1. 家庭结构(family structure) 是指家庭成员间相互关系和相互作用的性质,包括权利结构、角色结构、沟通结构和世界观。评估时主要了解谁是家庭的主要决策者,每个家庭角色的权利、义务完成情况,家庭成员之间的沟通情况以及与健康有关的价值观。评估时可询问以下问题:

家里事情由谁做主?遇到问题时通常由谁提出意见与解决办法?

作为一家人,大家有什么想法、要求、建议时,是直接提出来还是间接提出来,或是不敢说出来?

家庭最主要的日常生活规范有哪些?

家庭是否将成员健康看成头等大事?是如何看待吸烟、酗酒等不良生活习惯的?家庭是否倡导成员间相互支持、关爱,个人利益服从家庭整体利益?

2. 家庭功能(family functioning) 家庭的主要功能是①满足家庭成员衣、食、住、行、育、乐等基本生活需求;②建立家庭关爱气氛,使每个成员充分享受家庭的温暖,使之有归属感、安全感和家庭幸福感等;③培养家庭成员的社会责任感,初步完成人的社会化;④维护家庭成员的安全与健康,并为健康状况不佳的成员提供支持与帮助。

家庭功能的健全与否与个体身心健康密切相关,是家庭评估的重点。评估时应逐项评估,明确每项家庭功能发挥的程度、存在问题及原因,尤其应注意家庭健康照顾功能的评估。观察、交谈和量表评定是常用的评估方法。

(1)观察:内容包括家庭居住条件、家庭成员衣着、饮食、家庭气氛、家庭成员间的亲密程度、是否彼此关心照顾,尤其对老人、小孩、患病家属的照料。

(2)交谈:可通过询问被评估者或其家属以下问题:

你觉得你家庭的收入够用吗?能否满足衣食住行等基本生活需要?

你的家和睦快乐吗?

你依恋你的家吗？为什么？

家里有孩子吗？对孩子的培养与成长是否满意？

你所在的家庭成员之间能否彼此照应，尤其对患病的家庭成员？

(3)量表评定：国外有不少用于家庭功能评估的量表，如 Procidano 和 Heller 的家庭支持量表较常用(表 4-3)。

表 4-3 Procidano 和 Heller 的家庭支持量表

	是	否
1. 我的家人给予我所需的精神支持		
2. 遇到棘手的问题，我的家人帮我出主意		
3. 我的家人愿意倾听我的想法		
4. 我的家人给予我情感支持		
5. 我和我的家人能够开诚布公地交谈		
6. 我的家人分享我的爱好和兴趣		
7. 我的家人能时时觉察到我的需求		
8. 我的家人善于帮助我解决问题		
9. 我和我的家人感情深厚		

注：此表包括 9 个测试项目，选择“是”得 1 分、“否”得 0 分，得分越高，家庭功能越健全。

(五) 家庭资源(family resource)

家庭为了维持其基本功能，应对压力事件和危机状态所需的物质、精神与信息方面的支持，称为家庭资源，分内部资源与外部资源。

1. 内部资源　包括：①财力支持，如住院费用的分担；②精神与情感支持，如对家人的关心、爱护、鼓励、安慰；③信息支持，如提供医疗服务信息，保健知识；④结构支持，如改变家中设备，重新装修以方便活动不便家人的生活。

2. 外部资源　包括：①社会资源，如亲朋好友和社会团体的支持；②文化资源，如欣赏戏剧音乐、参观文物展览等，可提高家人生活质量；③医疗资源，如医疗保健机构；④宗教资源，使家人从信仰中得到精神支持。

评估时可通过交谈法询问被评估者及其家人是否具备以上家庭资源及其丰富程度，如：

你觉得你家经济条件如何，能否支付你的住院费用？

你的家人是否有时间和精力并乐意帮助你？

你家人文化程度如何，能否提供你所需的保健知识、就医信息？

你家离医院近吗？你认为你家附近的医院医疗护理水平如何？能否满足你的就医需求？

除你的家人外，你觉得你还可以从哪些方面得到帮助，比如说亲戚、朋友、同事、单位等？

对结构支持的评估，最好能实地观察，明确家庭设备、装修是否适宜，尤其注意是否方便老弱病残家庭成员的生活，如下肢残疾者家里备有轮椅、拐杖，门厅过道宽窄高矮是否便于轮椅通过，厕所是否方便使用。对精神、情感和信息的评估可采用 Procidano 和 Heller 的家庭支持量表。

(六) 家庭压力(family stress)

对于多数人来说，家庭既是获得支持的重要资源，也是压力的主要来源。每个家庭在不同的成长周期中或多或少，或迟或早会遇到各种压力。家庭压力是指可引起家庭生活发生重大改变、造成家庭功能失衡的所有刺激性事件，包括：家庭成员关系的改变与终结，如离婚、分居、死亡；家庭状况的改变，如失业、搬迁、破产；家庭成员角色的改变，如初为人夫、人父，退休等；家庭成员道德颓废，如酗酒、赌博、吸毒、乱伦等；家庭成员生病、残疾、无能等。评估方法主要是交谈法，通过交谈明确被评估者的家庭最近有无以上压力事件发生，对家庭成员的影响如何，所采用的应对方式有哪些，可用于应对家庭压力的家庭资源又有哪些。

第五节　环境评估

环境、健康、护理三者的关系早在南丁格尔时代就已被认识，并被后来的护理学家不断发展。环境对健康有着或正性或负性的影响，如适宜的室温可使人感到舒适、安宁、减少身体消耗。适当的声音刺激，如悦耳动听的音乐可使人身心愉悦，然而声音过大，却可使人感到烦躁不安、心率加快、血压升高，甚至引起头晕、头痛、耳鸣、心悸、失眠等。此外，环境中的有害化学物质、热辐射、放射线等均对人体有害。社会经济因素对健康的影响也非常明显。美国的一些研究表明，长期社会联系少、人际关系紧张的人患心因性疾病，如高血压、癌症、精神异常的几率相对较高；妊娠期间良好的家庭社会支持可减少妊娠并发症，缩短产程；住院期间良好的护患、医患、患患关系有利于病人角色的适应与疾病的康复。

一、环境的定义

广义的环境(environment)是指人类赖以生存、发展的社会与物质条件的总和。狭义的环境是指环绕所辖的区域，如病室、居室等。在护理界环境被定义为影响人的生存与发展的所有情况与影响，并将人的环境分为内环境与外环境。人体的内环境，又称生理心理环境，包括人体所有的组织和系统以及人的内心世界。人体的外环境包括物理环境、社会环境、政治环境、文化环境。内环境不断与外环境进行物质、信息和能量交换，使机体能够适应外环境的变化，维持生理心理平衡。人体的内环境、文化环境的评估已在前面讲过，本章重点讲述物理环境、社会环境的评估。

二、环境的评估

（一）物理环境的评估

物理环境是一切存在于机体外环境的物理因素的总和，包括空间、声音、温度、湿度、采光、通风、气味、室内装饰布局以及各种与健康、安全有关的因素，如大气、水、交通等。

物理环境的评估可通过实地观察、取样检测的方法收集资料。主要内容包括：

1. 社区　了解社区地质环境，注意环境中有无严重的污染源，各种配套设施是否完全，在外出活动过程中有无各种不安全因素，哪些是应该特别注意的，有无无障碍设施。社区文化氛围如何，有无可供选择的休闲场所，锻炼场所，卫生保健机构是否完善等。

2. 家庭　包括：①居住环境：是否整洁宽敞，寒冷地区有无取暖设施，炎热地区有无降温设施及其使用情况如何，室内空气是否流通，家中是否有人抽烟，供水系统是否符合卫生标准，室内有无污染，如装修污染、噪音污染等，有无过敏源。②家庭安全：电器设备使用是否安全，各种化学品如清洁剂、杀虫剂、油漆、汽油等化学物品贮存是否妥当，药品有无标记，使用者是否知道名称、剂量、用途，有无儿童活动安全地带，有无其他安全妨碍因素存在。

3. 工作场所　是否宽敞、明亮、通风，有无粉尘、化学物、石棉、烟雾等刺激物，有无废水、废气等污染源，是否存在强噪音、放射线、高温、高压电、裸露电源、电线等危害因素，有无安全作业条例及执行情况如何，有无超时疲劳工作的现象。

4. 病室　是否符合病室的要求，如干净、整洁、无尘、无异味、温度、湿度适宜、地面干燥、平整、无滑等，周围有无污染源如噪音等，用氧是否安全可靠，电源是否妥善安置及使用安全与否。

（二）社会环境评估

社会环境是个庞大的系统，包括制度、法律、经济、文化、教育、人口、民族、职业、生活方式、社会关系、社会支持等诸多方面。其中尤以经济、教育、生活方式、社会关系、社会支持等与健康直接相关。

1. 经济　社会环境中，经济对健康的影响最大，因为经济是保障人们衣、食、住、行基本需求以及享受健康服务的物质基础。评估时可通过询问以下问题与被评估者或家属交谈、以了解被评估者的经济状况。

能否告诉我你的经济来源有哪些？单位工资福利如何？你觉得你的收入够用吗？

家庭经济来源有哪些？是否有失业、待业人员？

医疗费用支付的形式是什么？

2. 教育水平　作为社会环境之一，教育水平对健康也有明显的影响。良好的教育有助于人们认识疾病、获取健康保健信息、改变不良传统习惯以及提高卫生服务的有效利用率。评估时可直接与被评估者或家属交谈，了解被评估者及其主要家庭成员的受教育程度以及是否具有健康照顾所需的知识与技能。

3. 生活方式　是指由经济、文化、政治等因素相互作用所形成的人们在衣、食、住、行、娱乐等方面的社会行为，是有关人们如何享受劳动所得的物质与精神产品以及使用自由闲暇时间的方式。不同地区、不同民族、不同职业、不同社会阶层的人生活方式可不一样。生活方式也与个人喜好与习惯有关，如一些人喜欢吃淡，一些人却喜欢吃咸。吸烟、酗酒、吸毒、赌博等均为对健康有害的生活方式。评估时，不仅应明确被评估者的生活方式，还应了解其家人、同事、朋友的生活方式。可通过①与被评估者或其亲友交谈，询问饮食、睡眠、活动、娱乐等方面的习惯与爱好，有无吸烟、酗酒等不良嗜好；②直接观察被评估者或其亲友的饮食、睡眠、活动、娱乐方式与习惯，有无吸烟、酗酒等。若有不良的生活方式，应进一步了解其对被评估者的影响。

4. 社会关系与社会支持　个体的社会关系网包括与之有直接或间接关系的所有人或人群，如家人、邻里、朋友、同学、同事、领导、宗教团体以及成员、自救组织等，对住院病人而言，还有病友、医生、护士。个体的社会关系网越健全、人际关系越亲密融洽、越容易得到所需的信息、情感、物质等方面的支持。这些从社会关系网获得的支持，社会学家统称为社会支持。国内外大量相关研究表明，社会关系网的健全程度和家庭社会支持的有力程度与人的身心调节与适应、自理能力、自我概念、希望、生活质量以及对治疗护理的依从性呈正相关。

可通过交谈与观察两种方法评估个体是否有支持性的社会关系网络，如家庭关系是否稳定，是否彼此尊重，与同事、领导的关系如何，家庭成员与朋友是否能提供被评估者所需的支持与帮助，被评估者是否有孤立无援、失望、绝望等。对住院病人，还应了解医院相关支持系统的情况，如医院提供的服务是否安全有效。

（闻彩芬）

Summary

Sociology assessment is an important branch of health assessment. This chapter is designed to describe the role assessment, culture assessment, family assessment, and environment assessment.

People have many roles in life, such as earner decision maker, professional, and parent. When an illness occurs, the roles of the client may change, such a change may be subtle and short term or drastic and long term. An individual generally adjusts more easily to subtle, short-term changes. Long-term changes require an adjustment process similar to grief process. The nursing assessment should focus on each kind of role changes, actual and potential role changes stressors, and coping patterns. Much of data regarding role changes is most effectively gathered through observation of clients' nonverbal behavior and paying attention to the content of clients' conversations rather than through direct questioning.

Providing culturally competent care to clients from various ethnic and cultural background, we must understand key concept such as culture, ethnicity, and stereotyping.

Culture is a patterned behavioral response that develops over time as a result of patterning the mind through social and religious structure and intellectual and artistic works. It is shaped by values, beliefs, norms, and practices that are shared by member of the same cultural group. Culture guides our thinking, doing, and being and becomes patterned expressions are passed down from one generation to the next.

Ethnicity is frequently and perhaps incorrectly used to mean race. The term ethnicity includes more than biological identification. Ethnicity in its broadest sense refers to groups whose members share a common social and culture heritage that is passed on to successive generation. They have common custom and taboo.

Stereotyping is the assumption that all people in a similar culture, racial, or ethnic group are share exactly the same value and beliefs.

Family evokes a visual image of adults and children living together in satisfying, harmonious manner. In other word, think of the family as a set of relationships that the client identifies as family or as a network of individuals who influence each other's lives whether there are actual biological or legal ties.

It is essential for nurse to assess the family. Although the family as whole differs from individual members, the measure of family health must be more than a summation of the health of all members. Areas included in family assessment are the form, structure, and function of the family; its developmental stage; and its progress toward or accomplishment of developmental tasks. Assessment of family functions may include the ability to provide emotional support for members, the ability to cope with their current health problem or situation.

The physical environment in which a person works or lives can increase the likelihood that certain illnesses will occur. A person's home environment includes conditions that pose risks, such as unclean, poorly heated or cooled, or overcrowded dwellings. These conditions can increase the likelihood that infections and other disease will be contracted and spread. Also, some kinds of cancer and other diseases are more likely to develop when industrial workers are exposed to certain chemicals or when people live near toxic waste disposal sites.

第五章 身体评估

Physical assessment

身体评估(physical assessment)是评估者运用自己的感官或借助简单的检查工具(如体温计、听诊器等)了解评估对象的身体健康状况的方法,是健康评估不可缺少的环节,是获得客观资料的主要方法。其目的是全面了解评估对象的身体健康状况,并结合其他资料,为正确的护理诊断提供依据。正确而熟练地掌握身体评估的方法,既是每个护理人员必须掌握的基本功,也是与病人交流、沟通、建立良好护患关系的过程。本章主要内容包括评估前准备、身体评估基本方法、一般状态评估、皮肤黏膜及浅表淋巴结评估、头面部评估、颈部评估、胸部评估、腹部评估、脊柱四肢及神经功能评估。

Physical assessment or physical examination is a basic method of obtaining objective data by the examiner using his own sensory perception as well as ordinary tools such as thermometer, stethoscope etc. Physical assessment is one of the most important part of health assessment. The purpose of physical examination is to assess the individual's health state all-round and works out a correct nursing diagnosis. It is necessary for each nurse to master the methods of physical assessment correctly and skillfully, which is also the process to communicate with patients and establish good relationship between nurses and patients. In this chapter, we introduce the basic methods of physical assessment, the general assessment and the assessments of skin, mucous membrance, together with the assessments of the parts of the human body such as head, face, neck, chest, abdomen and the nervous system.

第一节 身体评估的评估前准备和基本方法

一、评估前准备

1. 用物准备　治疗盘内放置消毒过的体温计(thermometer)、血压计(sphygmomanometer)、听诊器(stethoscope)、叩诊锤(percussion hammer)、尺(ruler)、棉签(cotton swab)、手电筒(flashlight)、压舌板(tongue depressor)、音叉(tuning fork)以及记录用纸、笔等。此外,还需准备体重秤及身高测量仪(platform scale with height attachment)。并对每件用物逐一检查。

2. 环境准备　评估场所应保持安静、整洁、光线充足、温度适宜,必要时用屏风遮挡和有第三者陪伴在场。

3. 评估对象准备　评估前向评估对象作好解释工作,以取得配合。

二、身体评估的基本方法

身体评估的基本方法有五种,即视诊、触诊、叩诊、听诊及嗅诊。这些方法是护士必须认真学习、反复练习、熟练掌握的基本功。

(一) 视诊

视诊(inspection)是评估者用视觉观察评估对象全身或局部健康状况的评估方法,可了解一般状况及机体各部分的异常变化。

1. 视诊方法 视诊可分为全身视诊和局部视诊。全身视诊是观察评估对象的一般状况，如意识状态、营养状况、体型、体位、步态和姿势等；局部视诊可以了解身体各部分的改变，如皮肤、黏膜、眼、耳、头颈、胸腹、肌肉、关节等。

2. 视诊注意事项

(1)视诊时被评估部位应充分暴露，并注意防寒保暖。

(2)视诊应在适宜的自然光线下进行。在灯光下不易辨认黄疸及某些皮疹，在侧面光线下，能较清楚地看出血管搏动或肿块的轮廓。

(3)特殊部位的视诊需借助某些仪器进行，如耳镜、鼻镜、眼底镜和内镜等。

(4)评估者一般应站于评估对象的右侧，根据不同的视诊部位来调整相应的视线方向。

(5)视诊应与其他评估方法紧密结合。只有将局部征象和全身表现相结合，才能作出有价值的、切合临床实际的护理诊断。

(二)触诊

触诊(palpation)是评估者通过手的触觉来判断评估对象某一部位特征的评估方法。手的不同部位触觉的敏感度不同，以手指指腹及掌指关节的掌面最为敏感，故触诊时多用这两个部位。而对于温度的分辨则以手背为敏感。

1. 触诊方法 触诊可分为浅部触诊法和深部触诊法。

(1)浅部触诊法(light palpation)：浅部触诊法是以一手轻放于被评估部位，利用掌指关节和腕关节的协调动作，轻柔地滑动触摸。此法适用于体表病变、软组织、关节及浅表血管、神经、阴囊和精索等部位。腹部浅部触诊时可触及的深度约为1cm左右。

(2)深部触诊法(deep palpation)：深部触诊法是评估者一手或两手重叠，由浅入深，逐步加压以触及深部脏器或病变(图5-1)。深部触诊法根据检查目的和手法不同分为以下几种。

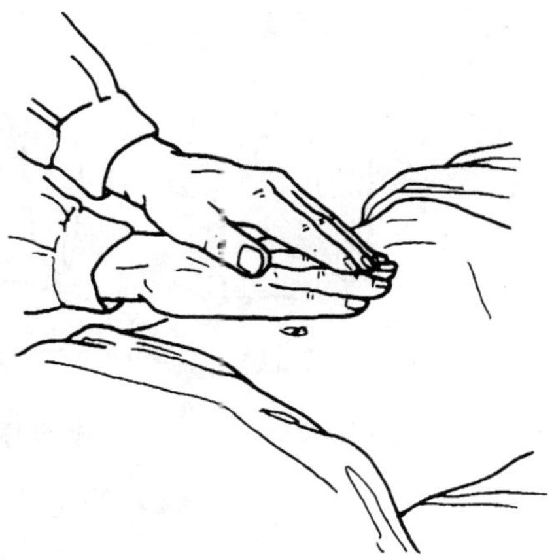

图5-1 深部触诊示意图

1)深部滑行触诊法(deep slipping palpation)：单手或双手重叠以并拢的2、3、4指端或以拇指逐步触向深部脏器或病变，并在其上滑行触摸。

2)双手触诊法(bimanual palpation)：左手置于被评估脏器或病变后方并向右手方向推动，除可起到固定作用外，也可使被评估脏器或病变更接近体表，有利于右手触诊。该法用于肝、脾、肾及腹腔包块的评估。

3)深压触诊法(deep press palpation)：以并拢的二、三个手指逐步深压以确定压痛点或深部病变的部位。

4)冲击触诊法(ballottement)：以三、四个手指并拢弯曲呈70°~90°角置于被评估部位，做数次急速有力的冲击动作，此时指端下可有物体浮沉感，故又称浮沉触诊法。此方法只用于大量腹腔积液时触诊肝、脾和腹部包块(图5-2)。

2. 触诊注意事项

(1)触诊前向评估对象解释触诊的目的，消除其紧张情绪，取得评估对象的配合。

(2)评估人员手应温暖，动作应规范、轻柔，从健侧开始逐渐移向病变侧，并随时观察评估对象的表情，尽可能避免或减轻其痛苦。

(3)触诊时，评估者应站在被评估对象的右侧，面向评估对象，以利于操作及观察其表情变化。

(4)触诊时，被评估者取适宜体位，以使体表放松获得满意评估效果。如腹部评估时，被评估者通常取仰卧位，双手置于身体两侧，双腿稍屈，腹肌尽可能放松。

(5)触诊时应边评估边思索，以明确病变的性质和来源，并在病程中要不断的评估，及时发现病情变化。

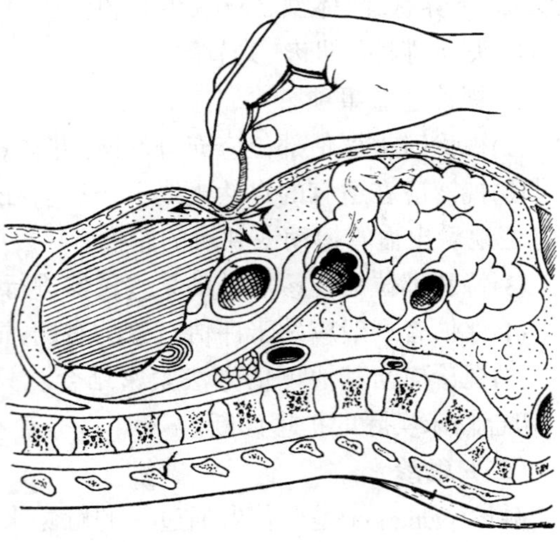
图 5-2 冲击触诊法示意图

(三) 叩诊

叩诊(percussion)是用手叩击评估对象身体表面，使之震动并产生音响，根据震动和音响的特点来判断被评估部位的脏器有无异常的一种方法。

1. 叩诊方法

(1)间接叩诊法(indirect percussion)：以左手中指第二指节紧贴叩诊部位，其他手指略抬起，勿与体表接触，右手指自然弯曲，以中指指端叩击左手中指第二指骨的前端，叩击方向须与叩诊部位的体表垂直。叩诊时应以腕关节和掌指关节的活动为主，避免肘关节和肩关节参与活动。叩击动作应短促、灵活、有弹性，右手抬起应迅速，以免影响音响的效果。每个部位一般连续叩击二、三次，叩击力量应均匀一致(图 5-3)。

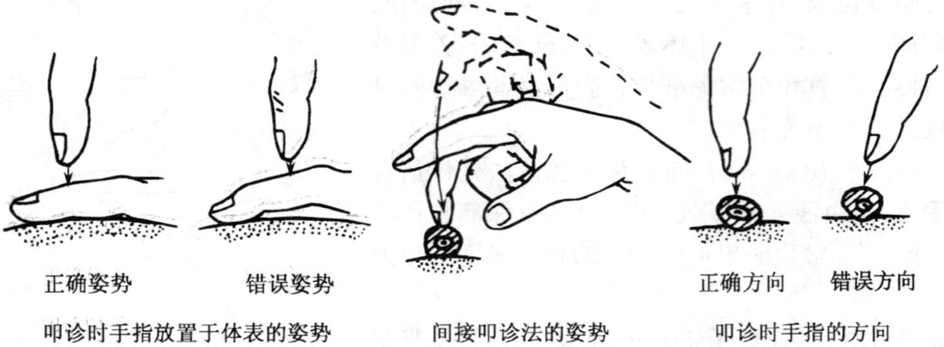

图 5-3 间接叩诊法正误图

(2)直接叩诊法(direct percussion)：以右手指的掌面或指端直接拍击或叩击被评估部位。适用于胸、腹部病变面积广泛或胸壁较厚者，如大量胸水或腹水、胸膜黏连等。

2. 叩诊音(percussion sound) 叩诊时被叩击部位产生的音响为叩诊音。叩诊音的性质取决于被叩击组织或器官的密度、弹性、含气量以及与体表的距离。临床上可分为以下 5 种。

(1)清音(resonance)：是正常肺部叩诊音，提示肺组织的弹性、含气量及密度正常。

(2)鼓音(tympany)：在叩击含大量气体的空腔脏器时出现。正常见于左侧前下胸部的胃泡区和腹部叩诊。病理情况下见于气胸、肺内巨大空洞等。

(3)过清音(hyperresonance)：正常儿童因胸壁较薄可叩得相对过清音。临床常见于肺组织含气量增多、弹性减弱的病变，如肺气肿。

(4)浊音(dullness)：正常见于叩击被少量含气组织覆盖的实质脏器时，如心、肝的相对浊音区。病理情况下，因肺组织含气量减少可叩得浊音，如肺炎。

(5)实音(flatness)：正常情况见于叩击无肺组织覆盖区域的实质脏器，如心、肝的绝对浊音区。病理情况下见于大量胸腔积液和肺实变等。

3. 叩诊注意事项

(1)环境应安静，以免干扰对叩诊音的判断。

(2)根据叩诊部位的不同,选择适当的叩诊方法和体位。如胸部叩诊可采取坐位或卧位,腹部叩诊时一般采取仰卧位。

(3)充分暴露被评估部位,肌肉放松,并注意对称部位对比。

(4)除注意辨别叩诊音的变化外,还要注意指下震动感的差异。

(四)听诊

听诊(auscultation)是听取发自机体各部位的声音以判断其正常与否的一种评估方法,是健康评估的重要方法,尤其常用于心、肺评估。

一般而言,听诊是指借助听诊器或直接用耳听取评估对象体内脏器或病变部位所发出的声音。广义的听诊包括听身体各部分所发出的任何声音,如评估对象的语音、呼吸音、咳嗽声、呻吟声、啼哭声、呼叫声以及肠鸣音、关节活动音、骨擦音等,这些声音均可对评估提供有价值的线索。

听诊器(stethoscope)可分为硬质和软质两种。硬质听诊器现仅用于听取产妇胎心音时。软质听诊器通常由耳件、体件和胶管三部分组成(图5-4),其长度应与评估者的手臂长度相一致。体件是接触评估对象体表的部分,常用的有钟型和膜型两种类型,钟型体件适用于听取低调声音,如二尖瓣狭窄的隆隆样的舒张期杂音;膜型体件适用于听取高音调的声音,如二尖瓣关闭不全的收缩期吹风样杂音和呼吸音、肠鸣音,使用时应紧贴体表被评估部位。

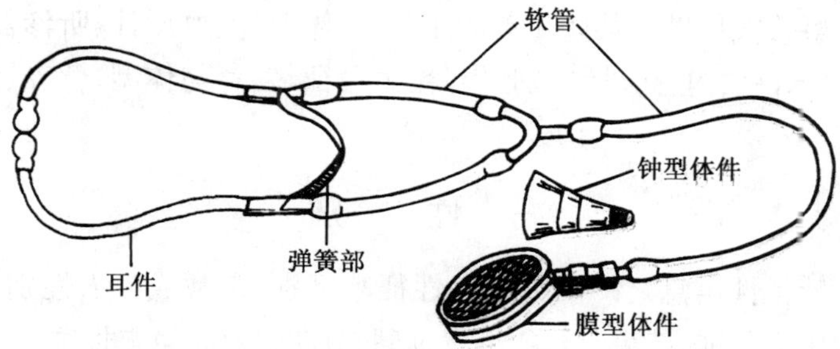

图5-4 听诊器模式图

1. 听诊方法 听诊可分为间接听诊法和直接听诊法。应用听诊器听诊的方法为间接听诊法,应用范围广泛,除心、肺、腹部外,还可听诊血管音、皮下气肿音、关节活动音等。直接听诊法是将耳部直接贴紧被评估部位的方法,现已少用,仅用于急救时。

2. 听诊注意事项

(1)听诊时环境要安静,温度要适宜,避免外界噪音以及由于寒冷引起肌肉颤动出现附加音干扰听诊结果。尽量不要在风扇下听诊。

(2)应将听诊器直接接触皮肤听诊,切忌隔着衣服听诊。

(3)应根据病情和听诊的需要,指导评估对象采取合适的体位。

(4)正确使用听诊器,评估前要检查听诊器各部位衔接是否紧密,有无松动,皮管有无阻塞、破裂,耳件方向是否正确,体件应紧贴被评估部位,避免体件与皮肤发生摩擦。

(5)听诊时注意力要集中,排除其他音响的干扰,如听呼吸音时要排除心音的干扰,听心音时要排除呼吸音的干扰等。

(五)嗅诊

嗅诊(smelling)是以嗅觉判断被评估者发出的异常气味与健康之间关系的评估方法。异常气味多来自皮肤、黏膜或分泌物、呕吐物和排泄物以及血液、脓液等。

1. 嗅诊方法 嗅诊时,评估者用手将发自评估对象的气味轻轻扇向自己的鼻部,仔细辨别气味的特点和性质。

2. 常见异常气味的临床意义

(1)呼吸气味:浓烈的酒味,见于饮酒后或酒精中毒;大蒜味可见于有机磷农药中毒;烂苹果味见于糖尿病酮症酸中毒；氨味见于尿毒症；肝腥味见于肝性脑病。

(2)汗液味：酸性汗味见于风湿热或长期服用水杨酸如阿司匹林等药物者；特殊的狐臭见于腋臭；脚臭味见于多汗者或脚癣合并感染者。

(3)痰液味：血腥味见于大量咯血者；恶臭味提示厌氧菌感染。

(4)呕吐物味：单纯饮食性胃内容物略带酸味，如酸味过浓，提示食物在胃内滞留时间过长、胃内容物发酵，见于幽门梗阻；呕吐物有粪臭味，可见于肠梗阻或胃结肠瘘者。

(5)粪臭味：大便带有腐败性臭味，提示消化不良或胰腺病变；腥臭味见于细菌性痢疾；血腥味见于阿米巴痢疾。

(6)尿液味：尿液有大蒜味，见于大量食蒜者或有机磷农药中毒者；新鲜尿液出现浓烈的氨味，见于膀胱炎，是尿液在膀胱内被细菌发酵所致。

第二节 一般状态评估

一般状态评估(general survey)是对评估对象的个人特征性信息及全身状况的概括性观察和判断，以评价病情的发生、发展和严重性，对提出护理诊断具有重要的意义。评估方法主要以视诊为主，有时需配合交谈、触诊或借助于某些简单的工具(如体温计、血压计、听诊器、皮尺、体重计及身高测量计等)。一般状态评估内容包括性别、年龄、生命征、发育与体型、营养、意识状态、面容与表情、体位、姿势及步态。

一、性 别

性别(sex)是个人特征性信息之一。男女以性征来区别，正常成年人性别特征很明显，判断不困难。观察性别的顺序为服饰、装束、声音、毛发、脂肪分布、身材、第二性征及第一性征。

正常性征的发育与性激素有关。男性受雄激素作用促使睾丸与阴茎发育，腋毛多，阴毛呈菱形分布，声音低沉而洪亮，皮脂腺分泌多，易有痤疮；女性性征发育则受体内雌激素和雄激素影响，雌激素作用促使乳房、女阴、子宫与卵巢的发育，雄激素作用促使大阴唇、阴蒂的发育及腋毛与阴毛的生长。

有些疾病可影响性征，如库欣综合征可使女性病人男性化，肾上腺皮质肿瘤可使男性乳房女性化及出现其他第二性征的改变。性染色体异常并可影响性征，如性染色体数目和结构异常所致的两性畸形。

二、年 龄

年龄(age)也是个人特征性信息之一，可通过交谈得知，但在意识不清、精神障碍、死亡等一些特殊情况下可通过观察皮肤的弹性与光泽、毛发的颜色与分布、肌肉的紧张度、面部皮肤的皱纹及牙齿的状态等进行估计。人的生长发育和衰老随年龄增长而变化，年龄亦与疾病的发生、预后密切相关。麻疹、猩红热、佝偻病等多见于婴幼儿与儿童；结核病、风湿热多见于青少年；冠心病、高血压病、肿瘤在老年人发病率高。青年人患病后易于恢复；老年人则相对恢复较慢，预后较差。

三、生 命 征

生命征(vital signs)是标志生命活动存在与否及其质量的重要征象，是身体评估必查项目之一，其内容包括体温(temperature)、脉搏(pulse)、呼吸(respiration)和血压(blood pressure)(详细内容见护理技术)。

四、发育与体型

(一) 发育

发育(development)是个体在成熟之前机体发生的变化。发育是否正常，通常以年龄、智力、体格成长状态(包括身高、体重及第二性征)之间的关系综合判断。正常发育与遗传、种族、生活条件、体育锻炼和营养代谢等密切相关。发育正常者，年龄、体格状态、智力等是均衡发展的，第二性征与年龄是相称的。

成人发育正常的判断标准为：①头部的长度为身高的1/7～1/8；②胸围约等于身高一半；③双上肢水平展开指间距基本与身高相等；④坐高等于下肢长度。

临床上异常发育与内分泌的改变密切相关。如在发育成熟前垂体前叶功能亢进，生长激素分泌过多，可致体格异常高大，称为巨人症(gigantism)；反之垂体功能减退可致体格发育异常矮小，称垂体性侏儒症(pituitary dwarfism)。甲状腺激素对生长发育也有重要影响，如小儿患甲状腺功能亢进症则代谢亢进，体格发育超过正常；胎儿或新生儿患甲状腺功能减退症，则体格矮小，智力低下，称呆小病(cretinism)。肾上腺皮质功能亢进时导致向心性肥胖体型，称库欣综合征。营养不良、慢性全身消耗性疾病也可导致体格发育迟缓或停滞。

(二) 体型

体型(habitus)是身体各部发育的外观表现，包括肌肉骨骼的生长和脂肪分布的状态等。临床上成年人的体型有以下3种。

1. 正力型(匀称型) 身体各部分结构适中，四肢、躯干匀称，腹上角接近90°。一般正常人多为此型。

2. 超力型(矮胖型) 体格粗壮，面红，颈、四肢短粗，肩宽平，胸围大，腹上角大于90°，见于矮胖体型的人。

3. 无力型(瘦长型) 体高肌瘦，颈、四肢、躯干细长，肩窄下垂，胸廓扁平，腹上角小于90°，见于瘦长体型及慢性消耗性疾病病人。

五、营养状态

营养(nutrition)状态是指与营养摄取相关的健康状况，是评估个体健康和疾病程度的指标之一。营养状态与食物的摄入、消化吸收及代谢等因素有关。

1. 营养状态的评估 评估营养状态除了根据皮肤的弹性，黏膜颜色，指甲、毛发的光泽，皮下脂肪及肌肉发育状况以及肋间隙和锁骨上窝凹陷程度等判断外，还需要进行某些体格指标的测量。常用的测量指标有以下3个。

(1)身高和体重(height and weight)：是评估营养状态最常用的两个指标。理想体重(kg) = [身高(cm) - 100] ×0.9(男性)或[身高(cm) - 100] ×0.85(女性)。一般认为体重在理想体重±10%的范围内均为正常。

(2)体重指数(body mass index, BMI)：由于体重受身高的影响较大，目前常用体重指数来衡量体重是否正常。计算方法为 BMI = 体重(kg)/身高(m^2)。我国正常的BMI范围为18.5～24。但这一指标在判断体重过重时，不能区别是脂肪过多所致，还是肌肉发达所致，应结合体脂含量的测定来综合评估。

(3)皮褶厚度(skinfold thickness)测量：皮下脂肪直接反映体内脂肪量，与营养状况关系密切，是评估营养状况的重要指标。临床上常用重量压力在10g/mm² 皮褶厚度计测量皮下脂肪厚度来估计脂肪贮积情况。以测量肱三头肌皮褶厚度(triceps skinfold thickness, TSF)最常用。具体方法是：测量时评估对象取立位，手臂自然放松下垂，掌心对着大腿侧面；评估者站在评估对象背后，以拇指和示指在肩峰与鹰嘴的中点上方2cm处将皮肤连同皮下脂肪捏起呈皮褶，捏起时两指尖距离为

3cm，捏起处两边的皮肤需对称，应避免捏起肌肉、肌腱，然后用皮褶厚度计进行测量，在夹住后3秒内读数，重复3次取其平均值。TSF正常参考值为男性(13.1 ±6.6)mm，女性(21.5 ±6.9)mm。

2. 营养状况的判断　临床上常用良好、中等、不良三个等级来描述营养状态。

(1)良好：皮肤黏膜红润，肌肉发达结实，皮下脂肪丰满有弹性，毛发指甲有光泽，肋间隙、锁骨上窝深浅适中，肩胛部、腹部肌肉丰满，体重指数在正常范围或略高于正常。

(2)不良：皮肤黏膜干燥，皮下脂肪菲薄，肌肉松弛无力，毛发稀疏无光泽，指甲粗糙，肋间隙、锁骨上窝凹陷，肩胛骨和髂骨嶙峋突出，体重指数明显低于正常范围。

(3)中等：介于上两者之间。

3. 临床常见几种营养异常状态

(1)营养不良(malnutrition)：主要由于食物摄入不足、吸收不良和消耗过多等因素引起。可分为原发性和继发性。前者由食物摄入不足引起，主要见于经济落后国家和地区；后者由各种疾病引起。BMI < 18.5或体重低于理想体重10%称消瘦(weight loss)，极度消瘦称恶病质(cachexia)。引起营养不良的原因有下列几种。

1)进食障碍或不足：口腔或食管疾病可引起进食、咽下困难，神经性厌食症或精神障碍可致进食不足。

2)消化吸收障碍：见于各种胃肠疾病，如慢性腹泻、小肠吸收不良综合征、慢性胰腺炎、胃肠手术后等。

3)消耗加速：甲状腺功能亢进症、糖尿病、恶性肿瘤、感染等疾病引起脂肪、蛋白质、糖消耗过多。

(2)肥胖(obesity)：体内脂肪堆积过多，体重增加，实际体重超过理想体重20%，BMI ≥24为肥胖。肥胖的原因主要是由于摄食过多，摄入量超过消耗量，过剩营养物质转化为脂肪，积蓄于体内。此外，内分泌、遗传、生活方式与运动、精神因素等皆有影响。肥胖可分为单纯性肥胖和继发性肥胖。

1)单纯性肥胖(simple obesity)：全身脂肪分布较均匀，并以腹壁、臀部、胸部较为明显，无异常感觉，常有一定遗传倾向，无内分泌、代谢系统功能或器质性异常，一般无病理意义。

2)继发性肥胖(secondary obesity)：为某些内分泌疾病引起，如肾上腺皮质功能亢进症病人的向心性肥胖(centripetal obesity)。另外甲状腺功能减退、胰岛素瘤等均可引起一定特征性肥胖。

六、意识状态

意识状态(level of consciousness)是大脑高级神经中枢功能活动的综合表现，即对自身状态及周围环境的认知能力。意识活动主要包括认知、思维、情感、记忆和定向力5个方面。正常人意识清晰，反应敏锐，思维活动正常，语言清晰、准确、流畅，定向力正常，表达能力良好，与周围环境能保持密切联系。凡影响大脑功能活动的疾病皆会引起不同程度的意识障碍(disturbance of consciousness)。临床多通过与病人交谈来了解病人的思维、反应、情感活动以及对时间、地点、人物的分析能力，必要时可做简单的计算、痛觉试验、瞳孔对光反射、腱反射等来判断意识障碍的程度。根据意识障碍的程度可将其分为嗜睡、意识模糊、昏睡、昏迷和谵妄。

1. 嗜睡(somnolence)　是最轻的意识障碍，是一种病理性的倦睡。病人处于持续睡眠状态，可被唤醒，正确回答问题并作出反应，但刺激停止后很快再入睡。

2. 意识模糊(confusion)　较嗜睡更深的意识障碍，病人意识水平轻度下降，能保持简单的精神活动，但对时间、地点、人物的定向力有障碍。

3. 昏睡(lethargy)　病人处于熟睡状态，不易唤醒，但强烈刺激(如压迫眶上神经、摇晃身体)可被唤醒，但很快又再入睡，回答问题不正确或答非所问。

4. 昏迷(coma)　是意识障碍的最严重形式，病人意识丧失。按其程度又分为：

(1)轻度昏迷:病人意识大部分丧失,无自主运动,对光、声刺激无反应,对疼痛刺激可表现为痛苦表情或肢体退缩等防御反应。角膜反射、吞咽反射、瞳孔对光反射及眼球运动可存在,生命征基本正常。

(2)中度昏迷:病人只对强烈刺激出现防御反应。角膜反射、瞳孔对光反射迟钝,眼球无运动,生命征波动。

(3)深度昏迷:病人全身肌肉松弛,对各种刺激均无反应,深、浅反射均消失,生命征明显改变。

此外,临床上还有一种以中枢神经系统兴奋性增高为主的高级神经中枢急性活动失调状态,称为谵妄(delirium)。表现为意识模糊、定向力丧失、感觉错乱、胡言乱语、躁动不安等。

七、面容与表情

面容(facial features)与表情(expression)可反应机体各种不同状态。健康人表情自然,神态安怡。患病后由于病痛困扰,常常出现病态面容,某些疾病会出现某种特征性面容与表情,对疾病的诊断有重要价值,同时对病情的严重程度判断也具有重要意义。常见典型面容与表情有:

1. 急性病容　面色潮红、呼吸急促、表情痛苦、躁动不安、口唇疱疹。常见于急性发热性疾病,如肺炎球菌性肺炎、疟疾、流行性脑脊髓膜炎等。

2. 慢性病容　面色晦暗或苍白无华,表情忧郁,面容憔悴,目光暗淡。见于慢性消耗性疾病如恶性肿瘤、结核病、肝硬化等。

3. 甲状腺功能亢进面容　眼裂增大、眼球突出、目光闪烁、兴奋不安、面容惊愕、烦躁易怒,见于甲状腺功能亢进病人(图 5-5)。

4. 黏液性水肿面容　颜面浮肿苍白,脸厚面宽,目光呆滞,反应迟钝,眉毛、头发稀疏枯黄,见于甲状腺功能减退(图 5-6)。

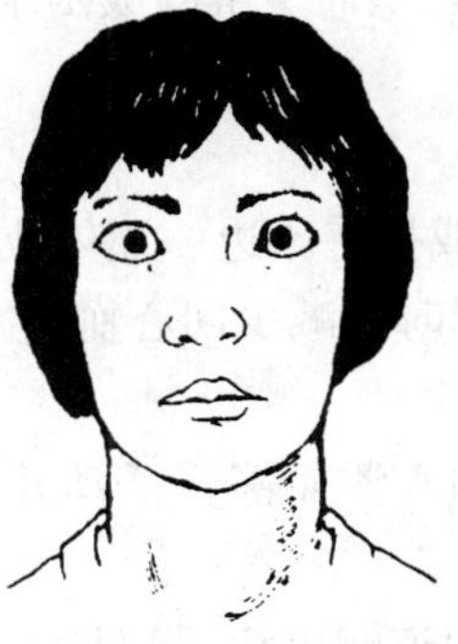

图 5-5　甲亢面容

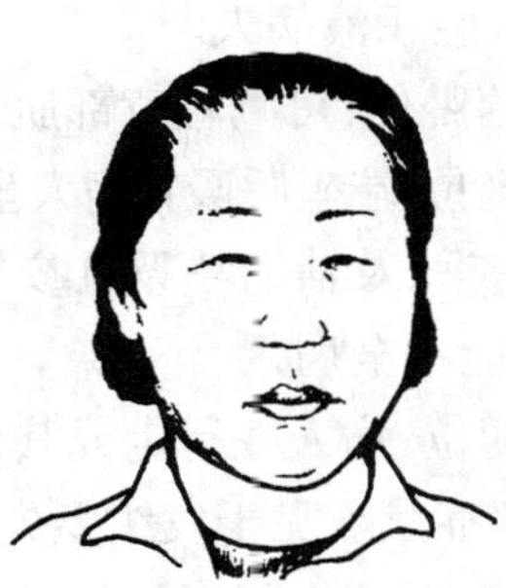

图 5-6　黏液性水肿面容

5. 二尖瓣面容　面色晦暗、双颊紫红、口唇发绀,见于风湿性心脏病二尖瓣狭窄(图 5-7)。

6. 肢端肥大面容　头颅增大,面部变长,下颌增大并向前突出,眉弓和颧骨过长,唇舌肥厚,耳、鼻增宽,见于肢端肥大症(图 5-8)。

7. 伤寒面容　表情淡漠、反应迟钝、呈无欲貌。见于伤寒、脑炎等高热衰弱病人。

8. 满月面容　面圆如满月,皮肤发红,有痤疮和胡须生成,眉毛粗浓,见于库欣综合征及长期服用糖皮质激素的病人(图 5-9)。

9. 贫血面容　面色苍白,毛发枯黄,唇舌淡白,精神倦怠,见于各种原因所致贫血。

10. 肝病面容　面色晦暗、无光泽,面颊瘦削,额部、鼻背、双颊有褐色色素沉着,见于慢性肝病病人。

11. 病危面容　亦称 Hippocrates 面容。面肌瘦削,面色苍白或铅灰,表情淡漠,目光晦暗,眼球凹陷,鼻骨峭耸,见于严重休克、脱水、大出血、急性腹膜炎等病人。

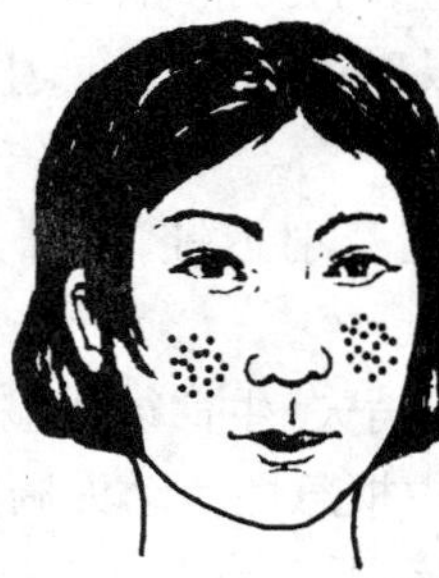

图 5-7　二尖瓣面容

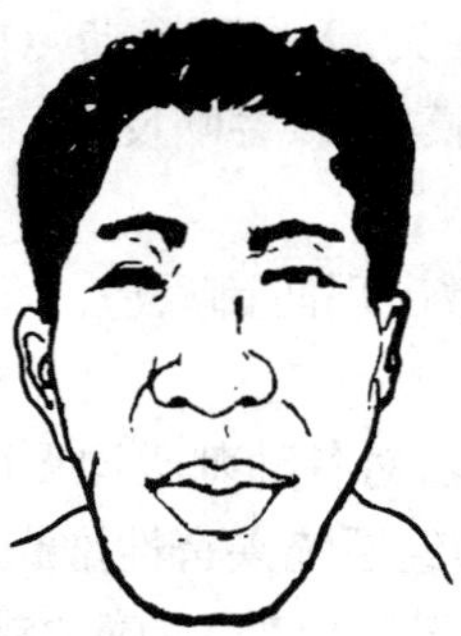

图 5-8　肢端肥大面容

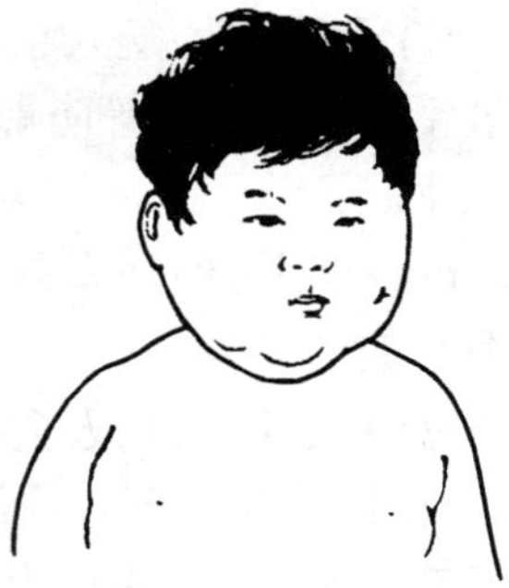

图 5-9　满月面容

八、体　　位

体位(position)是指病人卧位时身体所处的状态。某些疾病病人会出现特殊体位，对一些疾病的诊断具有一定的意义。常见体位如下：

1. 自主体位(active position)　身体活动自如，不受限制，见于正常人、轻症和疾病早期病人。

2. 被动体位(passive position)　不能自己调整或变换身体的位置，见于极度衰弱、瘫痪或意识丧失病人。

3. 强迫体位(compulsive position)　病人为减轻疾病所致痛苦而被迫采取的某种特殊的体位，临床上常见的强迫体位可分为以下几种：

(1)强迫仰卧位：病人仰卧、双腿屈曲，以此减轻腹部肌肉的紧张，见于急性腹膜炎等。

(2)强迫侧卧位：有胸膜疾病的病人多喜患侧卧位。胸膜炎病人因采取患侧卧位限制了患侧胸廓活动故可减轻疼痛，而胸腔积液的病人则有利于健侧代偿呼吸，从而缓解呼吸困难。见于一侧胸膜炎或大量胸腔积液病人。

(3)强迫俯卧位：可减轻背部肌肉的紧张程度，见于脊柱疾病。

(4)强迫坐位(端坐呼吸)：病人坐于床沿上，以两手撑住膝部或扶持床边。该体位有利于膈肌下降，便于胸廓扩张及辅助呼吸肌参与呼吸运动，增加肺通气量，同时可减少回心血量减轻心脏负荷。见于心、肺功能不全病人。

(5)强迫蹲位：病人在行走或其他活动过程中，因呼吸困难和心悸而停止活动并采用蹲踞位或胸膝位以缓解症状。见于发绀型先天性心脏病患儿。

(6)辗转体位：病人腹痛发作，坐卧不安、辗转反侧。常见于胆道蛔虫症、胆石症、肾绞痛等。

(7)角弓反张位：由于病人颈及背部肌肉强直，出现头向后仰、胸腹前凸、背过伸、躯干呈弓形。主要见于破伤风和脑炎。

九、姿势与步态

姿势(posture)是指人静止时所表现的状态。正常人姿势端正。步态(gait)指走路时所表现的姿态。健康人的步态因年龄、健康状况和平素体质而有不同表现，如小儿喜急行或小跑，青壮年矫健快速，老年人因肌肉乏力则常为小步慢行，以上均为正常步态。当患某些疾病时可导致步态发生改变，并且有一定的特征，对一些疾病的诊断有重要价值。常见的典型异常步态有：

1. 蹒跚步态(stumbling gait)　走路时身体左右摇摆形似鸭步。见于佝偻病、大骨节病、进行性肌营养不良症、先天性双侧髋关节脱位等。

2. 醉酒步态(drunken gait)　行走时躯干重心不稳，步态紊乱不准确，不能直线走路，步态如醉酒状。见于小脑疾病、酒精中毒及巴比妥中毒。

3. 共济失调步态(ataxic gait)　走路不稳，双目向下注视，两脚间距很宽，以防身体倾斜，起步时一脚高抬，骤然垂落，闭目时则不能保持平衡。见于小脑及脊髓病变。

4. 慌张步态(propulsion gait)　起步后碎步急速行走，身体前倾，有难以止步之势，双上肢缺乏摆动动作。见于 Parkinson 病病人(图 5-10)。

5. 剪刀步态(scissors gait)　由于双下肢肌张力增高，尤以伸肌和内收肌张力增高明显，移步时下肢内收过度，两腿交叉呈剪刀状。见于脑性瘫痪与截瘫病人(图 5-11)。

6. 跨阈步态(steppage gait)　由于跟部肌健、肌肉松弛，患足下垂，行走时必须抬高下肢才能起步，见于腓总神经麻痹病人(图 5-12)。

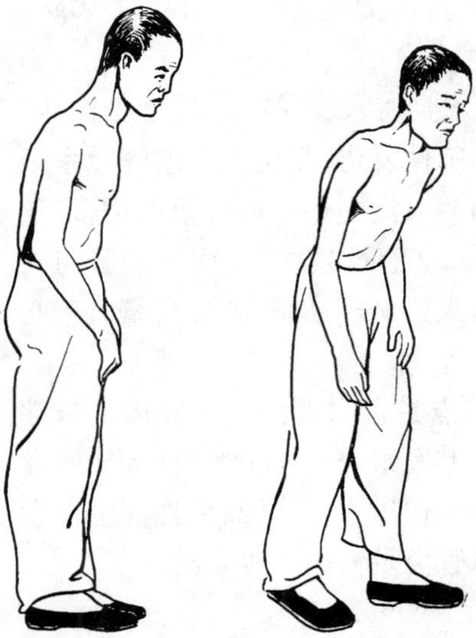

图 5-10　慌张步态

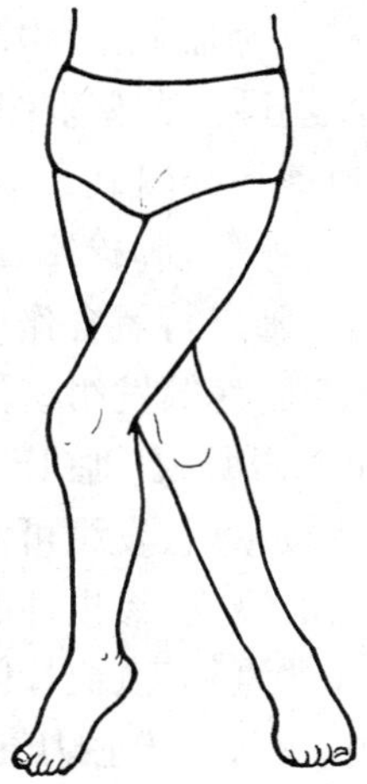

图 5-11　剪刀步态

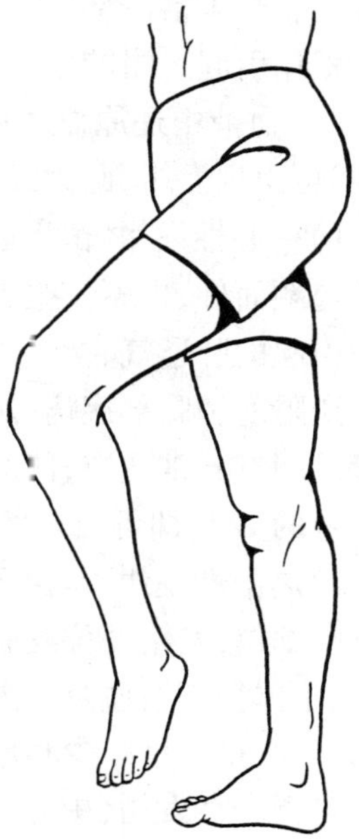

图 5-12　跨阈步态

7. 间歇性跛行(intermittent claudication)　行走过程中，因下肢突发性酸痛软弱无力，病人被迫停止行走，需休息片刻后才能继续行进。见于血栓闭塞性脉管炎病人。

（林　彬）

第三节　皮肤黏膜和浅表淋巴结评估

一、皮肤黏膜评估

皮肤黏膜评估内容主要包括其颜色、湿度、温度、弹性、皮疹、压疮、皮下出血及水肿等。评估方法以视诊为主，必要时结合触诊。皮肤黏膜本身的疾病很常见，许多全身疾病在病程中可出现皮肤黏膜的病态反应，使皮肤的完整性受损，在护理工作中要特别关心和注意。

（一）颜色

皮肤颜色(skin color)由皮肤本身的色素及血流量决定，与种族、遗传、毛细血管的分布、血液充盈程度、色素的多少及皮下脂肪的厚薄等有关。同一个人不同身体部位、不同生理与疾病状态、不同环境下皮肤的颜色也不相同。评估时应在自然光线下进行。临床常见的皮肤颜色改变有：

1. 苍白(pallor)　是由于贫血、末梢血管痉挛或充盈不足所致。皮肤黏膜苍白以睑结膜、口唇、颜面、肢端及甲床等处比较明显，为各种类型贫血最常见的主要体征。还可见于寒冷、惊恐、休克、虚脱以及主动脉瓣关闭不全等。如仅见肢端苍白，可能与肢体动脉痉挛或阻塞有关，如雷诺病、血栓闭塞性脉管炎等。

2. 发红(erythema or redness)　是由于毛细血管扩张充血、血流加速、血量增加及红细胞量增多所致。生理情况下见于酒后、情绪激动、运动后及日晒等。病理情况下见于:①发热性疾病:如肺炎、猩红热、肺结核(午后两颊潮红);②中毒:阿托品中毒、一氧化碳中毒(呈特征性的樱桃红色);③库欣综合征及真性红细胞增多症,皮肤持久性发红;④局部感染:如皮肤软组织感染、结膜炎及扁桃体炎等。

3. 发绀(cyanosis)　血液中还原血红蛋白增高或存在异常血红蛋白衍生物致皮肤黏膜呈青紫色(bluish mottled color)称为发绀。常出现在口唇、面颊、耳廓、肢端、甲床等皮肤较薄、色素较少和毛细血管较丰富的部位。

根据引起发绀的原因分类如下:

(1)血液中还原血红蛋白增加(真性发绀):当血液中还原血红蛋白的绝对量增加超过50g/L时,即可出现发绀,此为发绀主要原因,往往提示缺氧。

1)中心性发绀:由于心、肺疾病引起的动脉血氧饱和度下降所致。临床表现特点是全身性,除四肢与颜面外,也累及躯干,发绀部位皮肤温暖。此型发绀分为:①肺性发绀:是由严重的呼吸系统疾病引起的肺通气、换气功能障碍,导致血液在肺内氧合不足,从而使血液中还原血红蛋白增多,如呼吸道阻塞和肺部疾病(肺气肿、肺淤血、肺水肿、肺栓塞、肺炎)等。②心性发绀:是由于心脏与大血管之间有异常通道,使部分静脉血未通过肺进行氧合作用而分流入体循环动脉,若分流量大于心输出量的1/3,即可出现发绀,见于Fallot四联症等发绀型先天性心脏病。

2)周围性发绀:是由于周围循环血流障碍所致。临床表现的特点是发绀常出现于肢体的末端与下垂部位,发绀部位皮肤发凉,若加温或按摩后,发绀可消退。此型发绀分为:①淤血性周围性发绀:见于体循环淤血及周围血流缓慢,如右心衰竭、渗出性心包炎和心包压塞等;②缺血性周围性发绀:见于心排血量减少和局部血流障碍,如严重休克、血栓闭塞性脉管炎及雷诺病等。

3)混合性发绀:中心性与周围性发绀共存,见于心力衰竭。

(2)血液中存在异常血红蛋白衍生物:有高铁血红蛋白和硫化血红蛋白两种。

1)高铁血红蛋白血症:由于苯胺、硝基苯、伯氨喹啉、亚硝酸盐或磺胺等中毒,使血红蛋白分子中的二价铁被三价铁取代,从而失去其与氧结合的能力。当血液中高铁血红蛋白量达到30g/L时可出现发绀。临床特点是起病急、病情重,血液呈深棕色,虽给予氧疗但发绀不能改善,只有静脉注射亚甲蓝或大量维生素C,发绀才能消退。由于进食大量含有亚硝酸盐的变质蔬菜而引起的发绀,称“肠源性青紫症”。

2)硫化血红蛋白血症:凡能引起高铁血红蛋白血症的药物或化学物质也能产生硫化血红蛋白,但同时须有在肠道内形成大量硫化氢的先决条件,如便秘或服用硫化物。当血液中硫化血红蛋白量达到5g/L时即可出现发绀,临床特点为持续时间长,可达数月以上,血液呈蓝褐色。

值得注意的是,临床上所见发绀,多见于缺氧,但并不能全部确切地反应动脉血氧下降的情况,如严重贫血(Hb <60g/L)时,虽动脉血氧饱和度(SaO_2)明显降低,但常不出现发绀。

4. 黄疸(jaundice)　是指血液中胆红素浓度增高,表现为皮肤黏膜发黄,早期见于巩膜和软腭黏膜,严重时才见于皮肤。正常人血中胆红素总量(即总胆红素)最高为17.1μmol/L,胆红素在17.1~34.2μmol/L之间时,临床上不易察觉,称隐性黄疸,超过34.2μmol/L时,可出现黄疸,称显性黄疸。

(1)胆红素代谢:血清胆红素主要来源于血红蛋白。血清中80%~85%胆红素由衰老和受损的红细胞经单核-吞噬细胞系统破坏和分解产生,称为非结合胆红素(unconjugated bilirubin,UCB)或游离胆红素,其特点为脂溶性,不溶于水,不能从肾小球滤过,故尿中不会出现非结合胆红素。

肝脏对胆红素的代谢起重要作用,其过程分为胆红素的摄取、胆红素的结合、胆红素的排泄3个阶段。当非结合胆红素通过血液到肝脏时,被肝细胞摄取,经葡萄糖醛酸转移酶的作用与葡萄糖醛酸结合,形成结合胆红素(conjugated bilirubin,CB)。结合胆红素的特点为水溶性,可通过肾小球滤过从尿中排出。结合胆红素随胆汁经胆道排入肠腔，经肠道内细菌的脱氢作用还原成无色的尿胆原，其中大部分尿胆原在肠道内氧化成尿胆素从粪便排出，称粪胆素，是构成粪便的主要色素。小部分尿胆原在肠道内经门静脉被重吸收回肝脏，其中大部分再转变为结合胆红素，又随胆汁排入肠道，形成“胆红素的肠肝循环”，小部分尿胆原经体循环由肾脏排出体外，尿胆原可经空气氧化为尿胆素，为构成尿液的主要色素（图 5-13）。

凡非结合胆红素产生过多、肝细胞对胆红素的代谢障碍、肝内或肝外胆道阻塞等，均可致血清胆红素浓度增高而发生黄疸。

（2）临床常见黄疸类型：包括溶血性黄疸、肝细胞性黄疸、胆汁淤积性黄疸。

1）溶血性黄疸：由于红细胞大量破坏，超过肝细胞摄取、结合和排泄的能力，加之大量红细胞破坏所致的贫血、缺氧和红细胞破坏产物的毒性作用，降低了肝细胞对胆红素的处理能力，使非结合胆红素在血中潴留，超过正常范围，引起黄疸（图 5-14）。

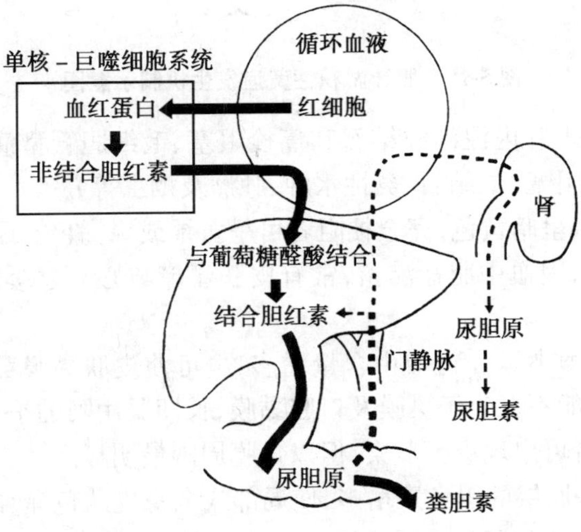

图 5-13　胆红素正常代谢示意图

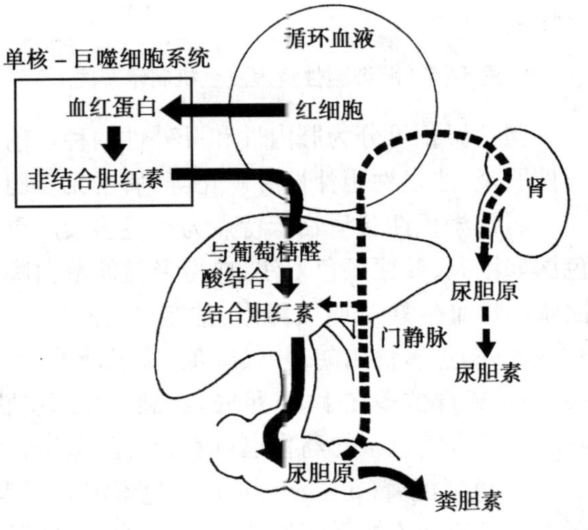

图 5-14　溶血性黄疸发生机制示意图

溶血性黄疸见于：①先天性溶血性贫血：如遗传性球形红细胞增多症、海洋性贫血等；②后天获得性溶血性贫血：如自身免疫性溶血性贫血、异型血型输血后溶血、新生儿溶血、阵发性睡眠性血红蛋白尿、毒蛇咬伤及毒蕈中毒等。

一般溶血性黄疸皮肤黏膜呈浅柠檬色，无瘙痒。急性溶血主要有发热、寒战、头痛、呕吐、腰痛等表现，并有不同程度的贫血和血红蛋白尿，严重者表现为肾功能不全；慢性溶血多数为先天性，常伴贫血和脾大。

2）肝细胞性黄疸：由于肝细胞的损伤使其对胆红素的摄取、结合及排泄功能降低，导致血中的非结合胆红素增加。同时未受损的肝细胞能够将非结合胆红素转化为结合胆红素，但是因肝细胞肿胀、坏死及小胆管内胆栓形成等原因，使部分结合胆红素不能顺利排入毛细胆管而反流入血，导致血中结合胆红素增加。因此，肝脏病变可使血中非结合胆红素和结合胆红素均增加而引起黄疸（图 5-15）。

肝细胞性黄疸见于各种肝细胞广泛损害的疾病，如病毒性肝炎、中毒性肝炎、肝硬化、肝癌、钩端螺旋体病及败血症等。

肝细胞性黄疸者皮肤、黏膜呈浅黄到深黄色，可有轻度皮肤瘙痒，其他临床表现以肝脏原发病表现为主，如食欲不振、恶心、腹胀、消瘦、疲乏无力，严重者可有出血倾向。

3）胆汁淤积性黄疸：由于各种原因引起胆道阻塞，阻塞上方压力增高，胆管扩张，最终导致小胆管与毛细胆管破裂，胆红素反流入血，使血中结合胆红素升高而引起黄疸（图 5-16）。

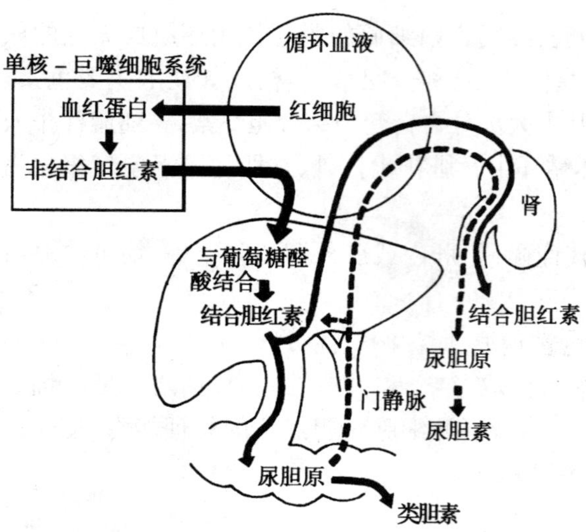

图 5-15　肝细胞性黄疸发生机制示意图

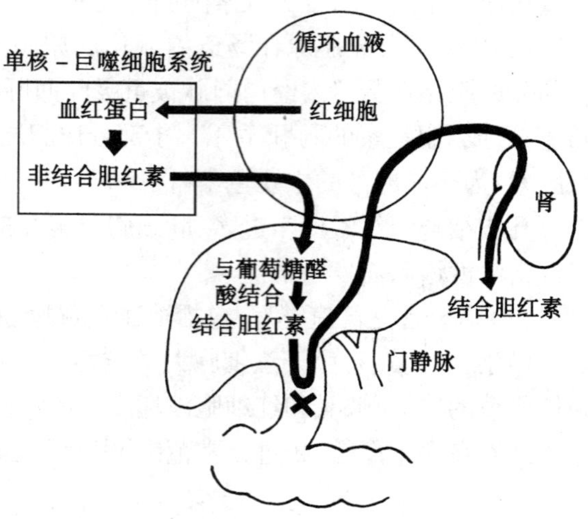

图 5-16　胆汁淤积性黄疸发生机制示意图

胆汁淤积可分为肝内性和肝外性两种。前者见于肝内泥沙样结石和癌栓阻塞、毛细胆管型病毒性肝炎、原发性胆汁性肝硬化等；后者见于胆总管阻塞（如结石、炎性水肿、肿瘤及蛔虫等）

胆汁淤积性黄疸临床特点为黄疸多较严重，皮肤呈暗黄色，完全梗阻者可呈黄绿或绿褐色。尿色深如浓茶，粪便颜色变浅，典型者粪便呈白陶土样，因血中胆盐潴留，常有皮肤瘙痒与心动过缓。因脂溶性维生素 K 吸收障碍，常有出血倾向。

此外，过多食用胡萝卜、南瓜、橘子汁等，可使胡萝卜素在血液中含量增多，也可使皮肤黏膜黄染，但黄染部位多在手掌、足底、前额及鼻部皮肤，一般不发生于巩膜及口腔黏膜；长期服用阿的平、呋喃类等含黄色素的药物也可引起皮肤黄染，严重者可出现巩膜黄染，但以角膜周围最明显。

5. 色素沉着（pigmentation）　色素沉着指表皮基底层的黑色素增多，使局部或全身皮肤色泽加深。好发于身体外露部位及乳头、腋窝、生殖器官、关节和肛门周围等处。

色素沉着最常见于慢性肾上腺皮质功能减退症，还可见于肝硬化、肝癌晚期、肢端肥大症、黑热病、疟疾，以及使用抗肿瘤药物和某些含砷的药物等。妊娠期妇女可于面部、额部出现棕褐色对称性色素斑，称妊娠斑。老年人可于全身或面部出现散在的色素沉着，称老年斑。

6. 色素脱失（depigmentation）　是指皮肤失去原有的色素。正常人皮肤都含有一定量的色素，色素脱失是因为在色素形成过程中，由于酪氨酸酶缺乏，体内酪氨酸不能转化为多巴从而导致黑色素形成减少。常见改变有白癜、白斑及白化病。

（1）白癜（vitiligo）：为多形性大小不等的色素脱失斑片，可缓慢进展，逐渐扩大，无自觉症状，也不引起生理功能改变。见于白癜风，偶见于甲状腺功能亢进、肾上腺皮质功能减退及恶性贫血等。

（2）白斑（leukoplakia）：多为圆形或椭圆形色素脱失斑片，面积一般不大，常发生于口腔黏膜及女性外阴部，部分白斑有发生癌变可能，故应当予以重视。

（3）白化病（albinism）：为全身皮肤和毛发色素脱失，为先天性酪氨酸酶合成障碍所致，属遗传性疾病。

（二）湿度

皮肤湿度（skin moisture）与汗腺分泌有关。正常人植物神经调节功能存在个体差异，出汗多者皮肤较湿润，出汗少者皮肤较干燥。生理情况下，出汗增多见于运动及温度高和湿度大的环境。病理情况下，多汗（diaphoresis）可见于风湿病、结核病、布氏杆菌病、甲状腺功能亢进症及佝偻病等。夜间睡后出汗称为盗汗（night sweat），是结核病的重要征象之一。手足皮肤发凉而大汗淋漓称为冷汗（cold sweat），见于休克或虚脱。清醒时出汗称自汗，为交感神经兴奋性增高所致。少汗或无汗(absent sweating)见于维生素 A 缺乏症、黏液性水肿、硬皮病、尿毒症以及脱水等。

(三)温度

评估皮肤温度(skin temperature)常用评估者手背触摸评估对象体表。全身皮肤发热(hyperthermia)见于发热性疾病、甲状腺功能亢进;全身皮温降低(hypothermia)见于休克、甲状腺功能减退症等。局部皮肤发热见于疖肿、丹毒等炎症;肢端发凉见于雷诺病和血栓闭塞性脉管炎等。

(四)弹性

皮肤弹性(skin elasticity)与年龄、营养状况、皮下脂肪及组织间隙液体量有关。儿童及青年人皮肤富有弹性,中年以后皮肤弹性逐渐降低,老年人皮肤弹性较差。常用评估部位为手背或上臂内侧。评估时,以示指和拇指将评估对象皮肤捏起,然后松开,观察皮肤平复的情况。平复迅速,说明弹性良好;平复缓慢,说明弹性减弱,见于长期慢性消耗性疾病或严重脱水者。

(五)皮疹

皮疹(eruption or lesion)多为全身性疾病的征象之一,常见于传染病、皮肤病、过敏反应及重症感染等。发现皮疹时,应评估其出现和消失的时间、顺序、分布部位、形态大小、平坦或隆起、颜色、压之是否褪色及有无瘙痒、脱屑等。根据其出现的规律和形态的某些特异性,可作为诊断某些疾病的重要依据。临床上常见的皮疹如下:

1. 斑疹(macula) 只有局部皮肤发红,一般不隆起皮肤表面,见于斑疹伤寒、丹毒等。环形红斑呈圆形或半圆形淡红色皮疹,中心肤色正常,大小不等,多分布于躯干和肢体内侧,对风湿病有诊断意义。结节性红斑为伴有皮肤硬结的红色斑疹,多呈大小不等圆形或椭圆形,压之疼痛,常见于风湿或结核病。

2. 玫瑰疹(roseola) 是一种鲜红色圆形斑疹,直径 2~3mm,为病灶周围血管扩张所致,按压皮疹消退,松开又复现,多见于胸腹部,为伤寒或副伤寒的特征性表现之一。

3. 丘疹(papule) 局部皮肤发红并隆起皮肤表面。见于药物疹、麻疹及湿疹等。

4. 斑丘疹(maculopapule) 在丘疹周围有皮肤发红的底盘。见于风疹、猩红热及药物疹等。

5. 荨麻疹(urticaria) 为稍隆起皮肤表面的苍白色或红色的局限性水肿,是由速发型皮肤变态反应所致,见于各种过敏反应。

(六)脱屑

在生理状态下,正常皮肤表层不断角化和更新,可出现很少量的皮肤脱屑(skin desquamation),一般不易察觉。病理状态下可见大量皮肤脱屑。如米糠样脱屑常见于麻疹;片状脱屑常见于猩红热;银白色磷状脱屑见于银屑病。

(七)皮肤完整性

皮肤完整性(skin integrity)是发挥皮肤功能的保证,与机体的营养状态、局部血液循环等密切相关。评估内容包括皮肤有无破损、抓痕及压疮。

压疮(pressure ulcer)又称压力性溃疡,是局部组织长期受压造成持续性缺血、缺氧、营养不良而引起的皮肤损害。易发生于身体受压和缺少脂肪组织保护、无肌肉包裹或肌层较薄的骨隆突部位(如枕骨粗隆、耳廓、肩胛部、脊椎体隆突处、肘部、髋部、骶尾部、膝关节内外侧、内外踝、足跟等)。

1. 压疮危险因素评估 包括感觉或运动障碍、心功能不全、休克、营养不良、长期卧床、消瘦、水肿等促成压疮形成的疾病因素;精神压抑、消沉、缺乏自我护理意识、家中缺乏护理条件等心理、社会因素以及不理想的医疗设施、人力、护理技术等医源性因素。

为了客观地量化评估压疮的危险因素,可用以下量表量化评估。

(1)Braden 量表评分法:评分项目包括感觉、潮湿、活动情况、行动能力、营养、摩擦和剪切力共6个项目(表 5-1)。剪切力是由摩擦力和压力相加而成,与体位关系密切。例如当病人取半卧位时,可使身体下滑,皮肤与床铺出现平行摩擦力,加上皮肤垂直方向的重力,从而使组织被拉开,造成皮肤损伤。

表 5-1 Braden 评分量表

评分项目	评分及依据			
	1分	2分	3分	4分
感觉	完全丧失	严重丧失	轻度丧失	未受损害
潮湿	持久潮湿	十分潮湿	偶尔潮湿	很少潮湿
活动情况	卧床不起	局限于椅	扶助行走	活动自如
行动能力	完全不能	严重限制	轻度限制	不受限制
营养	严重不良	不良	中等	良好
摩擦和剪切力	有	有潜在危险	无	

注:Braden 量表的总分范围为 6 ~ 23 分,分值越低,发生压疮的危险性越高

(2)压疮潜在性危险因素量表:评估项目包括意识状态、排便排尿、活动情况、行动能力和营养 5 个项目(表 5-2)。

表 5-2 压疮潜在性危险因素量表

评分项目	评分及依据			
	1分	2分	3分	4分
意识状态	昏迷	模糊	淡漠	清醒
排便排尿	完全失禁	偶尔失禁	控制差	能控制
活动情况	卧床不起	局限于椅	扶助行走	活动自如
行动能力	完全不能	严重限制	轻度限制	不受限制
营养	不良	中等	良好	

注:本量表总分范围为 5 ~ 19 分,当积分≤11 分时为发生压疮的高危险者

2. 压疮评估　对已发生的压疮,应根据组织损伤的程度对其进行评估分期,并对影响愈合的因素进行评估。

(1)压疮分期

1)淤血红肿期:皮肤红、肿、热、麻木或有触痛。

2)炎性浸润期:皮肤红肿扩大、皮下产生硬结,表面呈紫红色,并有水泡形成。

3)浅表溃疡期:表皮水泡逐渐扩大、溃破,真皮创面有黄色渗出物;继发感染后,溃疡形成,脓液流出。

4)坏死溃疡期:坏死组织侵入真皮下层和肌层,脓性分泌物增多,坏死组织呈现黑色,有臭味,感染向深部扩展,可破坏深筋膜、骨膜及骨质,严重可引起败血症。

(2)愈合影响因素:持续存在的危险因素是影响压疮愈合的最主要因素。此外,还要结合压疮发生的部位、大小、数目、深度、有无坏死组织和分泌物以及疮面颜色、基底、边缘及周围组织情况等进行综合判断。一般发生在易受压部位、深及骨组织、疮面色暗、坏死分泌物多的压疮不易愈合。

(八)皮下出血

皮下出血(subcutaneous hemorrhage)指皮肤、黏膜下出血,根据其直径大小及伴随情况分为 4 种(表 5-3)。

皮下出血常见于造血系统疾病,其他如重症感染、某些药物或毒物中毒及外伤也可出现。

较小的皮下出血应注意与充血性皮疹进行鉴别,充血性皮疹受压时可褪色或消失,而淤点、紫癜受压不褪色。

表 5-3 皮下出血类型

种 类	直径大小
淤点(petechia)	直径 <2mm
紫癜(purpura)	直径 3～5mm
瘀斑(ecchymosis)	直径 >5mm
血肿(hematoma)	片状出血伴皮肤显著隆起

（九）蜘蛛痣与肝掌

蜘蛛痣(spider angioma)为皮肤小动脉末端分支扩张形成的血管痣，形似蜘蛛，故而得名(图 5-17)。蜘蛛痣由一支中央小动脉及许多向外辐射的细血管组成，多出现于上腔静脉分布的区域内，如面、颈、手背、上臂、前胸和肩部等处。以火柴头压迫痣的中心(中央小动脉干部)，可见辐射状小血管网消失，去除压力后又复现。一般认为其发生机制是肝脏对雌激素灭活作用减弱导致体内雌激素增高所致，常见于慢性肝炎或肝硬化病人。某些正常人或健康妇女在妊娠期间可偶见几个蜘蛛痣，不一定有临床意义。

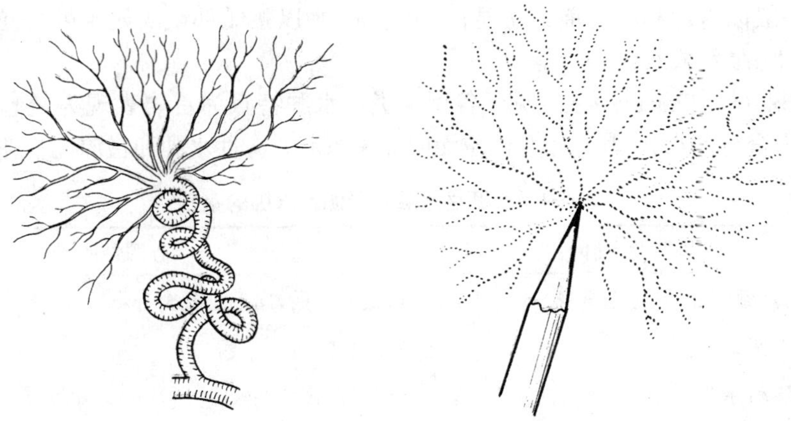

图 5-17 蜘蛛痣

慢性肝病病人，手掌的大、小鱼际部位发红，压之褪色，称为肝掌(liver palm)(图 5-18)。其发生机制及临床意义同蜘蛛痣。

（十）瘢痕及条纹

瘢痕(scar)是真皮或其深部组织因外伤、病变或手术愈合后结缔组织增生所形成的斑块。表面低于周围正常皮肤者为萎缩性瘢痕，高于周围正常皮肤者为增生性瘢痕。瘢痕形状一般与原有皮损相一致。瘢痕表皮薄，多无皮肤正常纹理及皮肤附属器。瘢痕是过去某些疾病在皮肤上的标记，如颈部淋巴结结核溃破后常在相应部位遗留有瘢痕，手术切口部位有愈合瘢痕等。

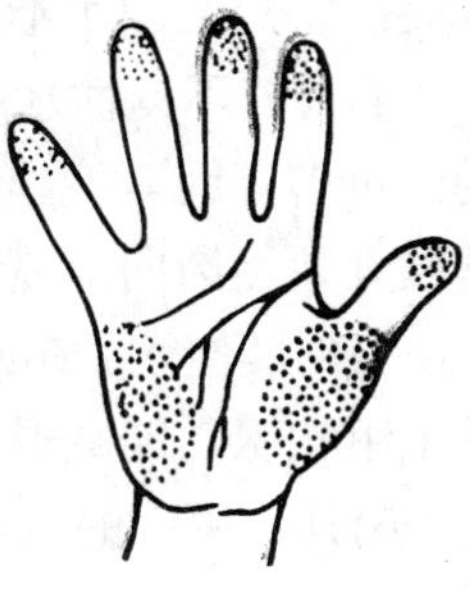

图 5-18 肝掌

妊娠、肥胖或严重水肿时，可使皮肤组织弹力纤维过伸而发生断裂，形成纵行条纹(stria)。新发生者为粉红色，陈旧者为灰白色，常见部位在腹壁(如多产妇的腹壁妊娠纹)、大腿内侧和臀部。

（十一）水肿

水肿(edema)是指人体组织间隙有过多的液体积聚。轻度水肿视诊不易发现，需与触诊配合。评估时，指压后应停留片刻，观察有无凹陷及平复时间。常用评估部位为浅表骨表面(如胫骨前、踝部、足背、腰骶部及额前等)。以手指按压局部组织可出现凹陷者，称凹陷性水肿(pitting edema)。而黏液性水肿及橡皮肿，尽管肿胀明显，但受压后无组织凹陷，称非凹陷性水肿。

发生于体腔内的水肿称积液，如胸腔积液(胸水)、腹腔积液(腹水)及心包积液等。水肿可为隐性，也可为显性。组织间液积聚较少，体重增加在10%以下，指压凹陷不明显者，称隐性水肿；体重增加在10%以上，指压凹陷明显者，称显性水肿。通常意义上的水肿不包括脑水肿、肺水肿等内脏器官的局部水肿。

1. 水肿发生机制 正常人体中，血管内液体不断从毛细血管小动脉端滤出到组织间隙成为组织液，另一方面组织液又不断经毛细血管小静脉端回流入血，二者保持动态平衡。毛细血管内静水压、血浆胶体渗透压、组织压和组织液的胶体渗透压是维持血管内外液体交换平衡的主要因素，当这些因素发生障碍时，可引起组织液生成过多或回吸收过少，形成水肿。

产生水肿的主要因素有：①钠水潴留：如继发性醛固酮增多症；②毛细血管静水压增高：如右心功能不全；③毛细血管通透性增高：如急性肾炎；④血浆胶体渗透压降低：通常继发于低蛋白血症，如肾病综合征；⑤淋巴液或静脉回流受阻：如丝虫病或血栓性静脉炎等。

2. 水肿分类 通常根据水肿的范围分全身性水肿和局限性水肿。

(1)全身性水肿：当身体的各部分(主要是皮下组织)组织间隙均有体液积聚时称为全身性水肿。

1)心源性水肿(cardiac edema)：主要见于右心衰竭。水肿特点为首先出现于身体的下垂部位。在立、坐位时，一般以内踝和胫骨前方明显；久卧床时，则以腰骶部最明显。可缓慢发展为全身性水肿，重者合并胸水、腹水或心包积液等。

2)肾源性水肿 (renal edema)：主要见于各型肾炎。水肿特点为首先表现为晨起时眼睑与颜面水肿，可迅速发展为全身性水肿，其分布与体位无明显关系。心源性水肿和肾源性水肿鉴别见表5-4。

表5-4 心源性水肿与肾源性水肿的鉴别

鉴别点	肾源性水肿	心源性水肿
开始部位	从眼睑、颜面开始，延至全身	从足部开始，向上延及全身
发展快慢	发展迅速	发展缓慢
水肿性质	软而移动性大	较坚实，移动性较小
伴随症状	伴有其他肾脏病征，如高血压、蛋白尿、血尿、管型尿、眼底改变等	伴有心功能不全的病征，如心脏增大、心杂音、肝肿大、静脉压升高等

3)肝源性水肿(hepatic edema)：主要为门静脉高压及肝功能减退的表现，见于肝硬化失代偿期。其突出特点为腹水形成，缓慢出现踝部水肿，并逐渐向上蔓延，而头面及上肢常无水肿。

4)营养不良性水肿(malnutrition edema)：由于慢性消耗性疾病、重度烧伤、长期营养缺乏、蛋白质丢失过多等因素，引起低蛋白血症导致水肿。其特点为水肿发生前常有消瘦、体重减轻等，多先从下肢开始逐渐向上蔓延，然后扩展至全身，严重时可有胸水、腹水。

5)黏液性水肿(myxedema)：以口唇、眼睑及下肢胫骨前方较明显，其特点为非凹陷性水肿。常见于甲状腺功能减退症病人。

6)其他原因的全身性水肿：经前期紧张综合征水肿特点为多见于经前7～14天，表现为眼睑、踝部、手部轻度水肿，行经后水肿逐渐消退。特发性水肿原因不明，绝大多数见于女性，特点为其发生与体位有明显关系，主要在身体下垂部位，于直立或劳累后出现，休息后减轻或消失。药物性水肿见于肾上腺糖皮质激素、雄激素、雌激素、胰岛素等应用过程中，一般认为与水钠潴留有关。妊娠高血压综合征水肿多见于初产妇妊娠24周以后，水肿可为全身性，同时伴有蛋白尿、血压升高及眼底改变。正常妊娠中期以后常有不同程度水肿，主要与增大的子宫压迫盆腔静脉有关，但无蛋白尿和血压升高。

(2)局限性水肿：因局部静脉或淋巴液回流受阻、毛细血管壁通透性增加所致。常见于局部炎症、肢体静脉血栓形成致血栓性静脉炎、上腔或下腔静脉阻塞综合征、丝虫病所致橡皮肿、过敏等。

3. 水肿的程度　分轻、中、重度水肿。水肿程度判断见表 5-5。

表 5-5　水肿程度

程度	特点
轻度	局部水肿(仅见于眼睑、眶下软组织、胫骨前、踝部皮下组织),指压后可见轻度凹陷,平复较快
中度	全身明显水肿,指压后可见明显凹陷,平复缓慢
重度	全身明显水肿,身体低垂部位皮肤紧张发亮,甚至有液体渗出,胸、腹腔可有积液,外阴部可见明显水肿

二、浅表淋巴结评估

淋巴结(lymph node)分布于全身,一般情况下,身体评估只可以检查到位置浅表的淋巴结。正常浅表淋巴结不易触及,偶可触及时其直径多在 0.2~0.5cm 之间,质地柔软、表面光滑、与周围组织无粘连、无压痛。

(一)浅表淋巴结的分布

人体浅表淋巴结分为以下几个组群,收集一定区域内淋巴液(图 5-19)。耳部及枕部淋巴结收集头皮范围内的淋巴液;颌下淋巴结收集口底、颊黏膜、齿龈等处的淋巴液;颏下淋巴结收集颏下三角区内组织、唇及舌部的淋巴液;颈部淋巴结收集鼻咽部、咽喉、气管、甲状腺等处的淋巴液;左侧锁骨上淋巴结收集食管、胃等器官的淋巴液;右侧锁骨上淋巴结收集气管、胸膜和肺的淋巴液;腋窝淋巴结收集躯干上部、乳腺及胸壁等处的淋巴液;腹股沟淋巴结收集会阴部及下肢的淋巴液。局部炎症或肿瘤可引起相应区域的淋巴结肿大。

(二)淋巴结的评估方法

1. 淋巴结评估的顺序　一般淋巴结的评估按由上至下顺序进行,顺序为耳前、耳后、乳突区、枕骨下区、颌下、颏下、颈后三角区、颈前三角区、锁骨上窝、腋窝、滑车上、腹股沟、腘窝。

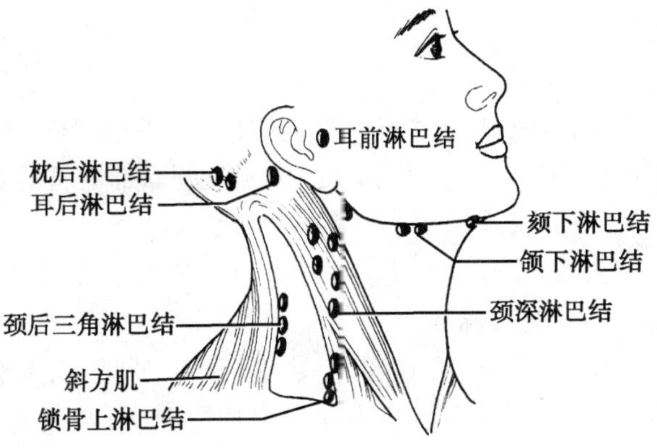

图 5-19　颈部淋巴结分布

2. 淋巴结的评估方法　以触诊为主,视诊为辅。触诊时嘱评估对象配合,保持检查部位皮肤和肌肉松弛,评估者示、中、环三指并拢,指腹平贴于检查部位,由浅入深进行滑行触诊,滑动的方式应采取相互垂直的多个方向或转动式滑动,这样有助于淋巴结与肌肉和血管结节的区别。常评估部位具体方法如下:

(1)颈部淋巴结:评估对象取坐位,评估者站于其背后,手指紧贴检查部位,让评估对象头稍低或偏向检查侧,以使皮肤或肌肉松弛,由浅入深进行滑动触诊。

(2)锁骨上窝淋巴结:评估对象可取坐位或卧位,头部稍前屈,评估者面对评估对象,示指与中指并拢,双手进行触诊,左手触诊右侧,右手触诊左侧,由浅入深逐渐触摸至锁骨后深部。

(3)腋窝淋巴结:评估者面对评估对象,以左(右)前臂扶持评估对象左(右)前臂使其放松并稍外展,右(左)手手指并拢微曲,触诊左(右)侧腋窝前壁、侧壁及顶部,由浅入深进行滑动触诊。

(4)滑车上淋巴结:评估者以左手托评估对象前臂,以右手向滑车上由浅入深进行触摸。

3. 淋巴结评估注意事项　发现淋巴结肿大时,应注意其部位、大小、数目、硬度、压痛、活动度、有无粘连、局部皮肤有无红肿、瘢痕和瘘管等,注意寻找引起淋巴结肿大的原发病灶。

（三）淋巴结肿大的临床意义

1. 局限性淋巴结肿大

(1)非特异性淋巴结炎：一般由所属部位的急、慢性炎症引起。急性炎症初期，肿大的淋巴结一般质软、表面光滑、有压痛、无粘连，肿大到一定程度即停止，如化脓性扁桃体炎引起的颈部淋巴结肿大。慢性炎症时，肿大的淋巴结质地较硬，最终可缩小或消失。

(2)淋巴结结核：常发生于颈部血管周围，呈多发性，质稍硬，大小不等，可相互粘连或与周围组织粘连，晚期破溃后形成瘘管，愈合后可形成瘢痕。

(3)恶性肿瘤淋巴结转移：转移淋巴结质地坚硬或有橡皮感，表面光滑，与周围组织粘连，不易推动，一般无压痛。左锁骨上淋巴结(Virchow 淋巴结)肿大而其他淋巴结无肿大时，常为胃癌、食管癌转移的标志。肺癌可向右锁骨上淋巴结转移。乳腺癌常向腋窝淋巴结转移。

2. 全身性淋巴结肿大　全身各处的淋巴结都肿大，特点是大小不等，其质地与病变性质有关。可见于急性及慢性淋巴腺炎、淋巴瘤、白血病、传染性单核细胞增多症、系统性红斑狼疮、链霉素过敏反应等。

如淋巴细胞性白血病时，淋巴结肿大中等、可活动、无粘连、光滑、不硬、不痛、不化脓、不破溃。粒细胞性白血病晚期，全身淋巴结有轻度肿大。霍奇金病及淋巴肉瘤表现为淋巴结肿大发展迅速，连成巨块，淋巴结坚实而有弹性，无移动性，无疼痛及压痛。传染性单核细胞增多症时，颈部淋巴结肿大明显，有疼痛，但局部无化脓。

（程　畅）

第四节　头面部和颈部评估

一、头面部评估

头部(head)及其器官是人体最重要的外形特征之一，是评估者最先和最容易见到的部分。头面部评估内容包括头发、头皮、头颅及颜面部器官等。评估方法为视诊与触诊结合，亦可用嗅诊。

（一）头发

头发(hair)评估可了解评估对象的卫生习惯、生活态度、生活质量、新陈代谢状况等。正常人头发干净且有自然光泽。

头发视诊注意其颜色、数量、分布、质地、有无脱发。头发的颜色、曲直及疏密度，可因种族、遗传、年龄等因素而有所不同。生理情况下，儿童及老年人头发较稀疏，进入老年期头发逐渐变白。病理情况下，脱发可见于头皮脂溢性皮炎、头癣、甲状腺功能减退、伤寒和斑秃等。放射治疗和肿瘤化疗后易引起脱发，特点是停止治疗后，头发可逐渐长出。

头发触诊感觉其柔软度及清洁度(油腻或污垢)，嗅诊有无异味。

（二）头皮

头皮(scalp)评估时，应在充足光线下进行，先分开头发观察头皮颜色，有无头癣、头屑、疖、痈、外伤及瘢痕及有无头虱等。再用手指按一定顺序触摸头皮感觉有无肿块及压痛等。

（三）头颅

头颅(skull)评估时注意其大小、外形及有无异常运动。

1. 头颅大小及外形　头颅大小以头围来衡量，评估方法是用软尺自眉间绕到颅后通过枕骨粗隆一周的长度。正常新生儿头围平均约 34cm，以后逐渐增大，18 岁后头围平均达 53cm 或以上。正常人头及面部对称，头与身长的比例随年龄增大而减小，成年人头占身高的 1/7～1/8。

头颅异常改变或畸形有①小颅(microcephaly)：小儿囟门多在 12～18 个月内闭合，如果囟门过早闭合可形成小颅，常伴智力发育障碍。②巨颅(macrocephaly)：头颅增大，头皮静脉怒张，对比之下颜面很小，见于脑积水。由于颅内压增高，压迫眼球，形成双目下视，巩膜外露的特殊表情，称落日现象(setting sun phenomenon)。③方颅：前额左右突出，头顶平坦呈方形，见于小儿佝偻病或先天性梅毒。

2. 头部运动异常　头部运动受限见于颈椎病；头部不随意颤动见于帕金森病(Parkinson 病)；与颈动脉搏动一致的点头运动称 Musset 征，见于严重主动脉瓣关闭不全。

(四) 颜面部器官

颜面(face)为头部前面不被头发遮盖的部分，其器官包括眼、耳、鼻、口。

1. 眼(eye)　见图 5-20。

(1)眼眉(eyebrow)：嘱评估对象两眼自然张开向前平视，观察其眉毛的分布、颜色、质地及以有无稀疏和脱落。正常眉毛分布均匀，颜色与头发相似。如外 1/3 眉毛过分稀疏或脱落，见于粘液性水肿病人。

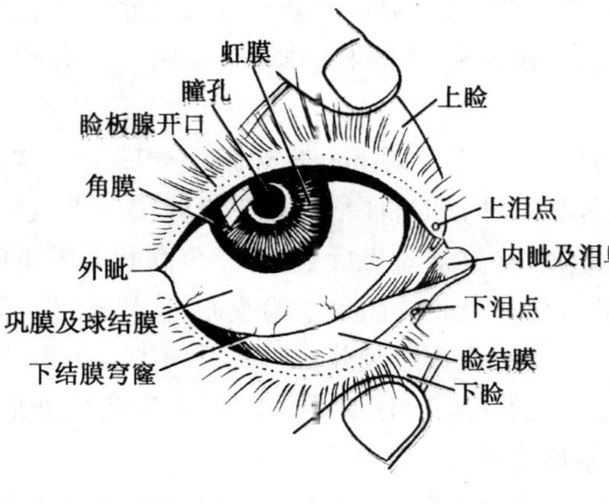

图 5-20　眼的外部结构

(2)眼睑(eyelid)：观察眼睑的形态和对称性，有无上睑下垂、水肿及闭合障碍等。正常眼睑应完整无缺，皮肤光滑，睁眼时两眼睑平均分开，眼裂相等，闭合时上下眼睑紧紧闭合。常见的异常改变有：

1)眼睑水肿：眼睑皮下组织疏松，轻度或水肿初期即可在眼睑表现出来，常见于肾炎、贫血、营养不良及血管神经性水肿等。

2)上睑下垂(ptosis)：双侧眼睑下垂见于先天性上睑下垂、重症肌无力等；单侧上睑下垂见于蛛网膜下腔出血、白喉、脑炎、脑外伤、脑脓肿等引起的动眼神经麻痹。若一侧上睑下垂、眼球下陷、瞳孔缩小及同侧面部无汗，称 Horner 综合征，为该侧颈部及胸部交感神经麻痹所致。

3)眼睑闭合障碍：双侧眼睑闭合障碍见于甲状腺功能亢进，单侧闭合障碍见于面神经麻痹。

(3)结膜(conjunctiva)：结膜分睑结膜、穹窿部结膜和球结膜三部分。评估时注意观察结膜有无充血、出血、苍白等。

评估上睑结膜时，需翻开上眼睑。评估者以右手检查评估对象左眼，左手检查右眼。嘱评估对象向下看，用示指和拇指捏起上睑中外 1/3 交界处，轻轻向前下方牵拉，然后拇指将睑缘向上捻转的同时示指轻向下压，即可将上睑翻开，注意动作要轻柔。评估下眼睑结膜时，嘱评估对象向上看，以示指将下眼睑向下翻开。

结膜苍白见于贫血；充血见于结膜炎、角膜炎；出现大小不等散在出血点，可见于感染性心内膜炎、败血症等，出现大片出血，可见于高血压、动脉硬化；出现颗粒与滤泡见于沙眼。除沙眼、春季卡他性结膜炎外，几乎所有的结膜炎症在下睑结膜的表现都比上睑结膜更明显。

(4)巩膜(sclera)：评估应在自然光线下进行，嘱评估对象眼球向下、向上看，观察全部巩膜。正常人巩膜不透明呈瓷白色。黄疸最早出现于巩膜，在巩膜上是连续的，呈较均匀的黄色，近角膜交界处较轻，越远离角膜越黄。中年以上的部分人，在内眦部可出现不均匀的黄色脂肪斑块，为脂肪沉积所致，应与黄疸鉴别。

(5)角膜(cornea)：评估时采用斜照光更易观察其透明度，正常角膜平滑而透明。评估时注意有无白斑、云翳、溃疡、软化及新生血管等。白斑和云翳若发生在角膜的瞳孔部位可影响视力；角膜软化见于维生素 A 缺乏；角膜周围血管增生见于严重沙眼。角膜边缘及周围出现灰白色混浊环，多见于老年人，称老年环，是类脂质沉着的结果。

角膜表面有丰富的感觉神经末梢，因此角膜的感觉十分灵敏。

(6)虹膜(iris):正常呈环形辐射状排列,颜色与种族有关,虹膜颜色不同使眼睛呈现出不同的颜色。虹膜纹理模糊或消失见于炎症、水肿;虹膜形态异常见于虹膜粘连或先天缺损等。

(7)瞳孔(pupil):瞳孔评估是对危重病人的主要评估项目之一,常可以反应中枢神经系统的一般功能状态。评估时应注意瞳孔大小、形状、双侧是否对称,同时检查瞳孔对光反射。

1)大小:正常人两侧瞳孔等大,自然光线下,成人瞳孔直径一般为3~4mm,婴幼儿及老年人稍小,青年人稍大。瞳孔大小由瞳孔括约肌和瞳孔扩大肌调节,前者由动眼神经的副交感神经支配,后者由交感神经支配。

自然光线下,瞳孔直径大于6mm为瞳孔扩大,小于2mm为瞳孔缩小。瞳孔缩小,见于虹膜炎症、有机磷农药中毒、毒蕈中毒或吗啡、氯丙嗪等药物反应;瞳孔扩大,见于青光眼、视神经萎缩或阿托品、可卡因等药物反应;双侧瞳孔大小不等,提示为颅内病变,见于脑外伤、脑肿瘤等发生脑疝时。

2)形状:正常人瞳孔呈圆形,两侧等大等圆。青光眼或眼内肿瘤时可呈椭圆形;虹膜粘连可致形状不规则。

3)瞳孔对光反射(pupillary light reflex):正常人瞳孔受到光线照射后立即缩小,移开光源后瞳孔迅速复原。评估时,评估者用手电光突然迅速照射一侧瞳孔,该侧瞳孔立即缩小,移开光线后,瞳孔迅速复原,称直接对光反射;另一侧瞳孔亦发生同样的动态变化,称间接对光反射。评估间接对光反射时,为避免光线照射被检查眼,应以遮挡物置于两眼之间。瞳孔对光反射迟钝或消失,见于昏迷病人;两侧瞳孔散大并伴对光反射消失为濒死的表现。

(8)眼球 (eyeball):评估时应注意眼球的外形和运动。正常人眼球突出适度,各方向运动自如。常见眼球异常有以下3种:

1)眼球突出(exophthalmos):分双侧眼球突出和单侧眼球突出。双侧眼球突出多见于甲状腺功能亢进;单侧眼球突出,见于局部炎症或眶内占位性病变。

2)眼球下陷(enophthalmos):双侧眼球下陷,见于严重脱水。但老年人可出现两侧眼球后退,是由于眶内脂肪萎缩所致;单侧眼球下陷见于Horner综合征。

3)眼球运动障碍:眼球运动受动眼、滑车、外展3对脑神经支配,由6条眼外肌的协调运动实现。嘱评估对象固定头部,评估者将示指置于评估对象眼前30~40cm处,嘱其眼球按评估者示指所指的方向移动,即左→左上→左下,右→右上→右下6个方向顺序进行,观察有无斜视、复视或震颤。当支配眼球运动的上述三对神经麻痹时,可出现眼球运动障碍伴复视。

眼球震颤(nystagmus)是指眼球发生的一系列有节律的快速往返运动。运动的速度起始较快,复原较慢,运动方向以水平方向多见,垂直和旋转方向少见。评估方法是,嘱评估对象随评估者手指所示方向运动数次,观察是否出现震颤。眼球震颤可见于耳源性眩晕、小脑病变等。

(9)视功能评估:包括视力、视野、色觉等。

1)视力(visual acuity):常用通用国际标准视力表检测。①检查远视力:用远距离视力表,在距视力表5m处能看清"1.0"行视标者为正常视力。②检查近视力:用近距离视力表,在距视力表33cm处能看清"1.0"行视标者为正常视力。

检查视力时,两眼应分别检查,要注意应遮盖未检查眼。若不能在一米处看见视力表上最大一行视标,则进一步检测其能否数清手指或判断手动。若仍不能,则可用手电筒直接照射眼球,询问有无光感。如光感消失则为失明,即视力完全丧失。

2)视野(visual fields):指眼球向正前方凝视不动,所见的空间范围。可采用手试对比检查法粗略测定。评估者与评估对象相对而坐,距离1米。评估右眼时,嘱评估对象用手遮住左眼,右眼注视评估者左眼,评估者遮住自己的右眼,将手指置于两者中间等距离处,分别从上、下、左、右等不同方向自外逐渐移向中央,嘱评估对象发现手指时立即示意。若评估对象在各个方向均与评估者同时看见手指,可大致判断视野正常。如视野有缺失,进一步精确检查可用视野计。视野的左或右的一半缺失,称为偏盲。

3)色觉(color sensation):评估方法为使用色盲表,色觉障碍者不适于从事医疗、化验、交通运输、服兵役、警察、美术、印染等工作,已被列为身体评估的常规项目之一。

色觉异常可分为色弱(对某种颜色的识别能力降低)和色盲(对某种颜色的识别能力完全丧失)两种。先天性色盲为遗传性疾病,以红绿色盲最常见,男性发病率高于女性;后天性色盲多由视网膜病变、视神经萎缩和球后神经炎所致。

(10)眼底(ocular fundus):评估眼底需借助眼底镜。重点观察视神经乳头、眼底血管、黄斑区、视网膜颜色以及有无水肿、出血等。视神经乳头水肿见于颅内压增高;视网膜动脉痉挛变细、反光增强、有动静脉交叉压迫现象见于原发性高血压、糖尿病、慢性肾炎及白血病等。

2. 耳

耳(ear)是听觉和平衡器官,评估时主要注意外耳、乳突及听力。

(1)外耳(external ear):注意耳廓有无畸形、红肿、外伤、结节及外耳道是否通畅,有无异常分泌物或异物。痛风病人可在耳廓上触及痛性小结节;外耳道如有脓性分泌物伴全身症状,提示急性中耳炎;如有血液或脑脊液流出,提示颅底骨折;如有黄色脓性液体流出伴有痒痛者提示外耳道炎;如外耳道内有局部红肿疼痛伴有耳廓牵拉痛者,提示疖肿。

(2)乳突(mastoid):注意乳突有无皮肤红肿和压痛。患化脓性中耳炎引流不畅时,可蔓延至乳突引起乳突炎,可见耳廓后方皮肤有红肿,乳突处有明显压痛,严重时可继发耳源性脑脓肿或脑膜炎。

(3)听力(hearing acuity):粗略评估法为在安静室内嘱评估对象闭目坐于椅上,两耳分别检测,用手指堵塞非受检耳道,评估者立于背后,手持机械手表从1m以外逐渐移向被检查侧耳部,嘱评估对象听到声音立即示意。同样方法检查对侧耳,比较两耳的检测结果并与评估者的听力比较。听力正常时,约在1m处即可听到机械表声。精确法评估为使用规定频率的音叉或电测听器进行,对明确诊断更有价值。听力减退见于外耳道耵聍或异物、听神经损害、局部或全身血管硬化等。

3. 鼻(nose)　评估时,注意鼻外形、颜色、有无畸形及鼻翼扇动,鼻道是否通畅及有无脓性或血性分泌物,鼻中隔有无偏曲,鼻窦有无压痛等。

(1)鼻外形:注意皮肤颜色及有无畸形。鼻梁部皮肤出现红色斑块,病变处高于皮肤表面并向两侧面颊扩展,呈蝶状,见于系统性红斑狼疮。鼻尖和鼻翼皮肤发红,伴毛细血管扩张和组织肥厚,称酒渣鼻(rosacea)。肥大的鼻息肉使鼻腔部分或完全阻塞,外鼻变形,鼻梁宽平如蛙状,称蛙状鼻(froggy nose)。鼻梁塌陷,称鞍鼻(saddle nose),见于鼻骨骨折或先天性梅毒。

(2)鼻翼扇动(nasal ale flap):提示呼吸困难,表现为吸气时鼻孔开大,呼气时回缩。

(3)鼻出血(epistaxis):多为单侧,常见于鼻腔干燥、挖鼻痂、鼻外伤、鼻腔感染、局部血管损伤及鼻咽癌等。双侧出血多因全身性疾病所致,如血液系统疾病(血小板减少性紫癜、白血病等)、某些发热性传染病(流行性出血热、伤寒等)、高血压、肝硬化、维生素C或K缺乏等。如妇女发生周期性鼻出血,应考虑子宫内膜异位症。

(4)鼻腔(nasal cavity):评估时嘱评估对象头稍后仰,评估者用拇指抬起鼻尖,注意鼻腔是否通畅、有无分泌物、鼻中隔及鼻黏膜有无异常。鼻腔黏膜充血肿胀,伴有黏液性分泌物和鼻塞者,见于急性鼻炎;黏膜组织肥厚,见于慢性鼻炎;黏膜萎缩、鼻腔分泌物减少、鼻甲缩小、鼻腔增大及嗅觉减退,见于慢性萎缩性鼻炎。

鼻中隔评估时需按住一侧鼻孔,让评估对象闭目用另一侧鼻孔呼吸。正常人气流通畅无阻,如通气不畅,见于鼻中隔重度偏曲、鼻息肉、鼻炎及鼻黏膜肿胀等。

(5)鼻窦(nasal sinus):鼻窦共4对(图5-21),都有窦口与鼻腔相通,引流不畅时易发生鼻窦炎,表现为鼻塞、流涕、头痛和鼻窦压痛。

评估上颌窦时,双手拇指按压评估对象两侧颧部及鼻翼附近,其余4指固定于评估对象乳突后。

评估额窦时,评估者双手拇指置于眉骨内下缘,用力向后、向上按压,其余4指固定在头颅颞侧

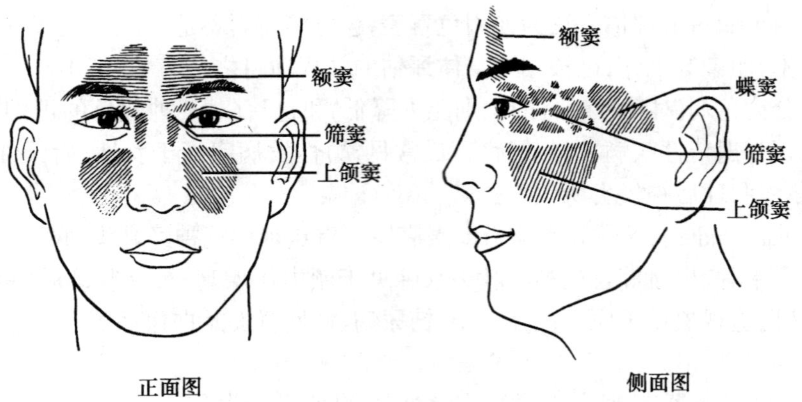

图 5-21　鼻窦位置示意图

作为支点。

评估筛窦时，评估者双手拇指分置于鼻根部与眼内眦之间向后按压，其余 4 指固定在两侧耳后。

蝶窦因解剖位置较深，无法进行体表检查。

4. 口(mouth)　口腔的评估内容包括口唇、口腔黏膜、口腔内器官、口腔气味及腮腺等。

(1)口唇(lip)：健康人口唇红润有光泽。评估时应注意口唇颜色，有无干裂、疱疹及口角糜烂等。①口唇苍白：为毛细血管充盈不足或血红蛋白含量减少所致，见于贫血、休克及虚脱等；②口唇颜色深红：为血流加速或毛细血管过度充盈所致，见于急性发热性疾病；③口唇发绀：多为血液中还原血红蛋白增多所致，见于心、肺功能不全等；④口唇干裂：见于严重脱水；⑤口唇疱疹：常为单纯疱疹病毒感染，表现为口唇黏膜与皮肤交界处的成簇小水疱，半透明伴痒痛，一周左右结痂，愈后不留疤痕，见于感冒、肺炎球菌肺炎、流行性脑脊髓膜炎等急性感染性疾病；⑥口角糜烂：见于核黄素缺乏；⑦口唇肥厚增大：见于粘液性水肿、肢端肥大症及呆小症；⑧口角歪斜：见于面神经瘫痪或脑血管意外等。

(2)口腔黏膜(buccal mucosa)：评估时应充分照明，注意观察口腔黏膜颜色，有无出血点、溃疡及真菌感染等。正常口腔黏膜光洁而呈粉红色。口腔黏膜瘀点或瘀斑见于各种出血性疾病或维生素 C 缺乏。若在相当于第二磨牙的颊黏膜处出现帽针头大小白色斑点，周围有红晕，称麻疹黏膜斑(Koplik 斑)，为麻疹的早期特征。黏膜溃疡见于口腔炎症。黏膜上出现不规则的白色凝乳块状物，称鹅口疮，为白色念珠菌感染所引起，多见于重病衰弱的小儿和老年病人及长期使用广谱抗生素和抗肿瘤药物后。黏膜充血、肿胀伴有小血点，称为黏膜疹，多为对称性，见于猩红热、风疹、某些药物中毒等。

(3)牙齿(teeth)及牙龈(gum)：评估时注意牙齿颜色，有无龋齿、缺齿、义齿或残根等。正常人有 32 颗牙齿，呈乳白色或淡黄色。若牙齿呈黄褐色，称斑釉牙，为长期饮用含氟量过高的水所致。单纯性牙间隙过宽见于肢端肥大症。有牙病时可按下列格式标明部位。

	右								上 / 下									左
上		8	7	6	5	4	3	2	1	1	2	3	4	5	6	7	8	
下		8	7	6	5	4	3	2	1	1	2	3	4	5	6	7	8	

1. 中切牙　2. 侧切牙　3. 尖牙　4. 第一前磨牙　5. 第二前磨牙　6. 第一磨牙　7. 第二磨牙　8. 第三磨牙

注意牙龈颜色，有无肿胀、溢脓及出血等。正常牙龈呈粉红色，质地坚韧，与牙颈部紧密贴合，压迫后无出血及溢脓。牙龈游离缘出现蓝灰色点线，称铅线，为铅中毒的特征。牙龈肿胀、溢脓见于慢性牙周炎、牙龈瘘管等；牙龈出血，见于牙石、维生素 C 缺乏及出血性疾病等。

(4)舌 (tongue)：注意观察舌质颜色、舌苔厚薄、舌体形态及舌的运动和感觉等。正常人舌质红润，舌苔薄白，舌体活动自如，伸舌居中。

舌的异常变化有：①胖大舌(enlarged tongue)：舌体增大，可见于舌炎、血管神经性水肿及粘液性水肿等；②镜面舌(smooth tongue)：舌乳头萎缩，舌体较小，舌面光滑，呈粉红色或红色，见于缺铁性贫血、恶性贫血及慢性萎缩性胃炎；③草莓舌(strawberry tongue)：舌色鲜红伴舌乳头肿胀凸起，似草莓状，见于猩红热或长期发热病人；④地图舌(geographic tongue)：舌面上出现黄色上皮细胞堆积而成的隆起部分，状如地图，见于核黄素缺乏；⑤毛舌：舌面有黑色或黄褐色毛，此为丝状乳头缠绕了真菌丝以及其上皮细胞角化所致，见于久病衰弱或长期使用广谱抗生素引起的真菌感染；⑥伸舌有细微震颤见于甲状腺功能亢进；⑦伸舌偏斜见于舌下神经麻痹。

(5)咽喉部(throat)：嘱评估对象坐于椅上，头稍后仰，张口发“啊”音，评估者用压舌板迅速下压舌的前2/3与后1/3交界处，此时，软腭上抬，配合照明，即可见软腭、腭垂、扁桃体及咽后壁等。

正常人咽黏膜呈粉红色、平滑，扁桃体不易见到。

咽部黏膜充血、红肿、黏液腺分泌增多见于急性咽炎。咽部黏膜充血、表面粗糙并可见淋巴滤泡呈簇状增殖见于慢性咽炎。

扁桃体发炎时，可见腺体肿大，扁桃体隐窝内有黄白色分泌物或渗出物形成苔状假膜。

扁桃体肿大分为三度(图5-22)。①不超过咽腭弓者为Ⅰ度；②超过咽腭弓，但未达咽后壁中线者为Ⅱ度；③达到或超过咽后壁中线者为Ⅲ度。

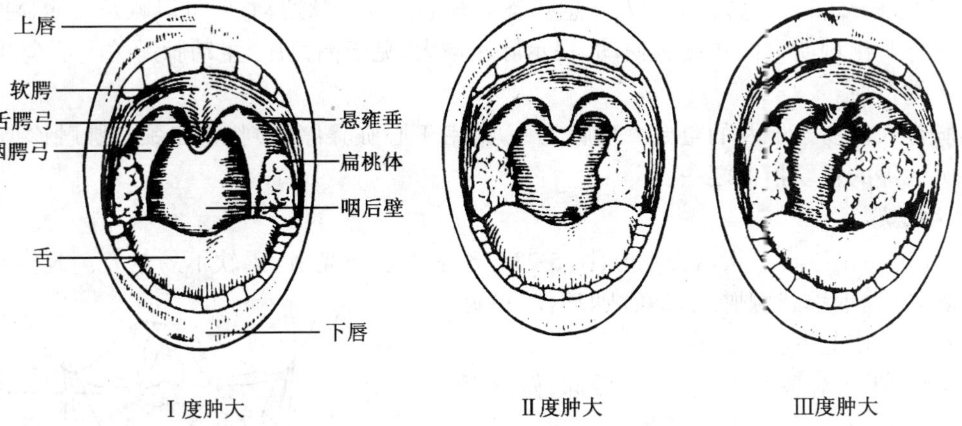

图5-22 扁桃体位置及其肿大分度

(6)口腔气味：健康人口腔无特殊气味。吸烟、饮酒者可有烟、酒味。口腔若有特殊气味，称为口臭，见于口腔局部或全身病变。局部病变如牙龈炎、牙周炎、龋齿、牙槽脓肿等。全身性疾病引起的口臭有糖尿病酮症酸中毒的烂苹果味、尿毒症病人的氨味、肝性脑病病人的肝臭味、有机磷农药中毒的大蒜味等。

(7)腮腺(parotid gland)：腮腺位于耳屏、下颌角、颧弓所构成的三角区内。腮腺导管开口位于上颌第二磨牙所对的颊黏膜处。正常腺体薄而软，不能触及其轮廓。腮腺肿大时可见以耳垂为中心的隆起，并可触及边缘不清的包块。急性流行性腮腺炎时，单侧腮腺肿胀迅速，继而累及对侧，有压痛，进食时肿胀和疼痛明显为其特征。急性化脓性腮腺炎时，腮腺肿大多为单侧，导管开口处红肿，加压后可有脓性分泌物溢出。腮腺混合瘤质韧呈结节状，边界清楚，可移动。

二、颈部评估

颈部(neck)评估内容包括颈部外形、颈部活动、颈部血管、甲状腺及气管等，评估方法以视诊与触诊为主，结合听诊。评估对象最好取坐位，应在自然、平静、充分暴露颈部和肩部的状态下进行。手法要轻柔，疑有颈椎损伤者更应注意。

(一) 颈部分区

1. 颈前三角(anterior triangle)　为胸锁乳突肌内缘、下颌骨下缘与前正中线之间的区域。

2. 颈后三角(posterior triangle)　为胸锁乳突肌的后缘、锁骨上缘与斜方肌前缘之间的区域。

（二）颈部外形与活动

正常人颈部两侧对称，活动自如。颈偏向一侧称斜颈(torticollis)，见于颈肌外伤、先天性颈肌挛缩或斜颈。颈向前倾，甚至头不能抬起，见于重度消耗性疾病晚期、重症肌无力等。

颈部活动受限伴疼痛，见于颈椎病变、软组织炎症、颈肌扭伤、颈部结核或肿瘤等。颈部强直为脑膜刺激征之一，见于脑膜炎、蛛网膜下腔出血等。

（三）颈部血管

1. 颈静脉(jugular vein)　正常人立位或坐位时，颈外静脉不显露，平卧位时，可稍见充盈，仅限于锁骨上缘至下颌角的下1/3内。

若卧位时，颈静脉充盈超过正常水平，或坐位、立位时颈静脉充盈明显，称为颈静脉怒张(jugular venous distention)，提示静脉压增高，见于右心衰竭、心包积液、缩窄性心包炎和上腔静脉阻塞综合征等。

对右心衰病人，如压迫其右上腹部，见颈静脉充盈更明显，称为肝颈静脉回流征阳性(hepatojugular reflux)，提示肝淤血、肿大，是右心衰竭的重要征象之一。

正常情况下不会出现颈静脉搏动，三尖瓣关闭不全伴颈静脉怒张时，可见颈静脉搏动。

2. 颈动脉(carotid artery)　正常人静息状态下看不见颈动脉搏动，但可以触及其明显搏动。

如在安静时出现明显的颈动脉搏动，提示脉压增大，见于高血压、主动脉瓣关闭不全、甲状腺功能亢进及严重贫血。

颈动脉是人体易于触及的重要大动脉之一，常用于心脏骤停的判断，如颈动脉触诊搏动消失，为判断心脏骤停的重要指标之一。

（四）甲状腺

甲状腺(thyroid)位于甲状软骨下方(图5-23)，正常人表面光滑、柔软不易触及。凡能看到或能触及甲状腺，均提示甲状腺肿大，做吞咽动作，可见甲状腺随吞咽动作上下移动。

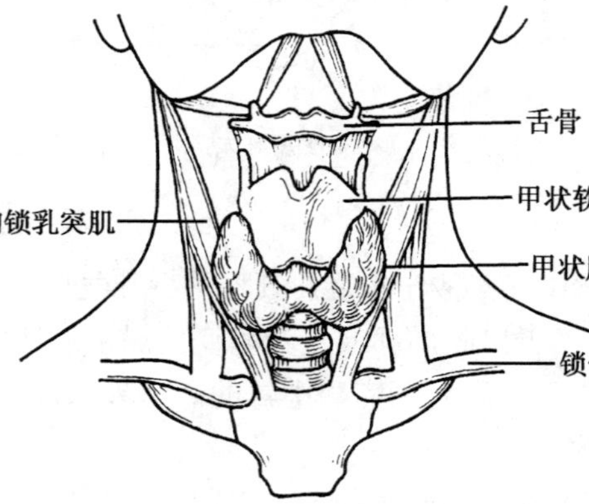

图5-23　甲状腺位置

1. 视诊　评估对象取坐位，头稍后仰，做吞咽动作，观察甲状腺有无肿大及对称性。正常人甲状腺外观不突出，女性在青春发育期可略增大，属正常生理现象。

2. 触诊　①前面触诊法：评估者位于评估对象前面，用右手拇指和其他4指在甲状软骨两旁进行检查(图5-24)；②后面触诊法：评估者位于评估对象背后，双手拇指置于评估对象颈后，用其他4指从甲状软骨两侧进行触摸(图5-25)。若触及肿物，嘱其做吞咽动作，如肿物随吞咽上下移动，说明系甲状腺肿物。应注意肿大的程度、质地、表面是否光滑、有无震颤及压痛。

甲状腺肿大可分为三度。①Ⅰ度：不能看到肿大的甲状腺，但能触及者；②Ⅱ度：能看到肿大的甲状腺又能触及，但在胸锁乳突肌以内者；③Ⅲ度：能看到肿大的甲状腺又能触及，超过胸锁乳突肌外缘者。

3. 听诊　当触及甲状腺肿大时，用钟型听诊器直接放于肿大的甲状腺上进行听诊。甲状腺功能亢进时，可闻及连续性的低调的静脉“嗡鸣”音，是甲状腺功能亢进特征性改变之一。

甲状腺肿大常见于单纯性甲状腺肿、甲状腺癌、慢性淋巴性甲状腺炎、甲状腺功能亢进或甲状腺腺瘤等。

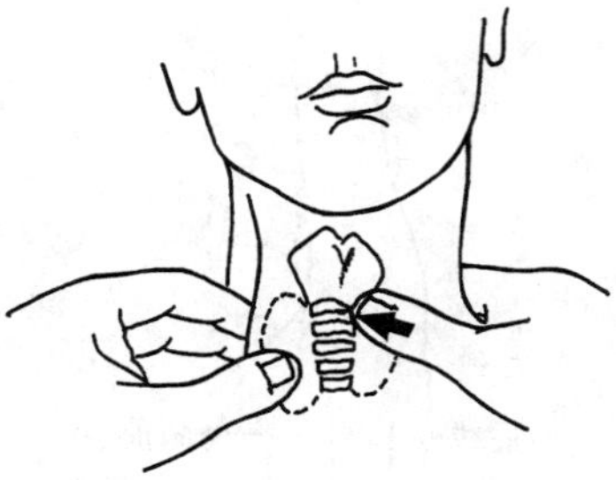

图 5-24 从前面触诊甲状腺

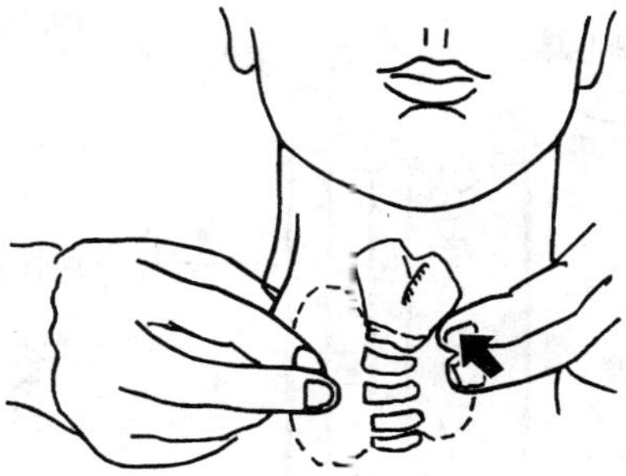

图 5-25 从后面触诊甲状腺

（五）气管

气管(trachea)位于颈前部。评估时，嘱评估对象取坐位或仰卧位，评估者将右手示指与无名指分置于两侧胸锁关节上，中指于胸骨上窝触到气管，观察中指与示指和无名指间的距离。正常人两侧间距相等，提示气管居中。两侧间距不等提示气管移位。一侧胸腔积液、积气、纵隔肿瘤时，气管向健侧移位；肺不张、肺纤维化、胸膜增厚粘连时，气管向患侧移位。

（程 畅）

第五节 胸部评估

胸部是指颈部以下和腹部以上的区域。胸廓由 12 个胸椎和 12 对肋骨、锁骨及胸骨组成(图 5-26)。胸腔内有心脏、大血管、肺脏等重要脏器。胸部评估的主要目的是判断胸腔内脏器的生理、病理状态。

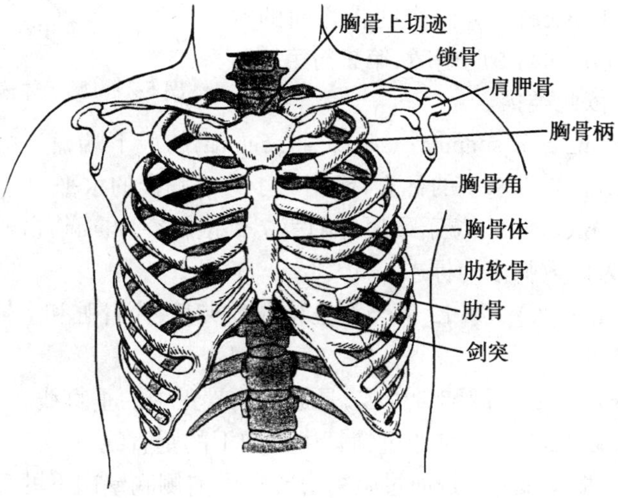

图 5-26 胸廓的骨骼结构

一、胸部体表标志

胸部体表标志(chest surface landmark)包括骨骼标志、人为划线、自然陷窝及分区(图 5-27，图 5-28，图 5-29)。胸部的体表标志可以协助评估者确定胸内脏器的位置和病变的部位及范围，便于其描述和记录。

（一）骨骼标志

1. 胸骨上切迹(suprasternal notch) 位于胸骨柄的上方。正常情况下气管位于切迹正中。

2. 胸骨角(sternalangleorangleofLouis) 由胸骨柄与胸骨体连接处向前突起而成。其两侧分

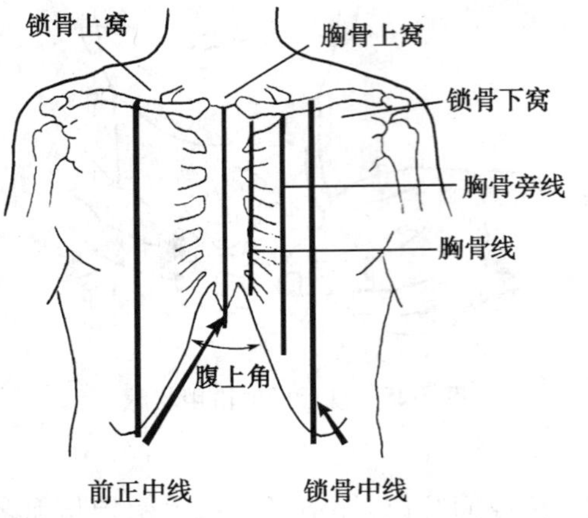

图 5-27　胸部体表标志与分区（正面观）

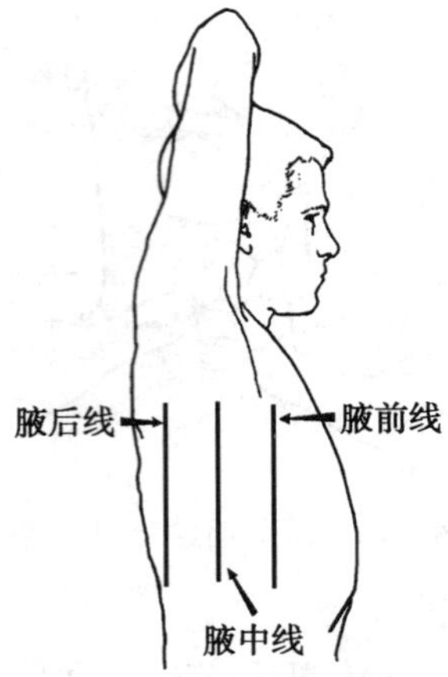

图 5-28　胸部体表标志（侧面观）

别与左右第 2 肋软骨连接，为计数肋骨和肋间隙的重要标志。胸骨角还标志着支气管分叉、心房上缘和上下纵隔交界及相当于第 5 胸椎水平。

3. 腹上角(costal angle)　为左右肋弓在胸骨下端会合所形成的夹角，相当于膈的穹隆部，正常为 70°～110°，体型瘦长者腹上角较小，矮胖者腹上角较大，深吸气时可增宽。

4. 剑突(xiphoid)　为胸骨体下端的突出部分，呈三角形，其底部与胸骨体相连。

5. 肋间隙(intercostal space)　为两个肋骨之间的空隙。第 1 与第 2 肋骨之间隙称第 1 肋间隙，第 2 与第 3 肋骨之间隙称第 2 肋间隙，依此类推。

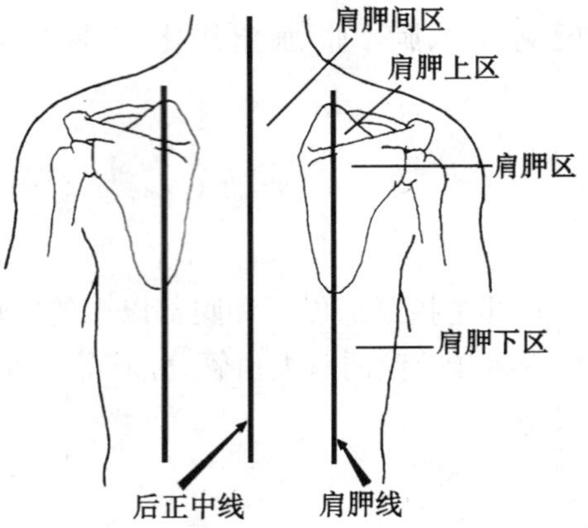

图 5-29　胸部体表标志与分区（背面观）

6. 肩胛下角(inferior angle of scapula)　肩胛骨(scapula)的最下端，直立位两上肢自然下垂时，肩胛下角可作为第 7 或第 8 肋骨水平的标志，或相当于第 8 胸椎的水平。

7. 脊柱棘突(spinous process)　位于颈根部的第 7 颈椎棘突颈向前屈时最为突出，其下即为胸椎的起点。常以此处作为计数胸椎的标志。

8. 肋脊角(costalspinal angle)　第 12 肋与脊柱构成的夹角，为肾脏和上输尿管所在区域。

（二）胸部人工划线

1. 前正中线(midsternal line)　即胸骨中线，是通过胸骨正中的垂直线。

2. 锁骨中线(midclavicular line)　是通过锁骨中点向下的垂直线。

3. 腋前线(anterior axillary line)　是通过腋窝前皱襞沿前侧胸壁向下的垂直线。

4. 腋中线(midaxillary line)　是自腋窝顶端于腋前线和腋后线之间向下的垂直线。

5. 腋后线(posterior axillary line)　是通过腋窝后皱襞沿后侧胸壁向下的垂直线。

6. 肩胛线(scapular line)　是双臂下垂时通过肩胛下角与脊柱平行的垂直线。

7. 后正中线(posterior midline)　为通过椎骨棘突或沿脊柱下行的垂直线。

（三）自然陷窝及分区

1. 胸骨上窝(suprasternal fossa)　是胸骨柄上方的凹陷部，正常气管位于其后。

2. 锁骨上窝(supraclavicular fossa)　是锁骨上方的凹陷部，相当于两肺上叶肺尖部位。

3. 锁骨下窝(subclavicular fossa)　是锁骨下方的凹陷部。下界为第 3 肋骨下缘，相当于肺尖的下部。

4. 腋窝(axillary fossa)　是上肢内侧与胸壁相连的凹陷部。

5. 肩胛上区(suprascapular region)　背部肩胛冈以上的区域。

6. 肩胛下区(infrascapular region)　背部两肩胛下角连线与第 12 胸椎水平线之间的区域。

7. 肩胛间区(interscapular region)　背部两肩胛骨内缘之间的区域。

二、胸壁、胸廓和乳房评估

胸壁、胸廓和乳房评估以视诊和触诊为主。

(一) 胸壁(*chest wall*)

1. 静脉(vein)　正常胸壁无静脉显露。当上腔静脉或下腔静脉血流受阻时,胸壁静脉充盈、曲张。可通过血流方向明确受阻部位,如静脉血流方向自上而下,提示上腔静脉阻塞;血流方向自下而上,则为下腔静脉阻塞(血流方向检查方法见腹部评估)。

2. 皮下气肿(subcutaneous emphysema)　气体积聚于皮下称为皮下气肿。用手按压皮下气肿的皮肤,感觉气体在皮下组织内移动,似握雪感或捻发感。用听诊器按压皮下气肿部位时,可闻及捻发音。胸部皮下气肿是由于气管、肺或胸膜受损破裂后,气体逸出积存于皮下所致,也偶见于局部产气杆菌感染。

3. 胸壁压痛(tenderness)　正常人胸壁无压痛。肋骨骨折、肋软骨炎、胸壁软组织炎、肋间神经炎时,胸壁局部可有压痛。骨髓异常增生时,胸骨下端可有明显压痛和叩击痛,见于白血病病人。

(二) 胸廓(*Thorax*)

正常人胸廓两侧大致对称,双肩及肩胛下角均各自在同一水平上,其外形随年龄而变化。成年人胸廓的前后径较左右径短,两者的比例约为 1∶1.5。小儿和老年人胸廓的前后径略小于左右径或几乎相等,故呈圆柱形。常见的胸廓变形见图 5-30。

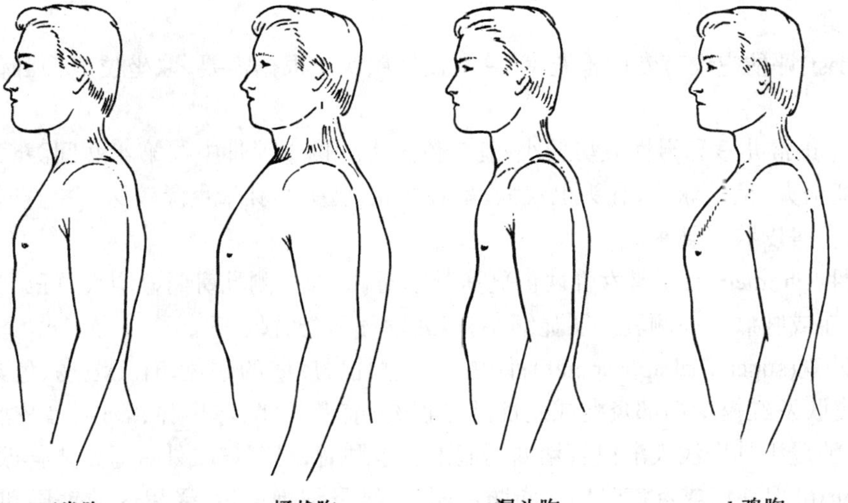

a 正常胸　　b 桶状胸　　c 漏斗胸　　d 鸡胸

图 5-30　胸廓外形的改变

1. 扁平胸(flat chest)　胸廓呈扁平状,其前后径不及左右径的一半。见于瘦长体型者,亦可见于慢性消耗性疾病,如肺结核等。

2. 桶状胸(barrel chest)　胸廓前后径增加,与左右径几乎相等,呈圆筒状(图 5-30)。肋骨的斜度变小,其与脊柱的夹角常大于 45°,肋间隙增宽且饱满,腹上角增大。多见于支气管哮喘、慢性支气管炎等所致的肺气肿,也可见于老年人或矮胖者。

3. 佝偻病胸(rachitic chest)　为佝偻病所致的胸廓改变,多见于儿童。沿胸骨两侧各肋软骨与肋骨交界处常隆起,形成串珠状,称佝偻病串珠(rachitic rosary)。下胸部前面的肋骨常外翻,沿膈附着的部位其胸壁向内凹陷形成的沟状带,称为肋膈沟(Harrison's groove)。若胸骨剑突处显著内陷形似漏斗,称漏斗胸(funnel chest)。胸廓的前后径略长于左右径,其上下距离较短,胸骨上端前突,胸廓前侧壁肋骨凹陷,称为鸡胸(pigeon chest or chicken breast)。

4. 胸廓一侧变形　胸廓一侧隆起,多见于大量胸腔积液、气胸或一侧严重代偿性肺气肿。胸廓一侧平坦或凹陷,多系肺内含气量减少或肺、胸膜组织纤维化,如肺不张、肺纤维化、广泛胸膜增厚粘连等。

5. 胸廓局部隆起　见于胸壁炎症、肿瘤、心脏及大血管异常隆起。

6. 脊柱畸形引起的胸廓变形　脊柱畸形可表现为脊柱前凸、后凸、侧凸,使胸廓两侧不对称,肋间隙增宽或变窄,胸内器官与体表标志关系发生改变,严重者可影响呼吸、循环功能。常见于脊柱结核、外伤等(图 5-31)。

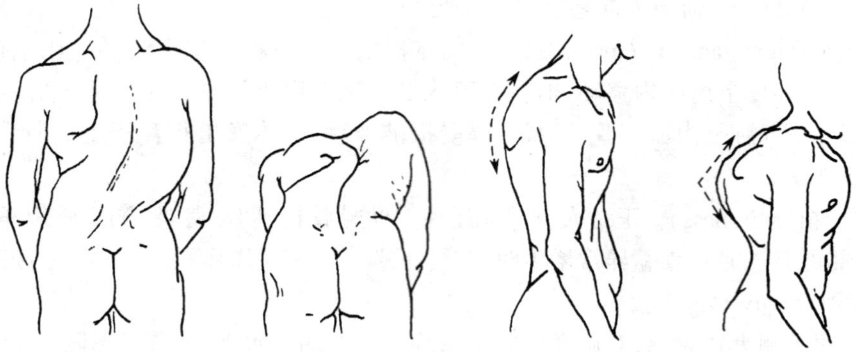

脊柱侧弯　　脊柱后凸

图 5-31　脊柱畸形所致胸廓改变

(三)乳房

乳房(breast)评估应设有专门检查室,并有良好照明。根据需要,取坐位或仰卧位,充分暴露胸部。

1. 视诊　正常儿童和男性乳房较小,乳头位置大约位于锁骨中线第 4 肋间隙。正常女性乳房在青春期逐渐增大,呈半球形,乳头也较大,呈圆柱状,乳头和乳晕色泽较深。检查时应注意两侧乳房的对称性、乳房皮肤及乳头。

(1)对称性(symmetry):正常女性两侧乳房基本对称,如一侧乳房明显增大,可见于先天性畸形、囊肿形成、炎症或肿瘤。一侧乳房明显缩小,多因发育不全引起。

(2)乳房外观(superficial appearance):评估时注意乳房皮肤的颜色,有无溃疡、色素沉着、瘢痕或局部回缩。皮肤发红提示局部炎症或癌性淋巴管炎,前者常伴有热、肿、痛;后者皮肤呈深红色,不伴热、痛。癌肿侵犯乳房浅表淋巴管堵塞引起淋巴水肿时,局部皮肤外观呈桔皮样改变。皮肤回缩(skin retraction)可因外伤或炎症时局部脂肪坏死、纤维母细胞增生、受累区域表层和深层间悬韧带纤维缩短,也可见于恶性肿瘤。评估时嘱评估对象双手上举或两手叉腰,背部后伸,使乳房悬韧带拉紧,有助于早期发现乳房皮肤回缩。

(3)乳头(nipple):注意乳头位置、大小、是否对称、有无倒置或内翻。乳头凹陷如系自幼发生,为发育异常;如为近期发生,则可能为癌变。乳头出现分泌物,提示乳腺导管有病变,应仔细检查分泌物颜色,血性见于肿瘤,脓性见于慢性囊性乳腺炎等。

2. 触诊　评估对象取坐位时,两臂下垂或高举过头或双手叉腰;平卧位时,肩下可垫一小枕。检查时可将手指或手掌平放于乳房上,用指腹轻施压力,旋转或滑动进行触诊,先健侧,后患侧。为便于检查和记录,通常以乳头为中心分别作一垂直线和水平线,将乳房分为 4 个象限。检查时依次按外上、外下、内下、内上 4 个象限的顺序由浅入深触诊。触诊时应注意乳房的质地与弹性、压痛及包块。

(1)硬度与弹性(consistency and elasticity):正常乳房柔软而富有弹性,可有颗粒感。随年龄不同和女性月经周期而有所区别。青年人乳房柔软,质地均匀一致;中年人可触及乳腺小叶;老年人多呈纤维结节感。月经期乳房小叶充血触之可有紧张感,月经后则消退。妊娠期乳房增大饱满并有柔韧感;哺乳期呈结节感。乳房炎症和肿瘤时,局部硬度增加,弹性消失。

(2)压痛(tenderness):乳腺炎症时局部可出现压痛,而恶性病变时则较少出现压痛。

(3)包块(mass):触及包块时应注意其部位、大小、形状、硬度、活动度、有无压痛及压痛的程度,边缘是否清楚,与周围组织有无粘连等。如包块表面光滑,活动度大,与周围组织边界清楚,多为良性;如包块表面凸凹不平,固定,质地坚硬,无压痛则多为恶性。

乳房触诊后还应常规检查双侧腋窝、锁骨上窝及颈部淋巴结有无肿大或其他异常。

三、肺和胸膜评估

评估时评估对象一般取坐位或仰卧位,充分暴露胸部,室内环境要舒适、温暖、安静,光线充足。评估者手及听诊器要温暖。一般按视、触、叩、听顺序,自上而下,先前、侧胸,再背部,注意左右对比。

(一)视诊

1. 呼吸运动(respiratory movement) 呼吸运动有胸式呼吸和腹式呼吸两种。以胸廓运动(肋间肌)为主的为胸式呼吸;以腹部(膈肌)运动为主的为腹式呼吸。正常人两种呼吸不同程度同时存在,女性以胸式呼吸为主,成年男性和儿童以腹式呼吸为主。呼吸运动异常可表现为:

(1)某些疾病可使呼吸运动发生改变,肺、胸膜或胸壁疾病如肺炎、重症肺结核、胸膜炎或肋骨骨折、肋间神经痛等可使胸式呼吸减弱而腹式呼吸增强;腹膜炎、大量腹水、肝脾极度肿大、腹腔巨大肿瘤和妊娠晚期时,膈肌向下运动受限,腹式呼吸减弱而胸式呼吸增强。

(2)膈神经麻痹时,可见膈反常运动,表现为吸气时腹部内陷,呼气时腹部外凸。

(3)呼吸困难(dyspnea):可分为以下 3 种。

1)吸气性呼吸困难(inspiratory dyspnea):因上呼吸道部分阻塞或气管病变使气流进入肺部不畅引起。表现为吸气困难为主,吸气时间延长,严重时出现胸骨上窝、锁骨上窝和肋间隙及腹上角向内凹陷,称为"三凹征(three concave sign)",常见于喉炎、气管异物等。

2)呼气性呼吸困难(expiratory dyspnea):下呼吸道部分阻塞时使气流呼出不畅,表现为呼气困难,呼气时间延长。常见于支气管哮喘、各种原因所致的阻塞性肺气肿。

3)混合性呼吸困难(mixed dyspnea):广泛肺部病变使有效呼吸面积减少而影响肺换气引起。表现为吸气和呼气均困难,呼吸浅表,频率加快,见于肺实变、大量胸腔积液、气胸等。

2. 呼吸频率、节律和深度 正常成人平静呼吸状态下频率 16~20 次/分,呼吸与脉搏之比为 1∶4,节律规整,深度适宜。常见的异常改变如下:

(1)呼吸过速(tachypnea):指呼吸频率超过 24 次/分。见于发热、疼痛、贫血、甲状腺功能亢进及心功能不全、休克等。一般体温升高 1℃呼吸大约增加 4 次/分。

(2)呼吸过缓(bradypnea):指呼吸频率低于 12 次/分。见于颅内压增高、镇静剂或麻醉剂过量等。

(3)呼吸深度改变:呼吸浅快,见于肺炎、胸膜炎、胸腔积液、气胸及呼吸肌麻痹等。呼吸深快,见于剧烈运动、情绪激动、过度紧张或癔症及尿毒症、糖尿病酮症酸中毒等严重的代谢性酸中毒。代谢性酸中毒呼吸加深稍快又称之为 Kussmaul 呼吸。

(4)呼吸节律改变 呼吸节律改变多提示中枢神经系统病变。间停呼吸较潮式呼吸更为严重,预后多不良,常于临终前发生。有些老年人深睡眠时亦可出现潮式呼吸,此为脑动脉硬化中枢神经供血不足的表现。

1)潮式呼吸(Cheyne-Stokes respiration):是一种由浅慢逐渐变为深快,再由深快转为浅慢,随之出现一段呼吸暂停后,又开始上述变化的周期性呼吸。潮式呼吸周期可长达30秒至2分钟,有5～30s的呼吸暂停。

2)间停呼吸(Biot's respiration):表现为规律的呼吸几次后,突然停止呼吸一段时间,又开始呼吸,周而复始。

3)叹息样呼吸:表现为在一段正常呼吸中插入一次深大呼吸,常伴有叹息声,多为功能性改变,见于神经衰竭、精神紧张或抑郁症。

(二)触诊

1. 胸廓扩张度(chest expansion) 评估前胸时,评估者将两手平放于评估对象下胸部两侧,左右拇指分别延两侧肋缘指向剑突,拇指尖在前正中线两侧对称部位,手掌和手指置于前侧胸壁(图5-32)。评估后胸时,则将两手平置于评估对象背部,约于第10肋骨水平,拇指与中线平行。嘱评估对象做深呼吸,观察比较两手的动度是否一致。正常两侧胸廓活动度对称,若一侧病变时,则病变侧胸廓扩张受限,健侧活动正常或代偿性增强,如胸腔积液、气胸、肺不张、胸膜增厚等。双侧活动度减弱见于肺气肿、双侧胸膜炎或双侧胸膜增厚等。

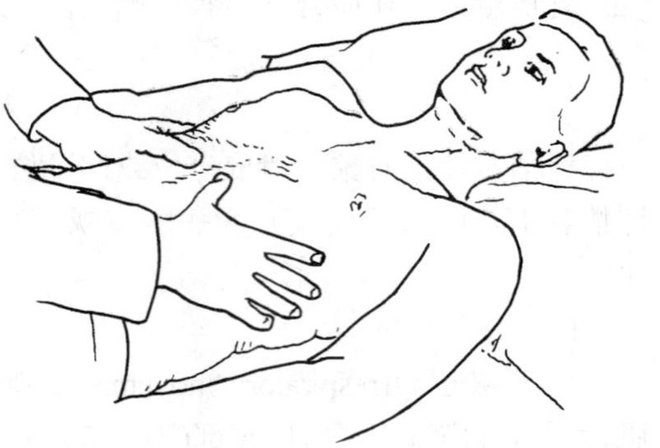

图5-32 呼吸动度检查方法

2. 语音震颤(vocal fremitus) 语音震颤简称语颤,是评估对象发出声音,声波沿气管、支气管及肺泡传至胸壁引起共鸣振动,用手掌可触及,故又称触觉语颤(tactile fremitus)。

(1)评估方法:评估者将两手掌或手掌尺侧缘轻放于评估对象胸壁两侧的对称部位(图5-33),嘱评估对象用同等强度重复发"yi"的长音,或发"1、2、3",自上而下,先前胸、侧胸,后背部,并于两侧对称部位交叉对比。

(2)正常表现:语颤的强弱受发音强弱、胸壁厚薄及支气管距胸壁的距离等因素的影响。因此,语颤的强弱与年龄、性别、体型及触诊部位有关。正常成人男性、消瘦者较女性和肥胖者强;前胸上部较前胸下部强;右胸上部较左胸上部强;后背肩胛间区强。

(3)异常表现及其临床意义

1)语颤增强(increased vocal fremitus):见于①肺实变:如大叶性肺炎实变期、大片肺梗死等;②接近胸壁的肺内巨大空腔及周围有炎性浸润并与胸壁粘连时:如慢性纤维空洞性肺结核、肺脓肿于脓液咳出后;③胸腔积液上方被压迫的肺组织(压迫性肺不张)。

2)语颤减弱(decreased vocal fremitus):见于①肺泡含气量增多:如肺气肿;②支气管阻塞:如阻塞性肺不张;③大量胸腔积液或气胸;④胸膜肥厚粘连;⑤胸壁皮下气肿。

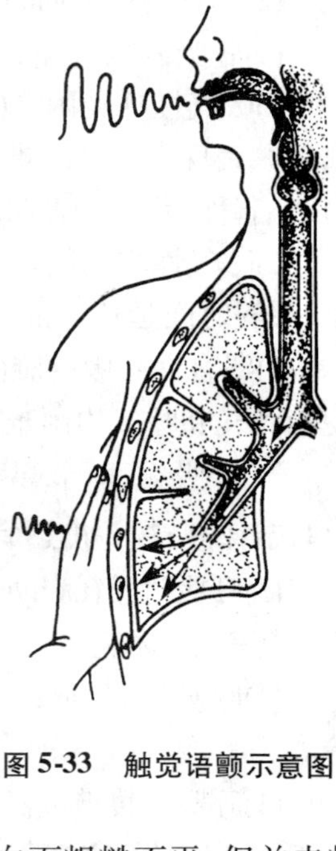

图5-33 触觉语颤示意图

3. 胸膜摩擦感(pleural friction fremitus) 评估者将两手掌平放于胸廓对称部位上,嘱评估对象深呼吸,仔细感觉有无似皮革摩擦样感觉。正常人无胸膜摩擦感。胸膜炎症的早期和晚期,胸膜表面因炎症渗出纤维蛋白而粗糙不平,但并未粘连,呼吸时脏、壁两层胸膜相互摩擦,可触及胸膜摩擦感。在胸廓活动度最明显的前下胸部较易触及,见于结核性胸膜炎、细菌性胸膜炎或尿毒症等。

(三)叩诊

1. 叩诊方法 胸部叩诊可采用间接和直接叩诊法两种,但常用前者。叩诊时,评估对象取坐位或卧位,肌肉放松,呼吸均匀。评估者叩击力度要均匀,轻重适宜,由上而下逐一肋间叩诊至肺底，并注意左右、上下、内外对比。首先检查前胸，胸部稍向前挺，由锁骨上窝开始；然后检查侧胸，嘱评估对象举起上臂置于头部，自腋窝开始叩诊；最后检查背部，嘱评估对象身体前倾，头稍低，两肩下垂，必要时两手交叉抱肘，叩诊肩胛间区时，板指可与脊柱平行，但肩胛下角以下，板指仍保持与肋间隙平行。

2. 正常肺部叩诊音　正常肺部叩诊音为清音，音响的强弱和音调的高低与肺组织的含气量、胸壁的厚薄及邻近器官有关。叩诊前上胸部较下部稍浊；右上肺较左上肺稍浊；左侧近心缘处叩诊稍浊；左腋前线下方因近胃泡区叩诊呈鼓音；右侧腋下部因受肝脏影响叩诊音稍浊；背部肌肉较厚叩诊音较前胸浊。胸部正常叩诊音的分布见图5-34。

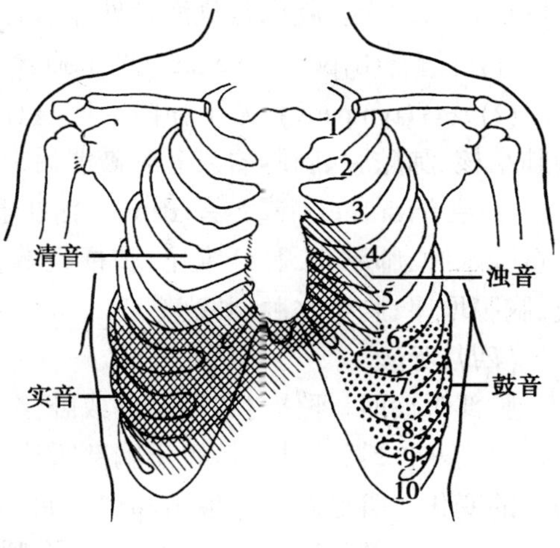

图5-34　正常前胸部叩诊音

3. 肺界叩诊及其变化

(1)肺上界：即肺尖宽度，其叩诊方法是自斜方肌前缘中央部开始，叩诊为清音，逐渐叩向外侧，当清音变为浊音时用笔做一记号，然后转向内侧叩诊，直到清音变为浊音为止，此清音带的宽度即为肺尖的宽度，正常约4～6cm(图5-35)。若清音带变窄或叩诊浊音，见于肺尖部结核、肺纤维化或肺萎缩；清音带变宽或叩诊呈过清音，见于肺气肿。

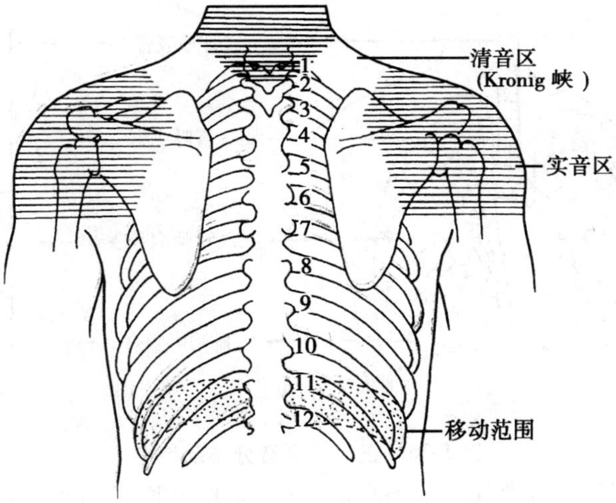

图5-35　正常肺尖与肺下界移动范围

(2)肺下界及其移动范围：正常肺下界平静呼吸时位于锁骨中线第6肋间、腋中线第8肋间、肩胛线第10肋间(左锁骨中线上因有心脏而不叩肺下界)。肺下界因发育、体型不同而稍有差异，如矮胖型可上移1个肋间；瘦长型可下移1个肋间。某些疾病可使肺下界上移或下降。如肺不张、腹水、肝脾肿大、腹腔巨大肿瘤及膈麻痹等使其上移；肺气肿、内脏下垂等可使其下降。

肺下界移动范围(diaphragmatic excursion)的检查可先于平静呼吸时在肩胛线上叩出肺下界，做一标记，然后分别在深吸气与深呼气后，屏住呼吸，再在同一线上分别叩出肺下界并做标记，最高点与最低点之间的距离即肺下界移动范围，正常为6～8cm(见图5-35)。临床上肺下界移动范围减小见于肺组织弹性减弱如肺气肿；肺组织萎缩如肺不张、肺纤维化；肺组织炎症和水肿及局部胸膜粘连。

大量胸腔积液和气胸时，肺下界及其移动范围不能叩出。

4. 肺部异常叩诊音及其临床意义　正常肺部清音区内叩诊如出现浊音或实音、过清音或鼓音时则为异常叩诊音，提示肺或胸膜病变。异常叩诊音的性质和范围，取决于病变的性质和大小及病变部位的深浅。深部病灶(距胸壁 5cm 以上)、小范围病灶(直径 <3cm)或少量胸腔积液，常不能发现叩诊音的改变。临床常见病理性叩诊音有：

(1)过清音(hyperresonance)：见于肺含气量增多而弹性减弱时，如肺气肿。

(2)鼓音(tympany)：见于肺内空腔直径 >3 ~4cm 且靠近胸壁时，在病变区可出现鼓音，如空洞型肺结核、肺脓肿、肺肿瘤或囊肿破溃后形成的空腔等。气胸时，病侧叩诊呈鼓音。

(3)浊音(dullness)或实音(flatness)：见于肺组织含气量减少或有炎症浸润渗出实变时，如肺炎、严重肺水肿、肺不张、肺纤维化、肺梗死等；肺内实质性病变如肺肿瘤、未液化的肺脓肿等；胸腔积液、胸膜增厚；胸壁水肿、肿瘤等。

(四) 听诊

肺部听诊时，评估对象取坐位或卧位，姿势端正，肌肉放松，微张口均匀呼吸，充分暴露听诊部位，用膜型听诊器体件直接置于胸壁听诊，必要时深呼吸或咳嗽后立即听诊，更易听取呼吸音及附加音的变化。听诊顺序一般由肺尖开始，自上而下，先前胸、侧胸、再背部。注意要左右两侧对称部位对比。每一部位听诊时至少听满一个呼吸周期。

肺部听诊内容包括正常呼吸音、异常呼吸音、啰音、听觉语音及胸膜摩擦音。

1. 正常呼吸音(normal breath sound)　正常呼吸音有三种，即支气管呼吸音、肺泡呼吸音及支气管肺泡呼吸音(图 5-36)。

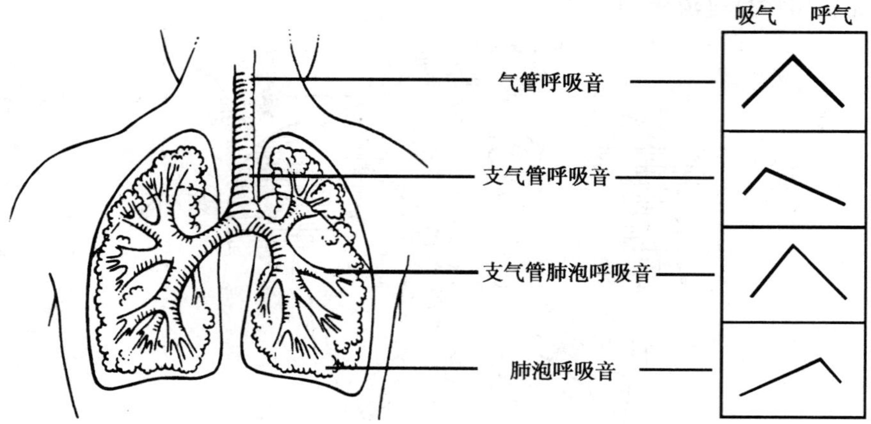

图 5-36　正常呼吸音分布及特点

图解：向上斜线表示吸气；向下斜线表示呼气；斜线粗细表示声音强弱；斜线长短表示时间长短；斜线与垂直线的夹角代表音调高低，角度愈小，音调愈高

(1)支气管呼吸音(bronchial breath sound)：为吸入或呼出的气流在声门、气管或主支气管形成湍流所产生的声音。特点为呼气相较吸气相短、音响强且音调高，声音类似于将舌根部抬高而呼气时所发出的"哈"音。正常人于喉部、胸骨上窝、背部第 6、7 颈椎及第 1、2 胸椎附近可听到。

(2)肺泡呼吸音(vesicular breath sound)：是空气在细支气管和肺泡内进出而产生的声音。吸气时气流由气管经支气管进入肺泡，冲击肺泡壁，使肺泡壁由弛缓转为紧张；呼气时肺泡由紧张转为弛缓。肺泡的这种弹性变化以及气流的震动产生肺泡呼吸音。特点为声音清晰，吸气相较呼气相长，且音响强、音调高，类似上齿轻咬下唇吸气时发的"夫"音。正常人除支气管呼吸音及支气管肺泡呼吸音听诊分布区域外，其余肺部都可听到肺泡呼吸音。

(3)支气管肺泡呼吸音(bronchovesicular breath sound)：是肺泡呼吸音与支气管呼吸音的混合声音，兼有两种呼吸音的特点，又称混合呼吸音。吸气音类似于肺泡呼吸音的吸气音，但音响稍强、音调稍高；呼气音类似于支气管呼吸音的呼气音，但音响稍弱，音调稍高。正常人在胸骨角附近、背部肩胛间区第 3、4 胸椎水平可以听到。

正常肺泡呼吸音的强弱与呼吸的深浅、肺组织的弹性、胸壁的厚薄、受检者的年龄和性别有关。肺泡组织较多而胸壁较薄的部位，肺泡呼吸音明显。正常在乳房下部最明显，肩胛下区次之，再次为腋窝下部，而肺尖及肺下缘的呼吸音最弱；胖人较瘦人的肺泡呼吸音为弱；儿童胸壁较薄且肺泡弹性好，听诊部位距声门较近故肺泡呼吸音较成人清楚。

2. 异常呼吸音(abnormal breath sound) 又称病理性呼吸音，包括异常支气管呼吸音、异常肺泡呼吸音及异常支气管肺泡呼吸音。

(1)异常肺泡呼吸音

1)肺泡呼吸音减弱或消失(decreased or absent vesicular breath sound)：一侧或局部肺泡呼吸音减弱或消失多数是由于呼吸音传导障碍及肺部疾患所致。常见于①胸腔积液、气胸、胸膜肥厚等，主要由于肺叶受压，进入肺泡内的气量减少和声音传导障碍所致；②肺组织病变，如肺炎、肺结核、肿瘤、肺间质炎症、水肿及纤维化等；③一侧胸廓活动受限，如胸痛、肋骨切除或一侧膈肌麻痹。

两侧肺泡呼吸音减弱是由于进出肺泡的空气量减少或进出肺泡的空气速度减慢所致，见于①肺及气管、支气管疾患导致气管狭窄或呼吸运动受限，如慢性阻塞性肺气肿、弥漫性肺间质纤维化、支气管炎、喉头水肿或痉挛、气道狭窄等；②重症肌无力、胸痛、肋软骨骨化、大量腹水、腹腔巨大肿物等；③全身极度衰竭等。

2)肺泡呼吸音增强(increased vesicular breath sound)：两侧肺泡呼吸音增强见于呼吸运动和肺通气增强，如剧烈运动、高热及新陈代谢亢进时。一侧或局部增强多属代偿性。

3)呼气延长(prolonged expiration)：由于呼吸道有部分阻塞或狭窄，如炎症、痉挛等，使呼出的气流阻力增强或由于肺组织弹性减弱，失去应有的紧张度所致，见于支气管哮喘及慢性阻塞性肺气肿。

4)呼吸音粗糙(roughness breath sound)：由于支气管壁肿胀、痉挛及有黏稠的分泌物附着而使管壁粗糙不平，气流通过病变的支气管与肺泡呼吸音混合所致，多见于支气管炎、肺炎早期。

5)断续性呼吸音(cogwheel breath sound)：当肺脏局部有小的炎性病灶或小支气管狭窄时，空气不能均匀地进入肺泡，吸气音有短促的间歇而不连续。常见于肺炎或肺尖结核等。但是由于寒冷、疼痛、精神紧张等所引起的呼吸肌断续收缩的声音，易与断续性呼吸音混淆，要注意鉴别。

(2)异常支气管呼吸音：亦称管状呼吸音，为在正常肺泡呼吸音听诊区域内出现支气管呼吸音。常见于以下几种情况。

1)肺组织实变：如大叶肺炎实变期、结核性干酪性肺炎、肺梗死、肺癌等。因肺组织致密，声音传导良好，由喉部、气管部传导来的支气管呼吸音可在病变处听到。

2)压迫性肺不张：如中等量的胸腔积液或肿瘤，使肺组织受压而致密，在气管通畅，声音传导良好情况下，可于肺膨胀不全区听到支气管呼吸音。

3)肺内大空腔：当肺内大空腔与支气管相通，且周围组织又有实变时，呼吸音在空腔内获得共鸣而增强，并通过实变组织的良好传导，故可听及清晰的支气管呼吸音。常见于肺脓肿或空洞型肺结核。

(3)异常支气管肺泡呼吸音：为正常肺泡呼吸音的区域出现支气管肺泡呼吸音。常见于①肺组织小范围的实变与正常肺组织掺杂存在，如支气管肺炎；②肺组织实变不全，如大叶肺炎早期；③深部的实变病灶被正常肺组织遮盖，如浸润性肺结核的早期。

3. 啰音(rale) 是呼吸音以外的附加音(adventitious sound)，正常人听不到。根据声音的性质及发生原理可分为干啰音、湿啰音(水泡音)及捻发音(图5-37)。

(1)干啰音(rhonchus or wheeze)：是由于气管或支气管狭窄或部分阻塞，气流吸入或呼出时发生湍流而产生的音响。当支气管壁黏膜肿胀、充血、黏膜分泌物增多、小支气管痉挛以及腔内有异物或管壁被肿瘤压迫致使管腔狭窄时，均可产生干啰音(图5-38)。

1)干啰音种类：干啰音按其性质可分为三种。①鼾音(sonorous rhonchus)：是一种音调低而短

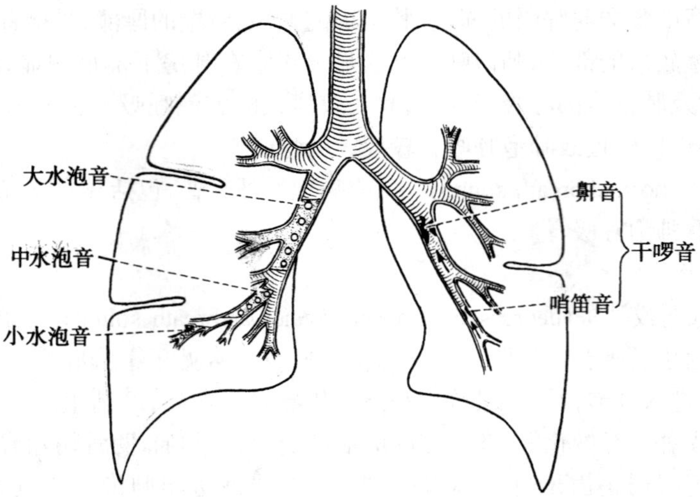

图 5-37　啰音的产生机制

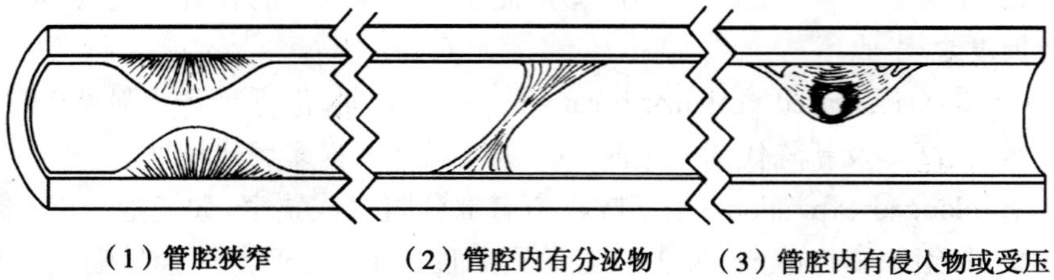

图 5-38　干啰音的产生机制

的干啰音，很像鼾睡时打呼噜的声音，多发生于气管或较大支气管；②哨笛音(sibilant)：是一种音调高而尖的干啰音，常被描述为丝丝样、飞箭样、鸟鸣样等，多发生于较细的支气管；③哮鸣音(wheeze)：为高调而尖的干啰音，与哨笛音相似，其特点为吸气时间正常或稍短，而呼气时间明显延长，同时布满两肺野，常见于支气管哮喘。

2)干啰音的特点：是一种持续时间较长带乐性的呼吸附加音，音调较高，吸气、呼气均可听到，呼气时更明显；有易变性，性质易变，部位容易变换，在短时间内其数量也可增多或减少、出现或消失。

3)干啰音的临床意义：全肺布满干啰音，见于广泛性支气管狭窄如支气管哮喘、慢性支气管炎和心源性哮喘等。局部经常存在干啰音是局限病变伴有支气管狭窄的特征，如支气管内膜结核、支气管扩张、肺癌等。

(2)湿啰音(crackle)：为气流通过含有稀薄液体(如渗出液、脓液、血液等)的支气管时，液体形成水泡后立即破裂所发生的音响，故又称为水泡音。也有认为湿啰音是小支气管壁或肺泡因分泌物粘着而陷闭，当吸气时突然张开重新充气所产生的爆裂音。

1)湿啰音特点：为断续而短促的声音，多出现于吸气时，性质不易变，部位较为恒定，咳嗽后可出现或消失。

2)湿啰音种类及其临床意义：①粗湿性啰音(coarse rale)：又称大水泡音，发生于气管、主支气管或空洞内，多出现于吸气早期。见于支气管扩张症、肺水肿及肺结核空洞或肺脓肿空腔。痰鸣音为气管内的大水泡音，有时不用听诊器即可听到，见于昏迷或濒死的病人。②中湿性啰音(medium rale)：又称中水泡音，发生于中等口径的支气管内，多出现于吸气中期。见于支气管炎、支气管肺炎等。③细湿性啰音(fine rale)：又称小水泡音，发生于小支气管或肺泡内，多在吸气后期出现。常见于细支气管炎、支气管肺炎、肺淤血和肺梗死等。弥漫性肺间质纤维化时的细湿性啰音音调高，似撕开尼龙扣带时发出的声音，称为 velcro 音。④捻发音(crepitus)：是极细微而均匀的湿啰音，颇似用手指在耳边捻搓一束头发时所发出的声音。是由于未展开或液体增多而相互粘合的肺泡在吸气时被气流冲开重新充气而产生的高音调、高频率的细小爆裂音，多出现于吸气终末期，常见于细支气管和肺泡炎症或充血，如肺淤血、肺炎早期和肺泡炎等。老年人或长期卧床病人，可在肺底听到捻发音，一般认为无临床意义。

肺部局限性湿啰音，提示该处的局部病变，如肺炎、肺结核、支气管扩张等。局限于两肺底的湿啰音多见于心力衰竭所致的肺淤血和支气管肺炎等。若两肺满布湿啰音，提示病变广泛，如急性肺水肿、严重支气管肺炎等。

4. 听觉语音(voice sound)　又称语音共振(vocal resonance)。嘱评估对象用平时说话的声音说“1、2、3”，用听诊器在胸壁上可听到柔和而模糊的声音，称为听觉语音。其发生机制及临床意义与语音震颤相同，但较敏感。

5. 胸膜摩擦音(pleural friction rub)　为吸气与呼气均可听到、断续、长短不一、粗糙而响亮的似两手背或皮革相互摩擦的声音，但以吸气末或呼气初较为明显，深呼吸及听诊器体件用力加压可使其加强。其发生机制及临床意义同胸膜摩擦感。

附：呼吸系统常见疾病的主要体征见表5-6

表5-6　呼吸系统常见疾病主要体征表

疾病	视诊		触诊		叩诊		听诊	
	胸廓	呼吸动度	气管位置	语颤	叩诊音	肺下界	呼吸音	罗音
支气管炎	两侧对称	正常	居中	正常	清音	正常	呼吸音正常	干湿性啰音
肺气肿	桶状胸	双侧减弱	居中	双侧减弱	过清音	下移	肺泡呼吸音减弱	呼气延长
支气管哮喘	对称	双侧减弱	居中	双侧减弱	过清音	下移	减弱	干啰音
大叶性肺炎	对称	病侧减弱	居中	增强	浊音	下移	管状呼吸音	湿啰音
胸腔积液	病侧饱满	病侧减弱	移向健侧	消失	实音	升高	呼吸音减弱或消失	无
气胸	病侧饱满	病侧减弱	移向健侧	消失	鼓音	叩不出	呼吸音减弱或消失	无
肺不张	病侧凹陷	病侧减弱	移向病侧	消失	浊音	正常	病侧呼吸音消失	无

四、心脏评估

心脏评估时评估对象可取仰卧位或坐位，充分暴露胸部；环境应安静、温暖，光线最好源于左侧；按视、触、叩、听顺序进行。

（一）视诊

评估者站在评估对象右侧，两眼与评估对象胸廓同高，以便观察心前区异常搏动和隆起；视诊心尖搏动时，双眼视线与心尖区呈切线位置。

1. 心前区(precordium)　正常人心前区与右侧相应部位基本对称，无隆起或凹陷。心前区隆起(precordium heave)主要见于某些先天性心脏病或慢性风湿性心脏病病人；大量心包积液时，心前区饱满。

2. 心尖搏动(apical impulse)　心尖搏动为心脏收缩时，心尖向前冲击前胸壁相应部位，使局部肋间软组织向外搏动而形成。

(1)正常心尖搏动：正常人心尖搏动位于左侧胸部第5肋间锁骨中线内0.5～1.0cm处，搏动范围直径为2.0～2.5cm。部分正常人不易看清心尖搏动，如肥胖或女性乳房下垂者。

(2)心尖搏动移位及其临床意义

1)生理因素:体型及体位对心尖搏动位置有一定影响。小儿、矮胖型及妊娠期心脏常呈横位,心尖搏动可达第4肋间;瘦长体型者心脏呈悬垂位,心尖搏动可达第6肋间;仰卧位时心尖搏动可因膈肌上抬稍上移;左侧卧位时心尖搏动可向左移约2～3cm;右侧卧位时心尖搏动可右移1.0～2.5cm。

2)病理因素:①心脏疾病:左心室增大时,心尖搏动向左下移位;右心室增大时,左心室被推向左后,心尖搏动向左移位;先天性右位心时,心尖搏动位于胸部右侧相应位置。②胸部疾病:凡能使纵隔及气管移位的胸部疾病,均可使心尖搏动移位,如一侧胸腔积液或气胸,心尖搏动移向健侧;一侧肺不张或胸膜粘连,心尖搏动移向患侧;严重肺气肿使膈下移,心脏呈垂位,心尖搏动向内下移位。③腹部疾病:凡能增加腹压而影响膈肌位置的疾病,均可影响心尖搏动位置,如大量腹水或腹腔巨大肿瘤,使膈抬高,心脏呈横位,心尖搏动向上移位。

此外,高血压左心室肥大时,心尖搏动增强,搏动范围亦增大,明显者强而有力,可呈抬举性心尖搏动。甲状腺功能亢进、发热和严重贫血,可使心尖搏动增强。心肌炎、心肌梗死等可使心尖搏动减弱且弥散;心包积液、左侧胸腔大量积液或肺气肿,可使心尖搏动减弱或消失。

3. 心前区其他部位的搏动　右心室肥大时,胸骨左缘第3～4肋间可见明显搏动。肺气肿或肺气肿伴右心室肥大时,可见剑突下搏动。升主动脉或主动脉弓瘤时,于胸骨右缘第2肋间及其附近或胸骨上窝,可见收缩期搏动。肺动脉高压时,可于胸骨左缘第2、3肋间见显著的收缩期搏动。

(二)触诊

1. 心尖搏动及心前区搏动　用手掌尺侧或指尖触诊可进一步证实视诊所见心尖搏动及其他部位搏动,并确定其位置、范围、强弱。特别是在视诊观察不到心尖搏动时,常需触诊才能确定。由于心尖搏动冲击胸壁时的凸起标志着心室收缩期的开始,故可利用心尖搏动的触诊来确定心音、心脏杂音及震颤出现的时期。

2. 震颤(thrill)　亦称猫喘,是用手掌触诊心前区时感觉到的一种微细震动,是器质性心血管疾病的特征性体征之一。其产生机制及临床意义同心脏杂音。临床上,触诊有震颤的部位,听诊能听到杂音,但听到杂音不一定能触到震颤,这是因为声波的震动用听觉和触觉虽均可感觉到,但触觉对低频率的较敏感,而听觉则对高频率的敏感。

震颤多见于某些先天性心脏病及心脏瓣膜狭窄时,瓣膜关闭不全时较少出现震颤。按震颤出现的时间分为收缩期、舒张期及连续性三种,其出现部位和临床意义见表5-7。

表5-7　心前区震颤的临床意义

部　位	时　相	常见疾病
胸骨右缘第2肋间	收缩期	主动脉瓣狭窄
胸骨左缘第2肋间	收缩期	肺动脉瓣狭窄
胸骨左缘第3、4肋间	收缩期	室间隔缺损
胸骨左缘第2肋间及附近	连续性	动脉导管未闭
心尖区	舒张期	二尖瓣狭窄
心尖区	收缩期	重度二尖瓣关闭不全

3. 心包摩擦感(pericardial friction fremitus)　正常人无心包摩擦感。当心包膜发生炎症时,由于纤维素渗出而使心包膜表面变得粗糙,在心脏搏动时心包膜相互摩擦产生震动,可在心前区触及连续性震动感,即心包摩擦感。在胸骨左缘第4肋间较易触及,心脏收缩期和舒张期均能触及,但以收缩期较明显,前倾坐位时或深呼气末更易触及。

(三)叩诊

心脏叩诊可确定心脏及所属大血管的大小、形状及其在胸腔内的位置。

1. 叩诊方法　叩诊时评估对象取仰卧位或坐位,平静呼吸。评估者用间接叩诊法沿肋间由外向内叩诊，力度要均匀，尽可能轻叩，叩诊板指坐位时与肋间垂直，仰卧位时与肋间平行。叩诊心脏右界时，自肝浊音界的上一肋间开始，依次叩至第2肋间；叩诊心左界时，在心尖搏动肋间心尖搏动外2～3cm处开始，依次叩到第2肋间。当沿肋间隙由外向内叩诊时，叩诊音由清音变为浊音时作一标记，表示已达心脏边界，此界称为心脏的相对浊音界，反映心脏的实际大小和形状。继续向内侧叩，叩诊音变为实音时，称为心脏的绝对浊音界。

用硬尺测量左、右各肋间的相对浊音界距前正中线的垂直距离并记录，以cm表示。(图5-39)。

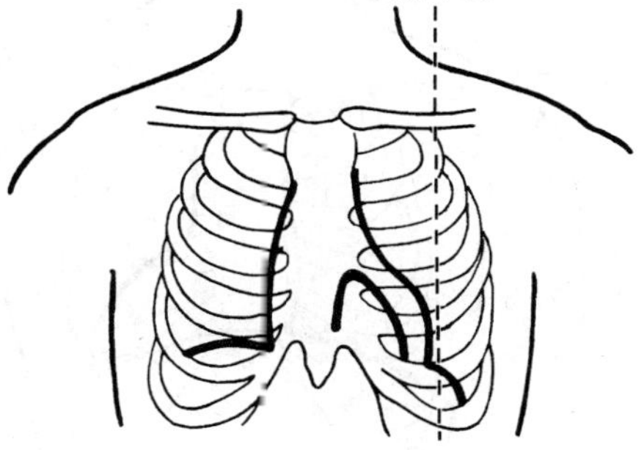

图5-39 心脏的绝对浊音界和相对浊音界

2. 正常心界(normal heart's border) 见表5-8。

表5-8 正常心脏相对浊音界

右(cm)	肋间	左(cm)
2～3	2	2～3
2～3	3	3.5～4.5
3～4	4	5～6
	5	7～9

3. 心界异常及其临床意义 心右界自上向下依次为上腔静脉、升主动脉及右心房；心左界依次为主动脉弓、肺动脉段、左心耳及左心室(图5-40)。

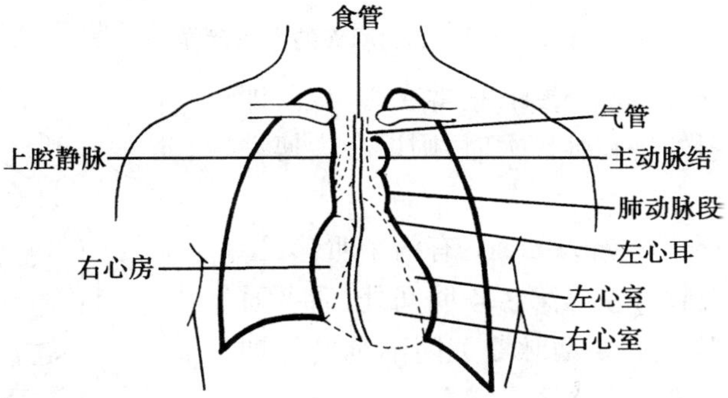

图5-40 心脏各部在胸壁的投影

心界的大小、形态、位置可受心脏本身的病变和心脏以外的因素影响而改变。①左心室增大：心浊音界向左、向下扩大，使心浊音区呈靴型，最常见于主动脉瓣关闭不全，故称为主动脉型心或靴型心(图5-41)，亦可见于高血压性心脏病；②右心室增大：轻度增大仅使绝对浊音界扩大，而相对浊音界无明显改变。显著增大时心浊音界同时向左右扩大，常见于肺源性心脏病或单纯二尖瓣狭窄等；③左右心室增大：心浊音界向两侧扩大称普大心，常见于心肌炎、心肌病；④左心房与肺动脉段扩大：胸骨左缘第2、3肋间心浊音界扩大，心腰部饱满或膨出，心浊音界呈梨形，常见于二尖瓣狭窄，故称为二尖瓣型心或梨型心(图5-42)；⑤心包积液：心浊音界向两侧扩大且随体位变化而改变，坐位时心浊音界呈三角烧瓶样，卧位时心底部浊音界明显增宽，为心包积液的特征性体征。(图5-43)。

(四) 听诊

1. 心脏瓣膜听诊区(auscultatory area) 心脏收缩和舒张时，各瓣膜活动所产生的音响，沿血流方向传导到前胸壁的不同部位，于体表听诊最清楚的部位即为该瓣膜听诊区。瓣膜听诊区与瓣膜在胸壁的投影部位并不完全一致(图5-44)。

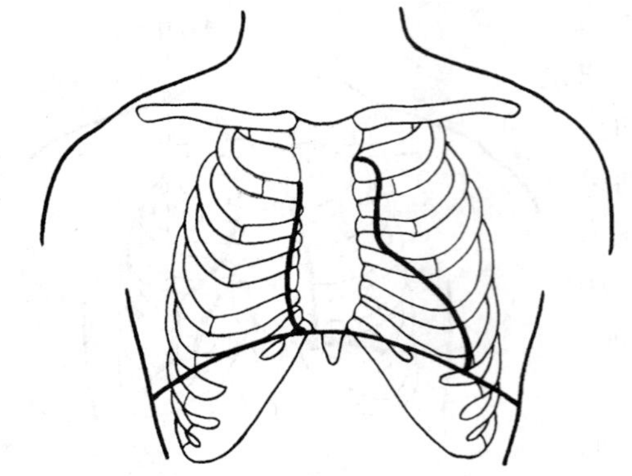

图 5-41 主动脉瓣关闭不全的心浊音界(靴型心)

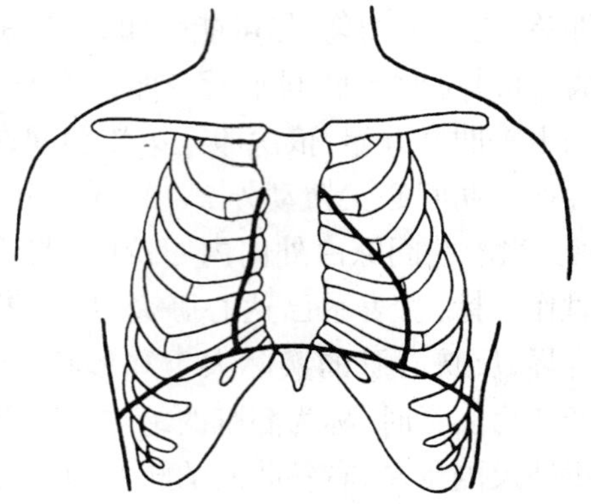

图 5-42 二尖瓣狭窄的心浊音界(梨型心)

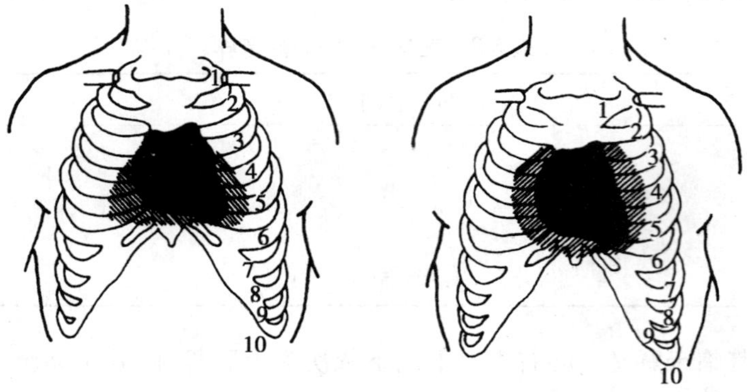

(1) 坐位 (2) 平卧位

图 5-43 心包积液的心浊音界

(1)二尖瓣听诊区(mitral valve area):正常在心尖部,即左锁骨中线内侧第5肋间处。心脏扩大时,则以心尖搏动最强点为二尖瓣听诊区。

(2)主动脉瓣听诊区(aortic valve area):有两个听诊区,即胸骨右缘第2肋间隙及胸骨左缘第3、4肋间处,后者通常称为主动脉瓣第二听诊区。主动脉瓣关闭不全的早期舒张期杂音常在主动脉瓣第二听诊区最响亮。

(3)肺动脉瓣听诊区(pulmonic valve area):在胸骨左缘第2肋间。

(4)三尖瓣听诊区(tricuspid valve area):在胸骨体近剑突稍偏右或稍偏左处。

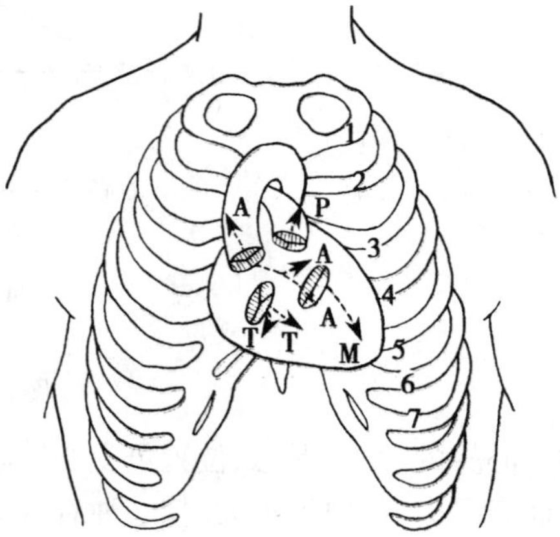

图 5-44 心脏瓣膜解剖部位及瓣膜听诊区

2. 听诊顺序 一般常开始于二尖瓣听诊区,依次为肺动脉瓣听诊区、主动脉瓣区、主动脉瓣第二听诊区和三尖瓣听诊区,按一定的顺序听诊可避免遗漏。对疑有心脏病的病人除在上述各个瓣膜听诊区进行听诊外,还应在心前区、颈部、腋下等处进行听诊,以便及时发现心血管疾病的异常体征。

3. 听诊内容 包括心率与心律、心音、额外心音、心脏杂音、心包摩擦音。

(1)心率(heart rate):心率为每分钟心脏搏动的次数,以第一心音计数。一般于心尖部听诊,计数1分钟。

1)正常心率:正常成人心率为60~100次/分,多数为60~80次/分,女性稍快,老年人偏慢,3岁以下儿童多在100次/分以上。

2)异常改变及其临床意义:凡成人心率超过100次/分,婴幼儿心率超过150次/分称为心动过速;心率低于60次/分称为心动过缓。①窦性心动过速(sinus tachycardia):心率在100~150次/分之间,逐渐增快,逐渐减慢。多为迷走神经张力减弱,或交感神经兴奋性增高所致。正常人见于运动或情绪激动时。病理情况下,见于发热、贫血、甲状腺功能亢进、心肌炎、心力衰竭等。②阵发性心动过速(paroxysmal tachycardia):心率160~220次/分,常突然开始、突然终止。根据发生的部位分室上性与室性心动过速。室上性心动过速的心律绝对规则,兴奋迷走神经(例如压迫颈动脉窦、压迫眼球等)可使心率恢复正常,多发生在无器质性心脏病者,但在器质性心脏病中也较常见;室性心动过速的心律常不规则,第一心音可时强时弱,多见于严重心脏病或药物中毒(如洋地黄中毒)。③窦性心动过缓(sinus bradycardia):心脏活动受窦房结控制,窦性心动过缓的节律规则,但频率每分钟少于60次。生理情况下可见于运动员或强体力劳动者。病理情况下常见于迷走神经兴奋性增强,如黄疸、颅内压增高等;也可见于冠状动脉硬化性心脏病或应用洋地黄制剂、β受体阻滞剂等药物后。④房室传导阻滞(atrioventricular block):完全性及不完全性房室传导阻滞时,激动从心房下传到心室过程中发生障碍,完全或部分不能通过,均可出现慢而规则的心律。完全性房室传导阻滞的心室率常少于40次/分,心尖部第一心音的强度可有改变。多见于洋地黄、奎尼丁等药物中毒、各种心肌炎及冠状动脉硬化性心脏病等。

(2)心律(cardiac rhythm):是指心脏跳动的节律。评估方法同心率听诊。

1)正常心律:正常人心律规则。部分正常青年人及儿童的心律可受呼吸影响而改变,表现为吸气时心率增快,呼气时心率减慢,称为窦性心律不齐(sinus arrhythmia),一般无临床意义。

2)异常改变及其临床意义:临床上将心脏活动的频率或节律改变称为心律失常(arrhythmia)。听诊能发现的心脏节律改变最常见的是期前收缩和心房颤动。①期前收缩(premature beat):听诊时可听到在规律的心律中提前出现一次心脏跳动,其后有一较长间歇。期前收缩的第一心音增强,第二心音减弱,脉搏可减弱或消失。若期前收缩规律出现,可形成联律,如每一次正常搏动后出现一次期前收缩,称为二联律(bigeminy);若每二次正常心搏后出现一次期前收缩,或每一次正常心搏后连续出现二次期前收缩,称为三联律(trigeminy)。根据期前收缩发生频率可分为频发(≥5次/分)和偶发(<5次/分),偶尔出现多无临床意义,但若发作频繁或形成二联律、三联律则应进一步检查有无器质性病变。期前收缩常见于冠状动脉硬化性心脏病、风湿性心脏病、心肌炎及药物中毒(洋地黄、锑剂)等。②心房颤动(atrial fibrillation):简称房颤。听诊特点为心律绝对不规则,心率快慢不等,瞬息多变,快慢之间无一定规律性;心音强弱绝对不等,变化无规律;心率快于脉率,称为脉搏短绌(pulse deficit)。心房颤动常见于风湿性心脏病二尖瓣狭窄、冠状动脉硬化性心脏病、高血压性心脏病、甲状腺功能亢进症等。

(3)心音(heart sound):正常生理情况下心音图记录到每一心动周期有四个心音,按其出现的先后顺序称为第一心音(first heart sound,S_1)、第二心音(second heart sound,S_2)、第三心音(third heart sound,S_3)和第四心音(fourth heart sound,S_4),见图5-45。一般情况下,心脏听诊仅可听到第一心音、第二心音,部分健康儿童及青少年可听到第三心音,而第四心音听不到。听诊心音时应按顺序听诊各个瓣膜区,边听边比较、分析、判断正常与否。

1)心音的发生机制及其临床意义:①第一心音(S_1):出现于心室的等容收缩期,标志着心室收缩的开始。主要是由房室瓣关闭,瓣叶突然紧张所产生的震动引起。此外,心室肌的收缩、心房收缩的终末部分、半月瓣开放以及血流冲入大血管等所产生的振动亦参与第一心音的形成。②第二心音(S_2):出现于心室的等容舒张期,标志着心室舒张的开始。主要是血流在主动脉与肺动脉内突然减速和半月瓣的突然关闭引起瓣膜振动产生。此外,房室瓣的开放、心肌舒张所产生的振动亦参与第二心音的形成。③第三心音(S_3):出现于心室快速充盈期末,距第二音后约0.12~0.18s,系血液自心房急促流入心室,冲击心室壁产生振动及房室瓣、腱索和乳头肌突然紧张振动而产生。第三心音的特点为音调低而柔和,持续时间短,约0.04s,强度弱,在心尖部及其内上方于仰卧位较清楚。④第四心音(S_4):出现在心室舒张末期,约在第一心音开始前0.1s,由心房收缩使房室瓣及其相关

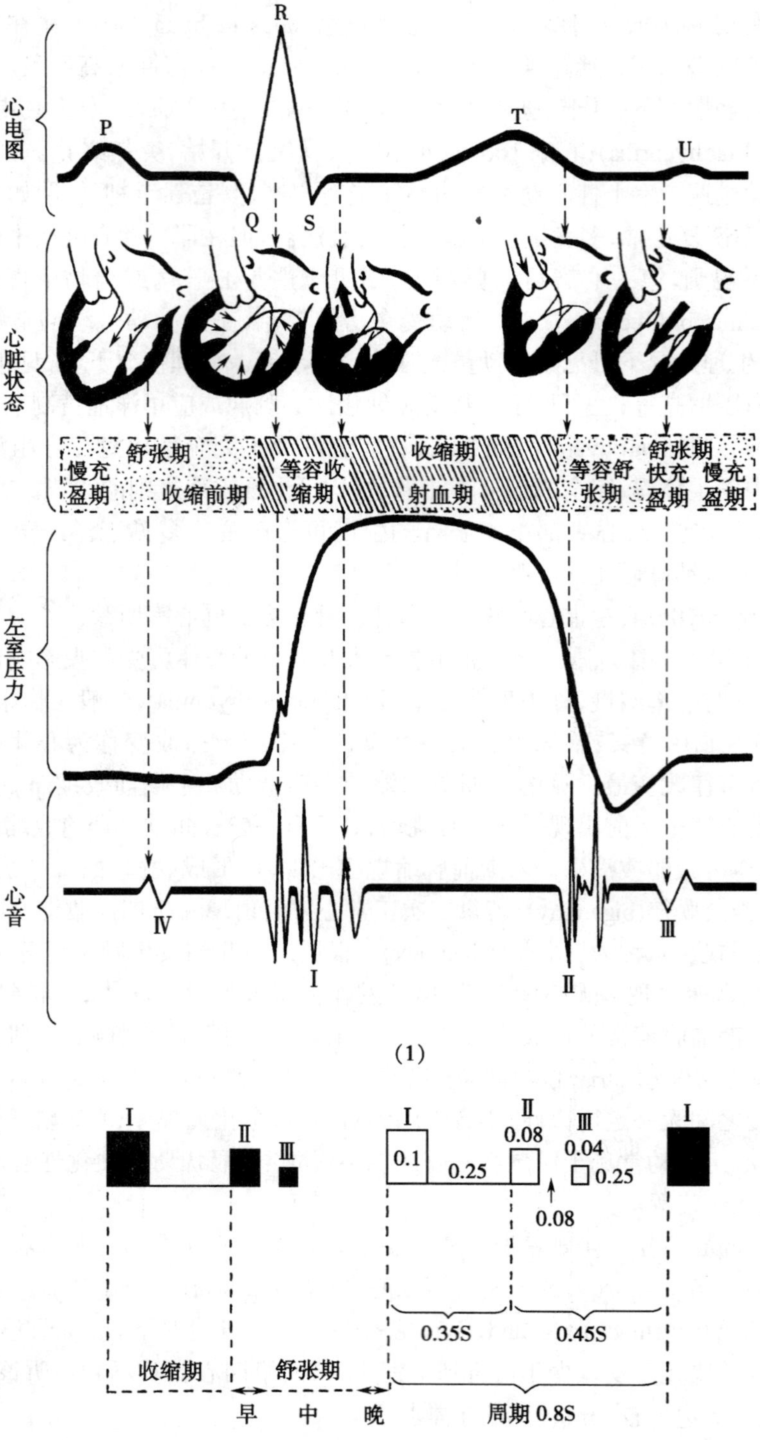

图 5-45　心动周期图

结构(瓣膜、瓣环、腱索和乳头肌)突然紧张振动所产生。第四心音正常情况下很弱不能听到，病理情况下如能听到则称为病理性第四心音，或称房性或收缩期前奔马律。特点是音调低、沉浊而弱，在心尖部及其内侧较明显。

正常人心尖部第一心音强于第二心音，心底部则第二心音强于第一心音。儿童及青年，肺动脉瓣区第二心音(pulmonic second heart sound，P_2)较主动脉瓣区第二心音(aortic second heart sound，A_2)强($P_2 > A_2$)；老年则主动脉瓣区第二心音大于肺动脉瓣区第二心音($A_2 > P_2$)；在成人主动脉瓣区第二心音等于肺动脉瓣区第二心音($A_2=P_2$)。

2)第一、二心音的区别(identify S_1 and S_2):听心音时,应首先区分第一心音和第二心音。因为只有正确区分第一、第二心音,才能正确地判断心室的收缩期和舒张期。①第一心音的特点是音调较低,强度较响,持续时间较长,约0.1s,各瓣膜区均可听到,心尖部最响。第二心音的特点是音调较高而清脆,强度较第一心音弱,持续时间较短,约为0.08s,各瓣膜区均可听到,心底部最响。②第一心音与第二心音间的间隔较短,第二心音与下一心动周期第一心音间的间隔则较长。③与心尖搏动同时出现的为第一心音,心尖搏动不明显时,可触颈动脉搏动,则第一心音与颈动脉搏动几乎同时出现。④当心尖部听诊难以区分 S_1 和 S_2 时,可先听心底部即肺动脉瓣区和主动脉瓣区,心底部的 S_1 和 S_2 易于区分,再将听诊器胸件移向心尖,边移边默记心音节律。

3)心音改变(altering heart sound)及其临床意义:听诊时注意心音强度、性质的改变及有无心音分裂。

心音强度改变(altering intensity of heart sound):影响心音强弱的因素除心外因素(如胸壁厚度、肺含气量多少等),主要是心肌收缩力与心排血量、瓣膜位置和活动性等。①S_1、S_2 同时增强见于胸壁薄、劳动后、情绪激动、贫血及甲状腺功能亢进等;同时减弱见于肥胖、胸壁水肿、左胸腔大量积液或积气、肺气肿、心包积液、甲减、心肌受损、心功能不全及休克等。②S_1 增强(loud S_1):常见于二尖瓣狭窄,由于舒张期左心室充盈减少,舒张晚期二尖瓣位置较低,相对收缩时间缩短,左心室内压力上升加速,使低位的二尖瓣突然紧张、关闭而产生振动的幅度大,因而第一心音亢进;亦见于心肌收缩力增强时,如高热、贫血、甲状腺功能亢进等;完全性房室传导阻滞时房室分离,当心房心室同时收缩时亦可使 S_1 增强,又称“大炮音”(cannon sound)。③S_1 减弱(faint S_1):常见于二尖瓣关闭不全,由于左心室舒张期过渡充盈,使二尖瓣飘浮,以致在心室收缩前瓣膜位置较高,关闭时振幅小,加之瓣膜损害所致的关闭不完全,因而第一心音明显减弱,甚至消失;主动脉瓣关闭不全使心室充盈过度,二尖瓣位置较高,以及心肌炎、心肌病或心肌梗死、心力衰竭时,因心肌收缩力减弱,第一心音亦减弱。④S_2 强度改变:循环阻力和主、肺动脉的压力及半月瓣的改变是影响 S_2 的主要因素。通常 P_2 在肺动脉瓣区最清晰,A_2 在主动脉瓣区最清晰。P_2 增强是由于肺循环阻力增高或血流量增多使肺动脉压力增高所致,见于肺源性心脏病、风湿性心脏病二尖瓣狭窄等;P_2 减弱是由于肺循环阻力降低或血流量减少所致,见于严重的肺动脉瓣狭窄和肺动脉瓣关闭不全。A_2 增强是由于体循环阻力增高或血流量增多使主动脉压力增高所致,主要见于高血压病、动脉粥样硬化,后者除音响增强外常带有金属性音调;A_2 减弱是由于体循环阻力降低或血流量减少,使左心室排血量减少所致,见于低血压、主动脉瓣狭窄及主动脉瓣关闭不全等。

心音性质改变(altering character of heart sound):心肌严重病变时,第一心音失去原有的特征而与第二心音相似,且多有心率增快,致收缩期与舒张期几乎相等,听诊尤如钟摆的嗒嗒声称钟摆律(pendular rhythm)。若同时有心动过速,心率120次/分以上,酷似胎儿心音称为胎心律(embryocardia),常见于重症心肌炎、急性心肌梗死等。

心音分裂(split heart sound):正常生理情况下,心室收缩与舒张时两个房室瓣与两个半月瓣的关闭并非同步,但正常人的听力不能分辨,故听诊为一个心音,如左、右心室活动较正常不同步的间隔时间明显加大,S_1 或 S_2 的两个主要成分的间隔时间延长,致听诊时出现一个心音分为两个心音的现象,称为心音分裂。①第二心音分裂临床上较常见。生理性分裂常见于正常儿童和青年人,在深吸气末,因胸腔负压增加,右心回心血流量增加,右心室排血时间延长,左、右心室舒张不同步,使肺动脉瓣关闭明显迟于主动脉瓣,因而可听到第二心音分裂;固定分裂(fixed split)是指 S_2 分裂不受呼吸影响,分裂的两个成分时距相对固定,见于先心病房间隔缺损,左房向右房的血液分流使右心血流量增加,排血时间延长,肺动脉关闭明显延迟,致 S_2 分裂;当吸气时回心血流量增加,右房压力升高,使左向右分流减少,抵消了吸气导致的右心血流量增加的改变,因此其 S_2 分裂较固定。②第一心音分裂临床上较少见。

(4)额外心音(extra heart sound):是指在原有心音之外,额外出现的病理性附加音,分为收缩期额外心音和舒张期额外心音,临床上以后者多见。

1)舒张期额外心音:①奔马律(gallop rhythm):由出现在第二心音之后的病理性第三心音或第四心音与原有的两个心音组成的节律,心率大于每分钟100次时,三音性质相近、时间间隔相等,所组成的韵律如奔驰的马蹄声,称为奔马律。按其出现的时间可分为舒张早期奔马律、收缩期前奔马律和重叠型奔马律。舒张早期奔马律又称为病理性第三心音(与生理性第三心音鉴别见表5-9),为短促而低调的音响。左心室舒张早期奔马律可在心尖部或其右上方听到,呼气末最响,右心室舒张早期奔马律较少见,在胸骨左缘第3、4肋间或胸骨下端左侧听到,吸气末最响。此奔马律是心肌严重受损的重要体征,常见于心肌炎、心肌病、各种心脏病等病人发生心力衰竭(尤其是左心衰竭)时。收缩期前奔马律亦称舒张晚期奔马律或房性奔马律,较低钝,常在心尖部或胸骨左缘第3、4肋间听到,多发生于左室或右室收缩负荷过度和舒张晚期充盈阻力增加的疾病,如冠状动脉硬化性心脏病、高血压性心脏病、主动脉瓣狭窄、心肌炎、心肌病等。重叠型奔马律是由舒张早期奔马律与收缩期前奔马律在心率相当快时互相重叠所引起,待心率稍慢时,则既有舒张早期奔马律又有收缩期前奔马律,听诊为四个音,即为四音律,四音律的声音犹如火车奔驰时车轮铁轨所产生的克-伦-达-拉的声音,故亦称火车头奔马律,见于左或右心功能不全伴有心动过速时,亦可见于风湿热伴有P-R间期延长与心动过速的病人,偶见于正常人发生心动过速时。②开瓣音(opening snap):又称二尖瓣开放拍击音。在二尖瓣狭窄时,可听到第二心音后较短时间内(约0.07s~0.08s)有一音调高、响度强、时限短促的尖锐拍击性附加音,以心尖偏右上方、胸骨左缘第3、4肋间附近最响。开瓣音为二尖瓣狭窄瓣膜尚柔韧具有活动能力的特征性体征,如瓣膜钙化、严重的纤维化或伴有关闭不全时则不出现。故开瓣音被作为选择二尖瓣分离术的指征。

临床常见三音律见图5-46。

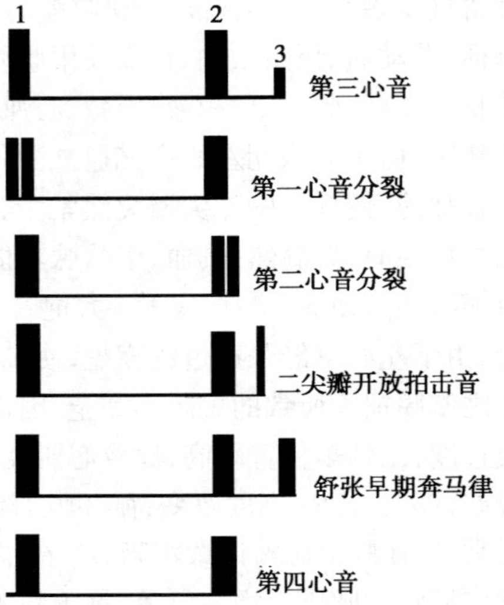

图5-46 临床常见三音律示意图

表5-9 舒张早期奔马律与生理性第三心音鉴别

	奔马律	第三心音
心率	多在100次/分以上,三个音响的时间间隔、性质大致相同	正常,运动以后心率由快减慢时,距第二心音较近
音响	额外心音常较响	音响较低
心脏情况	常伴有心脏病的症状与体征	健康的儿童和青年

2)收缩期额外心音:额外心音发生在心脏收缩期,称为收缩期喀喇音(systolic click),其临床意义较小。

3)医源性额外心音:额外心音是由起搏器或人工瓣膜等造成的。

(5)心脏杂音(cardiac murmurs):是正常心音以外在收缩期和(或)舒张期出现的一种持续时间较长的异常声音,可与心音分开或相连续,甚至完全遮盖心音,对心脏病病人的评估有重要意义。

1)杂音产生机制:正常人血液在血管内以层流状态向前流动,中心部流速最快,愈近血管壁处愈缓慢,但方向一致,不产生声音;当任何原因使血流加速或血流紊乱致层流变成湍流,产生漩涡,使心壁或血管壁发生振动即产生杂音(图5-47)。常见产生杂音的原因有血流加速,见于健康人运动后、贫血、甲状腺功能亢进等;瓣膜口狭窄及关闭不全(器质性或相对性);心腔或大血管间有异常通道(如室间隔缺损、动脉导管未闭、动－静脉瘘等);心腔内有漂浮物(如心内膜炎);血管腔扩大(如动脉瘤)等。

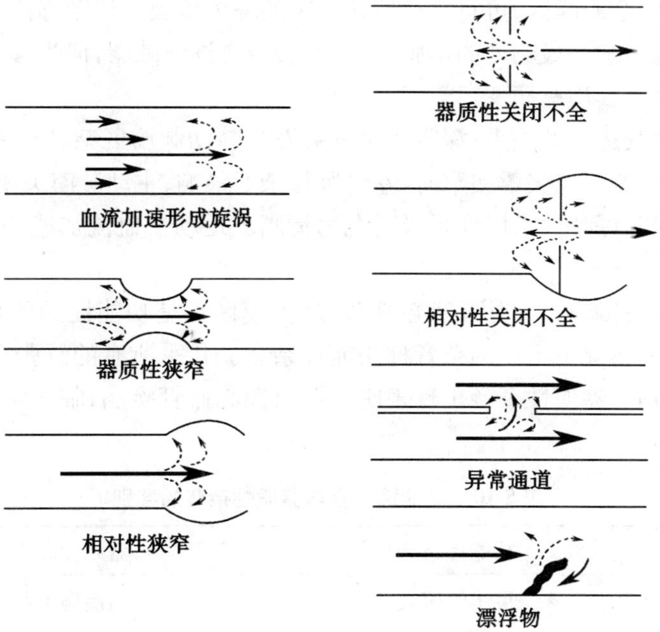

图 5-47 杂音发生机制示意图

2)杂音听诊要点:听诊杂音要注意其最响部位、出现的时期及持续时间、性质、强度、传导方向和杂音与呼吸、运动及体位的关系等来判断其临床意义。

最响部位(location):杂音的最响部位往往提示病变所在部位。如二尖瓣病变,杂音在心尖区最响;主动脉瓣病变,杂音在主动脉瓣听诊区最响;室间隔缺损,杂音在胸骨左缘 3、4 肋间最响;房间隔缺损及动脉导管未闭,杂音在胸骨左缘第 2 肋间最响。生理性杂音多在肺动脉瓣区与心尖区出现。

出现时期和持续时间(timing):判断此可帮助诊断瓣膜病变的性质。收缩期杂音(systolic murmur,SM)发生于第一心音至第二心音之间;舒张期杂音(diastolic murmur,DM)发生于第二心音至下一个心动周期的第一心音之间;连续性杂音(continuous murmur)为杂音连续在收缩期及舒张期出现。按杂音在收缩期或舒张期出现的早晚和持续时间长短,进一步分为早期、中期、晚期和全期杂音。

杂音性质(quality):心脏杂音的性质主要决定于杂音的音调与强度。临床上按性质将杂音分为吹风样(blowing)杂音、隆隆样(rumbling)杂音(二尖瓣狭窄)、叹气样杂音(主动脉瓣关闭不全)、乐音样杂音(亚急性感染性心内膜炎)、机器音样杂音(动脉导管未闭)等。

杂音强度(loudness):收缩期杂音一般可分为六级。Ⅰ级:最轻微的杂音,持续时间短,需在安静环境下仔细听才能听到;Ⅱ级:较易听出的弱杂音;Ⅲ级:将听诊器置于胸壁上即可听到的中等响亮杂音;Ⅳ级:较响亮的杂音;Ⅴ级:很响亮的杂音,只需听诊器体件的一半边缘接触胸壁,即能清楚地听到;Ⅵ级:极响的杂音,只需听诊器的体件靠近而不接触胸壁,即能听到。杂音的记录方法是级别为分子,6 级分类为分母,如一个Ⅱ级杂音记录为 2/6 级杂音。舒张期杂音强度的分级方法较不一致,国内有的采用轻度、中度、重度三级来表示,亦有采用与收缩期杂音分级相应的分级法。

杂音的传导(radiation):杂音常沿着产生杂音的血流方向传导,并可借周围组织向四周扩散。如二尖瓣关闭不全的收缩期杂音在心尖区最响,并向左腋下及左肩胛下角处传导;主动脉瓣狭窄的收缩期杂音以主动脉瓣区最响,并可向上传导至颈部;主动脉瓣关闭不全的舒张期杂音以主动脉瓣第二听诊区最响，并向胸骨下端甚至向心尖区传导。但有些杂音较局限，如二尖瓣狭窄的舒张期杂音常局限于心尖区，肺动脉瓣狭窄的收缩期杂音局限于肺动脉瓣区及附近。一般杂音传导越远越弱，但杂音的性质不变。因此如在心前区两个部位都听到同性质和同期的杂音时，为了判断杂音是来自一个瓣膜区抑或两个瓣膜区，可将听诊器从其中的一个瓣膜区逐渐移向另一区来进行听诊，若杂音逐渐减弱，则可能为杂音最响处的瓣膜有病变；若杂音逐渐减弱，但当移近至另一瓣膜区时，杂音又增强，则可能两个瓣膜均有病变。

杂音与呼吸、体位及运动的关系：深吸气时三尖瓣与肺动脉瓣区杂音较强；而深呼气时二尖瓣与主动脉瓣区的杂音较响。二尖瓣狭窄时，左侧卧位杂音最响，主动脉瓣关闭不全的舒张期杂音在坐位稍前倾时较易听到，深呼气末屏住呼吸时尤为清晰。运动使血流加速心脏收缩功能增强则杂音增强。

3)各瓣膜区杂音的临床意义：当听到心脏杂音时，应区别是功能性的还是器质性的(表 5-10)，没有心血管器质性病变情况下产生的杂音称功能性杂音。几乎所有的舒张期杂音都是器质性的，故仅收缩期杂音需鉴别。器质性杂音出现表明有器质性心血管疾病，临床常见器质性心脏杂音特点见表 5-11。

表 5-10　功能性杂音与器质性杂音的鉴别

	功能性杂音	器质性杂音
产生机制	见于健康人	因疾病引起
部位	二尖瓣或肺动脉瓣听诊区	可在任何瓣膜区
性质	柔和吹风样	粗糙吹风样
强度	常在Ⅱ级以下	常在Ⅲ以上
传导	常局限	传导范围较广
易变性	易变化时有时无	持久存在变化较少
心脏大小	心脏正常	随病变常有房室增大

表 5-11　临床常见器质性心脏杂音特点

时期	病变	最响部位	性质	传导
收缩期	二尖瓣关闭不全	心尖部	吹风样	左腋下
	主动脉瓣狭窄	主动脉听诊区	喷射性	颈部
	肺动脉瓣狭窄	肺动脉瓣区	喷射性	上下肋间
	室间隔缺损	胸骨左缘 3、4 肋间	粗糙吹风样	心前区
舒张期	二尖瓣狭窄	心尖部	隆隆样	无
	主动脉瓣关闭不全	主动脉瓣第二区	叹气样	心尖区
连续性	动脉导管未闭	胸骨左缘第二肋间	机器样	上胸部及肩胛区

(6)心包摩擦音(pericardial friction rub)：是由于心包脏、壁两层因炎症表面变得粗糙而在心脏收缩或舒张时发生摩擦所发生。心包摩擦音的声音粗糙似手指擦耳壳声，近在耳边，其发生与心脏冲动一致，收缩期与舒张期均能听到，与呼吸无关(其与胸膜摩擦音鉴别见表 5-12)，常在胸骨左缘第 3、4 肋间心脏绝对浊音界以内最清楚，前倾坐位明显，听诊器体件向胸壁加压可使其增强。当心包积液增多时，心包摩擦音可减弱甚至消失。心包摩擦音常见于风湿性、结核性和化脓性心包炎，也可发生于急性心肌梗死及严重尿毒症。

表 5-12 心包摩擦音与胸膜摩擦音区别

	心包摩擦音	胸膜摩擦音
与心脏活动关系	与心跳一致	与呼吸一致
与呼吸关系	屏气时不消失	屏气时消失
最响部位	胸骨左缘 3、4 肋间处	胸廓下部沿腋中线 5～7 肋间处

五、血管评估

血管(blood vessel)评估包括动脉、静脉及毛细血管的检查,评估方法主要有视诊、触诊和听诊。

(一)手背浅静脉充盈情况

评估对象取坐位或仰卧位,将一手保持与右心房同一水平(坐位时平第 4 肋软骨,仰卧位时平腋中线)然后将手以肩关节为轴心逐渐上举至一定高度,即可见原来充盈的手背静脉下陷时,则手上举的距离约为静脉压的高度。这种方法对于静脉压高于正常的某些疾病,如右心功能不全、心包炎及上腔静脉梗阻等时估计静脉压是否升高有一定的参考价值。

(二)脉搏

脉搏(pulse)评估主要用触诊,选择浅表动脉如桡动脉、足背动脉等。评估者以示指、中指和环指指腹平放于评估对象动脉搏动处,注意评估脉率、节律、紧张度和动脉壁弹性、强弱和脉搏的波形的变化,两侧对比。

1. 脉率(pulse rate) 脉率受年龄、性别、运动和情绪等因素的影响,正常成人脉率为 60～100 次/分,平均约 72 次/分,女性稍快。儿童平均约 90 次/分,婴幼儿可达 130 次/分,老年人稍慢。某些病理情况或药物影响也可使脉率增快或减慢。某些心律失常如心房颤动或频发期前收缩时,由于部分心搏出量低,不足以引起周围动脉搏动,故脉率可少于心率,称为脉搏短绌。

2. 节律(rhythm) 脉搏的节律可反应心脏的节律。正常人脉律规则,窦性心律不齐者脉搏可随呼吸改变,吸气时增快,呼气时减慢。各种心律失常均可影响脉搏节律,如心房颤动者脉律绝对不规则,且强弱不等,脉率少于心率,即脉搏短绌。期前收缩呈二联律、三联律者可形成二联脉、三联脉;房室传导阻滞者可有脉搏脱漏,称为脱漏脉(dropped pulse)。

3. 紧张度与动脉壁状态 脉搏的紧张度与血压(主要为收缩压)的高低有关。评估时,将示指、中指和环指指腹触及动脉后,示指用力按压使环指触不到脉搏,此时示指所施压力已将动脉血流完全阻断。根据施加压力的大小及感觉血管弹性状态判断脉搏紧张度。若示指将动脉压紧后,虽环指触不到动脉搏动,但可触及条状动脉的存在,如硬而缺乏弹性似条索状迂曲或结节状,提示动脉硬化。

4. 强弱 与心搏出量、脉压差、外周血管阻力有关。①洪脉(full bounding pulse):脉搏强而振幅大。是由于心搏出量大、脉压宽和外周阻力低所致,见于高热、甲状腺功能亢进、主动脉瓣关闭不全等;②细脉(weak“thready”pulse):脉搏弱而振幅小,是由于心搏出量小,脉压小等所致,见于心力衰竭、主动脉瓣狭窄、休克等。

5. 脉波 ①正常脉波:由升支、波峰和降支三部分构成。升支发生于左室收缩早期,左室射血冲击主动脉壁所致。波峰又称潮波,出现于收缩中、晚期,是血液向动脉远端运行的同时,部分逆反,冲击动脉壁引起。降支发生于心室舒张期,主动脉瓣关闭,血液由外周向近端折返后又向前以及主动脉壁的弹性回缩,使血流持续流向外周动脉所致。②水冲脉(water-hammer pulse):脉搏骤起骤落,急促而有力。水冲脉是由于脉压差增大所致,见于主动脉瓣关闭不全、甲状腺功能亢进、先心病动脉导管未闭和严重贫血等。③迟脉:脉搏升支上升缓慢,波幅低,波顶平宽,降支慢,主要见于主动脉瓣狭窄。④重搏脉(dicrotic pulse):在某些病理情况下使正常的重搏波增大,使一次心搏引起的脉搏似两次,即收缩期与舒张期各触及一次。见于肥厚型梗阻性心肌病和长期发热使外周血管紧张度降低的病人。⑤交替脉(pulsus alternans):脉搏强弱交替,节律规整。为左室收缩力强弱交替所致,是左心衰竭的重要体征之一。常见于高血压性心脏病、急性心肌梗死和主动脉瓣关闭不全等。⑥奇脉(paradoxical pulse):正常人吸气时由于胸腔负压升高,回心血量增多,肺循环血流量也增多,因而左心搏出量无明显变化。当有心脏压塞或心包缩窄(大量心包积液和缩窄性心包炎)时,吸气时右心舒张受限,回心血量减少继而影响右心排血量,致使肺静脉回流入左心房血量减少,使左心排血量降低,脉搏减弱,甚至消失,故又称吸停脉。⑦无脉(pulsless):即脉搏消失。见于严重休克及多发性大动脉炎,后者是由于某一部位动脉闭塞而致相应部位脉搏消失。

(三) 周围血管征

周围血管征是脉压增大所致。评估时除可触及水冲脉(见脉搏评估)以外,还可有以下体征。

1. 毛细血管搏动征　用手指轻压评估对象指甲末端或以清洁玻片轻压评估对象口唇,受压局部随心动周期出现有规律的红、白交替改变,即为毛细血管搏动征。见于主动脉瓣重度关闭不全等。

2. 枪击音　将听诊器体件放在浅表大动脉(一般采用股动脉或肱动脉)处闻及与心脏跳动一致而短促如射击的"Ta-Ta"音,称为枪击音,主要见于主动脉瓣关闭不全、甲状腺功能亢进和严重贫血。

3. Duroxziez 双重杂音　将听诊器体件稍加压力于股动脉处可闻及收缩期与舒张期非连续性双期吹风样杂音,称为 Duroxziez 双重杂音。主要见于主动脉瓣关闭不全等脉压增大的疾病。

(四) 血压

血压(blood pressure,BP)通常是指动脉血压或体循环血压(systemic blood pressure),是重要的生命体征。

1. 血压标准　现执行中国高血压联盟参照 WHO/ISH 指南,1999 年 10 月公布的中国高血压防治指南的新标准(表 5-13)。

表 5-13　血压水平的定义和分类

类别	收缩压 mmHg(kPa)	舒张压 mmHg(kPa)
理想血压	<120(16)	<80(10.7)
正常血压	<130(17.3)和	<85(11.3)
正常高值	130~139(17.3~18.5)	85~89(11.3~11.9)
1 级高血压(轻度)	140~159(18.7~21.2)和(或)	90~99(12~13.2)
亚组:临界高血压	140~149(18.7~19.9)和(或)	90~94(12~12.5)
2 级高血压(中度)	160~179(21.3~23.9)和(或)	100~109(13.3~14.5)
3 级高血压(重度)	≥180(24)和(或)	≥110(14.7)
单纯收缩性高血压	≥140(18.7)和	<90(12)
亚组:临界高血压	140~149(18.7~19.9)和	<90(12)

2. 血压变动的临床意义(altering blood pressure)

(1)高血压(hypertension):血压值受多种因素影响,如情绪激动、紧张、运动等。用标准测量方法,安静状态下至少非同日 3 次血压值达到或超过收缩压(systolic pressure)≥140mmHg(18.7kPa)和(或)舒张压(diastolic pressure)≥90mmHg(12kPa)称为高血压。若仅收缩压达到标准则称为收缩期高血压。高血压绝大多数为原发性高血压(primary hypertension),约 5% 继发于其他疾病,称为继发性或症状性高血压(secondary hypertension),如肾脏疾病、肾上腺皮质和髓质肿瘤等。

(2)低血压(hypotension):凡血压低于 90/50~60mmHg 时称为低血压。常见于周围循环衰竭、心肌梗死、急性心功能不全、急性心包填塞、肾上腺皮质功能减退症等。

(3)双上肢血压差别显著:正常双上肢血压差可达 10mmHg,若超过此范围即属异常,见于多发性大动脉炎或先天性动脉畸形等。

(4)上下肢血压异常：正常下肢血压高于上肢血压20～40mmHg，若下肢血压低于上肢时应考虑主动脉缩窄或胸腹主动脉动脉炎。

(5)脉压变化：正常脉压30～40mmHg，当脉压>40mmHg，为脉压增高。见于主动脉瓣关闭不全、甲状腺功能亢进等。若脉压<30mmHg，则为脉压减小。见于主动脉瓣狭窄、心包积液、缩窄性心包炎、严重衰竭病人。

附：循环系统常见疾病的主要体征

二尖瓣狭窄

二尖瓣狭窄(mitral stenosis)主要是由风湿病引起。早期或轻度狭窄，心室舒张时，左房血流入左室受阻，左房可通过代偿性扩张和心肌肥厚以增强心肌收缩，增加瓣膜口血流量，使左房压力不会明显升高；随瓣膜口狭窄加重，超过左房代偿限度，压力逐渐升高，引起肺静脉和肺毛细血管压被动性升高，使血浆及血液进入肺泡腔，引起急性肺水肿；长期肺淤血使肺顺应性降低，反射性引起肺小动脉痉挛、收缩，致肺动脉高压，使右心后负荷增加，导致右室扩张、肥厚，最终右心衰竭。

【体征】

视诊：二尖瓣面容，心尖搏动向左移位，有时可见心前区隆起和搏动。

触诊：心尖部可触及舒张期震颤。

叩诊：轻度狭窄，心界可正常。随着狭窄加重，心浊音界先向左以后向右扩大，心腰部膨出，心浊音界呈梨形。

听诊：心尖区第一心音亢进，音调高而清脆，呈拍击样，心尖区可闻及局限性递增型隆隆样舒张中、晚期杂音，于舒张晚期递增，左侧卧位更为清晰；心尖内侧可闻及开瓣音，提示为单纯二尖瓣狭窄或二尖瓣狭窄为主，瓣叶弹性及活动尚好。肺动脉瓣区第二音亢进、分裂，由于肺动脉扩张，使肺动脉瓣相对关闭不全，在肺动脉瓣区可听到早、中期或全舒张期杂音，可传至胸骨下端，称为Graham Steel杂音。由于右心室增大，在三尖瓣区亦可听到收缩期杂音，吸气时加强。晚期病人可出现心房颤动，心音强弱不等，心律绝对不规则，脉搏短绌。由于肺淤血，在两肺底可听到细小湿啰音或捻发音。

二尖瓣关闭不全

二尖瓣关闭不全(mitral incompetence)的病因主要是风湿病。二尖瓣关闭不全，部分血液返流入左心房，加之肺静脉血，使左房压力和容量增加，左房的顺应性增加，左房扩张。当心室舒张时流入左室的血液也增多。扩大的左房和左室可适应容量负荷的增加，持续严重的过度容量负荷终致左心衰，加重血液反流，左房压和左室舒张末压明显上升，导致肺淤血、急性肺水肿、肺动脉高压和右心衰竭。

【体征】

视诊：心尖搏动向左下移位，搏动强，较局限。发生心力衰竭后减弱。

触诊：心尖搏动向左下移位，可呈抬举样。若重度关闭不全者可触及收缩期震颤。

叩诊：心浊音界向左下扩大。

听诊：单纯二尖瓣关闭不全者心尖第一心音减弱，可闻及响亮3/6级以上全收缩期粗糙的吹风样高调杂音，传导广泛，向左腋下或左肩胛下传导，并可掩盖第一心音。肺动脉瓣区第二音亢进。二尖瓣脱垂时，其收缩期杂音可以是收缩中期的，且杂音之间可有收缩中期喀喇音。

主动脉瓣狭窄

主动脉瓣狭窄(aortic stenosis)多数由风湿病所致。主动脉瓣狭窄时，心室收缩期，因主动脉瓣狭窄导致左室射血阻力增加，加重左室后负荷，压力负荷增加的主要代偿是通过进行性室壁向心性肥厚以平衡左室收缩压升高，维持正常收缩期室壁应力和左室排血量。左室肥厚使其顺应性降低，引起左室舒张末期压进行性升高，从而使左房的后负荷增加，左房代偿性增厚。最终由于室壁应力增高、心肌缺血和纤维化等导致左室功能衰竭。严重的主动脉瓣狭窄而引起冠状动脉供血不足。

【体征】

视诊：心尖搏动向左下移位，较局限且强而有力。

触诊：心尖搏动向左下移位，呈抬举性。主动脉瓣区可触及收缩期震颤。

叩诊：心浊音界向左下扩大。

听诊：主动脉瓣听诊区可闻及粗糙而响亮的吹风样收缩中期杂音，向颈部及锁骨下部传导，并可传至心尖部，其前可伴有喷射音。心尖部第一音及主动脉瓣区第二音减弱，后者甚至消失。脉细弱，脉压减小，血压偏低。

主动脉瓣关闭不全

主动脉瓣关闭不全(aortic incompetence)的病因以风湿病居首位，动脉硬化、感染性心内膜炎等次之。主动脉瓣关闭不全时，心室舒张期左心室不仅要容纳正常从左房流入的血液，还要接受因瓣膜关闭不全从主动脉反流的血液，使左室舒张期容量负荷逐渐增大，左室扩张，肥厚。其结果又产生相对性二尖瓣关闭不全。由于舒张期使主动脉内部分血液反流入左心室，故动脉内舒张压降低，脉压增大引起周围血管征。

【体征】 胸骨左缘第3、4肋间可闻及舒张期高调叹气样递减型杂音，向心尖部传导。

视诊：颜面苍白，心尖搏动向左下移位，且范围较大。

触诊：心尖搏动向左下移位，搏动有力而弥散。

叩诊：心浊音界向左下扩大，心腰部凹陷，心浊音区呈靴形。

听诊：心尖部第一心音减弱，主动脉瓣第二心音减弱或消失，主动脉区可闻及叹气样递减型舒张期杂音，主动脉瓣第二听诊区明显，并可传至心尖部。杂音可占全舒张期或舒张早期及中期，常与第二音相连。前倾坐位深呼气末屏住呼吸时听诊清楚。如有相对性二尖瓣关闭不全，在心尖部可闻及柔和的吹风样收缩期杂音；如有相对性二尖瓣狭窄，可在心尖部闻及舒张中期杂音，即Austin-Flint杂音。收缩压升高、舒张压下降，脉压增大，可出现周围血管征，如头部有规律的不自主的点头运动，即Musset征、颈动脉搏动、水冲脉、毛细血管搏动征、动脉枪击音及Duroziez双重音。

心包积液

心包积液(pericardial effusion)主要是由于心包感染性病变(结核性、化脓性、病毒性等)及非感染性(风湿性、心肌梗死、尿毒症及特发性等)疾病所引起。心包内积液可以是渗出液、漏出液或血性液体。心包积液量<150ml时，病人可无任何症状和体征，若心包积液量较大时，心包腔内压力增高，使心脏舒张受限，进入心脏的血液减少，心排血量降低，心房压力、心室舒张期压力、全身静脉压及肺循环压均增高。

【体征】

1. 心包积液体征

(1)心尖搏动在心界之内，心尖搏动最强点与心浊音区左界之内有一定距离。

(2)心浊音界向两侧扩大，相对浊音界与绝对浊音界几乎一致，并随体位而变化。

(3)心音减弱而且距胸壁较遥远。

(4)左肺后下部在肩胛下角以下处语颤增强、叩诊浊音、闻及支气管呼吸音，称为Ewart征，是压迫性肺不张的体征。

2. 心脏压塞体征

视诊：呼吸困难，前倾坐位，颈静脉怒张(深吸气时更明显)，心尖搏动明显减弱甚至消失。

触诊：心尖搏动减弱或不能触及，脉搏快而细小，可有奇脉。

叩诊：心浊音界向两侧扩大，呈烧瓶状，并随体位改变而变化。

听诊：心音弱而遥远，少量积液时可闻及心包摩擦音。

3. 其他体征　静脉压升高，动脉收缩压降低而舒张压正常，因之脉压变小。肝脏可明显肿大，并可有腹水、下肢水肿等。

慢性心力衰竭

1. 左心衰竭(left-sided heart failure)　主要是由于左心排出量减少，使肺淤血及脑、肾等重要器官供血不足而引起相应的症状和体征。

【体征】

(1)发绀、端坐呼吸。

(2)肺部体征：两肺底叩诊浊音，并可闻及湿啰音或捻发音，由于肺毛细血管压增高，液体可进入肺泡而出现湿啰音。随病情加重，肺部啰音可从局限于肺底部而至全肺。急性肺水肿时满肺湿啰音伴哮鸣音。

(3)心脏、血管体征：除原有心脏病体征外，多数病人左心室扩大；心尖部第一心音减弱，可闻及舒张期奔马律或胎心律；肺动脉瓣区第二心音亢进；交替脉等等。

2. 右心衰竭(right-sided heart failure)　主要是体循环淤血引起的症状、体征。多继发于左心衰竭引起的肺淤血及肺动脉高压，如肺气肿、肺纤维化等引起的肺源性心脏病；某些先天性心脏病，如肺动脉瓣狭窄、房间隔缺损等亦可致右心衰竭。

【体征】

(1)发绀。

(2)颈静脉怒张，提示体循环静脉压增高。

(3)肝肿大及压痛，肝肿大常发生于皮下水肿之前，伴有上腹饱胀不适及压痛，是右心衰竭的重要表现。当压迫肿大的肝脏时，可出现颈静脉努张或更明显，称为肝颈静脉回流征阳性。长期肝淤血可导致心源性肝硬化。

(4)水肿是右心衰竭的晚期表现。水肿开始出现在身体较低的部位，指压后凹陷，从双下肢足、踝部开始，严重时可出现全身性水肿，并伴胸、腹水。

(5)右心室增大，心浊音界向左或向两侧扩大。剑突下可见弥散性搏动。严重时出现右室舒张期奔马律。

(6)黄疸。

(7)静脉压升高。

（肖宏俊）

第六节　腹部评估

腹部(abdomen)主要由腹壁、腹腔和腹腔内脏器组成。腹部体表上以两侧肋弓下缘和胸骨剑突与胸部为界，下至两侧腹股沟韧带和耻骨联合，前面和侧面由腹壁组成，后面为脊柱和腰肌。腹部的范围上起膈肌，下至骨盆，其内为腹膜腔及腹腔脏器等。

一、腹部的体表标志与分区

在腹部评估中为准确描述和记录脏器及病变的位置，常需借助某些人体自然标志及人工画线对腹部进行适当分区，以便熟悉腹部脏器的部位和其在体表的投影。

（一）体表标志（图5-48）

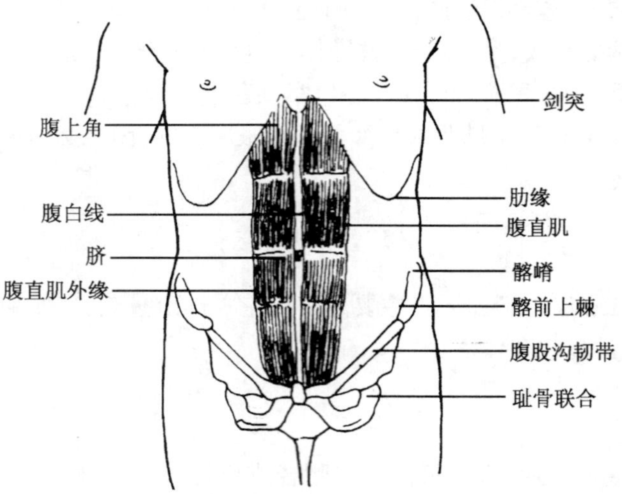

图5-48　腹部前面体表标志示意图

1. 肋弓下缘(costal margin)　肋弓由 8～10 肋软骨连接构成，其下缘为体表腹部的上界，常用于腹部分区、肝、脾的测量及胆囊点定位。

2. 剑突(xiphoid process)　是胸骨下端的软骨，为腹部体表的上界，常作为肝脏测量的标志。

3. 腹上角(costal angle)　是两侧肋弓的交角，多用于判断体型及肝的测量。

4. 脐(umbilicus)　为腹部中心，与 3～4 腰椎间隙平对，为腹部四区法分区、阑尾压痛点及腹腔穿刺的定位标志。

5. 髂嵴(iliac crest)　为髂骨的上缘。

6. 髂前上棘(anterior superior iliac spine)　髂嵴前方的突出点，为腹部九区法分区、阑尾压痛点及腹腔穿刺的定位标志。

7. 腹直肌(rectus abdominis)　是位于腹中线两侧的一对长带状肌。

8. 腹直肌外缘(lateral border of rectus muscles)　其外缘相当于锁骨中线的延续，抬头、抬肩时可明显辨认，常为腹部触诊及胆囊点的定位标志。右侧腹直肌外缘与肋弓下缘的交界处为胆囊点。

9. 腹中线(midabdominal line)　为前正中线的延续，为腹部四区法的垂直线。

10. 脊肋角(costovertebral angle)　背部两侧第 12 肋骨与脊柱的交角，为肾区叩击痛的位置。

11. 耻骨联合(pubic symphysis)　为腹中线最下部的骨性标志。

（二）腹部分区

常用的腹部分区法有四区法和九区法。

1. 四区法　以脐为中心，做一水平线和一垂直线，将腹部分为右上腹(right upper quadrant)、右下腹(right lower quadrant)、左上腹(left upper quadrant)及左下腹(left lower quadrant)四个区。

2. 九区法　由两条水平线和两条垂直线将腹部分为九区(图 5-49)。上水平线为两肋弓下缘连线，下水平线为两侧髂前上棘连线，两条垂直线分别为通过左、右髂前上棘至腹中线连线中点的垂直线。各分区内主要脏器分布情况如下(图 5-50)。

(1)右上腹部(右季肋部 right hypochondriac region)：肝右叶、胆囊、右肾及右肾上腺、结肠肝曲。

(2)右侧腹部(右腰部 right lumber region)：升结肠、右肾及部分空肠。

(3)右下腹部(right iliac region)：盲肠、阑尾、回肠下段、男性右侧精索、女性右侧卵巢及输卵管。

(4)上腹部(epigastric region)：胃体及幽门区、肝左叶、胰头、胰体、十二指肠、横结肠、腹主动脉、大网膜。

(5)中腹部(脐部 umbilical region)：十二指肠、空肠、回肠、下垂的胃或横结肠、肠系膜及淋巴结、腹主动脉、输尿管、大网膜。

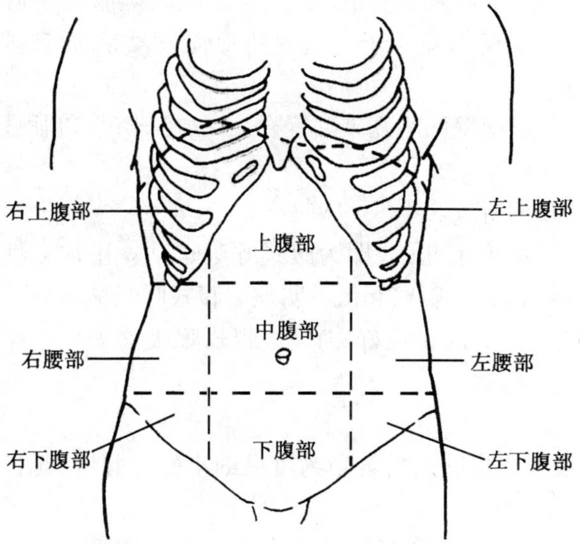

图 5-49 腹部体表九区法分区示意图

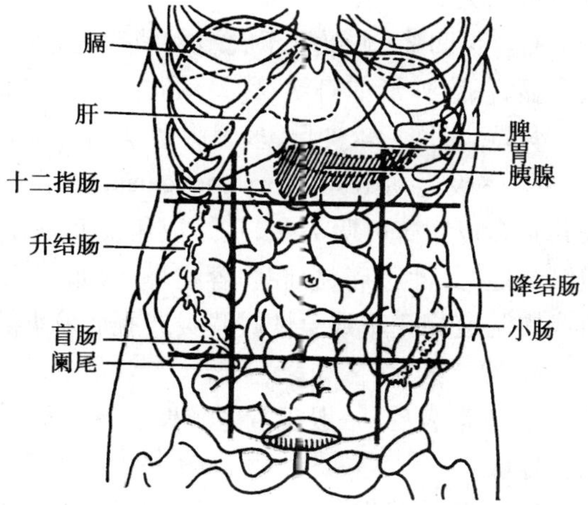

图 5-50 腹部脏器位置分布示意图

(6)下腹部(hypogastric region):回肠、乙状结肠、输尿管、胀大的膀胱或增大的子宫。

(7)左上腹部(左季肋部 left hypochondriac region):胃体及胃底、脾、胰尾、左肾及左肾上腺、结肠脾曲。

(8)左侧腹部(左腰部 left lumbar region):空肠、回肠、降结肠、左肾下极。

(9)左下腹部(left iliac region):乙状结肠、淋巴结、男性左侧精索、女性左侧卵巢及输卵管。

二、腹部评估

腹部评估顺序应按视诊、听诊、叩诊、触诊进行,但记录顺序不变。腹部评估中以触诊最为重要。

(一)视诊

腹部视诊时,嘱评估对象先排空膀胱,取低枕仰卧位,充分暴露腹部。为便于对腹部表面的脏器轮廓、包块及蠕动波进行观察,光线宜来自评估对象头侧或足侧。评估者立于评估对象的右侧,自上而下进行视诊,当观察腹部小的隆起或蠕动波时,评估者需俯身或蹲下以使眼睛与评估对象腹部在同一水平,从侧面呈切线方向进行观察。腹部视诊内容如下。

1. 腹部外形(contour) 注意腹部外形是否对称,有无隆起或凹陷。

(1)正常表现:健康正力型成人平卧位时前腹壁处于肋缘至耻骨联合平面或略低,称腹部平坦,坐起时脐以下部分略前凸。肥胖者及小儿腹部外形可高于肋缘至耻骨联合平面,称腹部饱满。消瘦者皮下脂肪少,腹部下凹,称腹部低平。老年人腹肌松弛,皮下脂肪较多,腹形稍大或宽扁,这些都属于正常腹部外形。

(2)异常及其临床意义:平卧位时前腹壁明显高于肋缘至耻骨联合平面,称腹部膨隆(protuberant abdomen);仰卧时前腹壁明显低于肋缘至耻骨联合所在平面,称腹部凹陷(retractive abdomen)。

1)全腹膨隆:腹部弥漫性隆起,呈球形或椭圆形。常见于:①肥胖:由于腹壁皮下脂肪过多所致,其特点为腹壁厚,脐部多凹陷。②腹腔积液:腹腔内有大量积液,其特点为平卧位时腹部宽扁,两侧隆起,称为蛙状腹(frog belly),常见于肝硬化门静脉高压,也可见于心力衰竭、缩窄性心包炎、肾病综合征、腹膜转移癌及结核性腹膜炎等所致腹腔大量积液时。腹膜有炎症或肿瘤浸润时,腹肌紧张,腹部常呈尖凸状,称为尖腹(apical belly)。③腹内积气:其特点为腹部呈球形,改变体位,腹形变化不明显。常见于肠梗阻或肠麻痹导致的胃肠道内积气、胃肠道穿孔及治疗性人工气腹等所致腹腔内积气。④腹内巨大包块：如足月妊娠、巨大卵巢囊肿及畸胎瘤等。

2)局部膨隆：右上腹膨隆常见于肝肿瘤、肝脓肿、肝淤血及胆囊肿大等；左上腹膨隆常见于脾大；上腹中部膨隆常见于幽门梗阻及胰腺肿瘤等；下腹膨隆常见于子宫增大及膀胱胀大等，后者排尿后可消失。

3)全腹凹陷：主要见于脱水和消瘦病人。严重时，前腹壁凹陷几乎贴近脊柱，肋弓、髂嵴和耻骨联合显露，腹外形如舟状，称舟状腹(scaphoid abdomen)。

4)局部凹陷：较少见，多因腹壁外伤或术后瘢痕收缩所致。

2. 呼吸运动(respiratory movement)　腹壁随呼吸而上下起伏，即为腹式呼吸运动。正常男性及儿童多以腹式呼吸为主，正常成年女性则以胸式呼吸为主，腹壁起伏不明显。腹式呼吸减弱见于腹膜炎症、急性腹痛、腹腔内容物增多(如腹水、腹腔内巨大肿物或妊娠)等。腹式呼吸消失见于胆道或胃肠道穿孔所致急性腹膜炎或膈肌麻痹等。

3. 腹壁静脉

(1)正常表现：一般正常人腹壁静脉不显露，在较瘦或皮肤白皙者隐约可见细小的静脉网，无扩张及迂曲。

(2)异常及其临床意义：腹壁静脉明显可见或迂曲变粗者，称腹壁静脉曲张(varix)，常见于肝硬化门静脉高压以及上、下腔静脉阻塞者。根据曲张静脉血流方向可判断其原因。检查血流方向的方法为选择一段较粗且直的腹壁曲张静脉，评估者将一手示指和中指并拢压在该段静脉上以阻断血流，然后用一手指紧压静脉向外滑动，挤出该段静脉内血液，至一定距离后放松该手指，另一手指仍紧压静脉不动，观察静脉是否迅速充盈，即可判断出血流方向(图 5-51)。正常情况下，血流方向为脐上向上，脐下向下；门静脉高压时，曲张静脉以脐为中心向四周放射，呈水母头状(caput medusae)，其血流方向与正常相同(图 5-52)；下腔静脉阻塞时，曲张静脉多分布于腹壁两侧，血流方向自下向上；上腔静脉阻塞时，上腹壁及胸壁浅静脉曲张，血流方向为自上向下(图 5-53)。

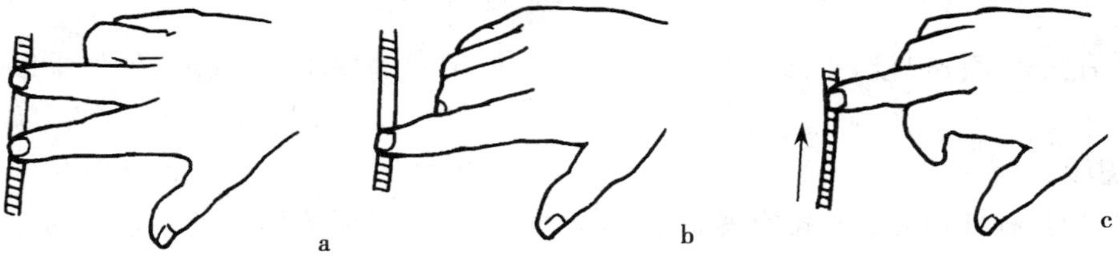

图 5-51　检查静脉血流方向手法示意图

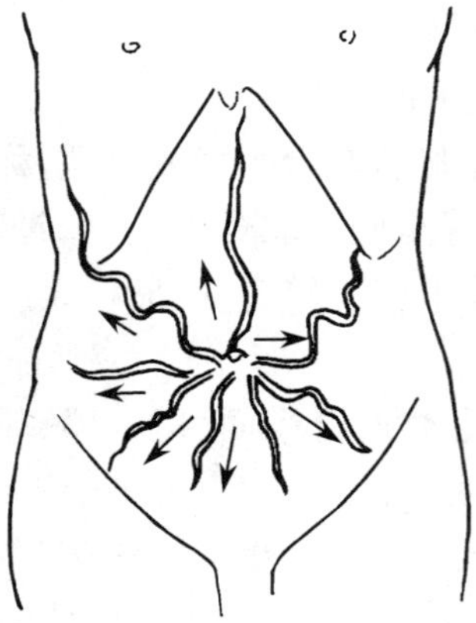

图 5-52　门静脉高压时腹壁浅静脉图血流分布和方向

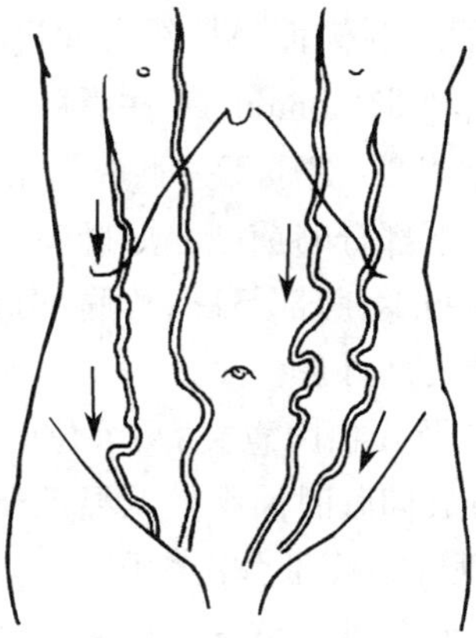

图 5-53　上腔静脉梗阻腹壁浅静脉血流分布和方向

4. 胃肠型(gastral or intestinal pattern)及蠕动波(wave of peristalsis)　除腹壁菲薄或松弛的老年人和极度消瘦者外，正常人腹部一般看不到胃和肠的轮廓及蠕动波。当胃肠道梗阻时，梗阻近端的胃或肠道因内容物聚积而饱满隆起，在腹壁上可见到相应的轮廓，称胃型或肠型。同时，因该部位蠕动加强，在腹壁上可见到蠕动波。胃蠕动波起自左侧肋缘下，缓慢向右侧推进，达右侧腹直肌旁消失。有时也可见自右向左的逆蠕动波。小肠梗阻时出现的肠型及蠕动波多见于脐部。结肠远端梗阻时出现的肠型及蠕动波多位于腹部周边。肠麻痹时，蠕动波消失。

5. 注意有无皮疹、色素沉着、腹纹、瘢痕及脐部情况。

（二）触诊

触诊是腹部评估的主要方法。触诊时，要求评估对象取低枕仰卧位，两臂自然放于身体两侧，两腿屈曲稍分开直立，以放松腹部。触诊肾脏时可取坐位或立位。评估者立于评估对象右侧，面向评估对象，前臂与腹壁表面在同一水平。检查时，手要温暖，动作要轻柔，一般自左下腹开始以逆时针方向，先左后右，自下而上，触诊全腹各部，触诊同时要观察病人的反应与表情。若评估对象已诉有疼痛部位，则应由正常部位逐渐移向病痛部位，以免病人产生错觉。应边触诊边与病人交谈，转移其注意力，从而减少腹肌紧张。

1. 腹壁紧张度(tension of the abdominal muscle)　应用浅部触诊法评估。

(1)正常表现：正常人腹壁有一定的张力，但触之柔软，较易压陷，称腹壁柔软。

(2)异常及其临床意义：在某些病理情况下，腹壁紧张度可发生变化，如腹壁紧张度增加，主要为腹膜炎症刺激引起腹肌痉挛所致。

1)全腹紧张度增加：多见于①胃肠道穿孔或脏器破裂所致的急性弥漫性腹膜炎，其特点为腹壁明显紧张，甚至强直硬如木板，称为板状腹(board-like rigidity)；②结核性腹膜炎及癌性腹膜炎，因炎症刺激较缓慢，可有腹膜增厚，并与肠管、肠系膜粘连，其特点是触诊腹壁柔韧有抵抗，不易压陷，称揉面感(dough kneading sensation)。

2)局部腹壁紧张度增加：因腹内脏器炎症累及腹膜而产生，如急性化脓性胆囊炎可致右上腹肌紧张，急性化脓性阑尾炎可致右下腹肌紧张。

3)腹壁紧张度减弱：多因腹肌张力减低或消失所致。表现为触诊时腹壁松弛无力，失去弹性，多见于慢性消耗性疾病、大量放腹水后、严重脱水病人、经产妇及年老体弱者。

2. 压痛和反跳痛

(1)压痛(tenderness)：应用浅部触诊法评估。

1)正常表现：正常腹部触诊时不引起疼痛，重按时可有一种压迫感。

2)异常及其临床意义：若由浅入深按压腹部引起疼痛称腹部压痛，多因腹壁或腹腔内病变引起。腹壁病变引起者，抓捏腹壁或嘱病人将腿伸直仰卧抬头、抬肩疼痛加剧；如病变来自腹腔内，此时因腹肌收缩而将病变与触诊的手分开，压痛则明显减轻或消失。腹内病变如脏器的炎症、肿瘤、淤血、破裂及扭转等均可引起压痛。压痛部位常为病变所在部位(图 5-54)。部分位置较固定的压痛点常反映特定的疾病，如位于右锁骨中线与肋缘交界处的胆囊点压痛为胆囊病变的标志，位于脐与右髂前上棘中外 1/3 交界处的 Mcburney 点压痛为阑尾病变的标志。此外，某些胸腔病变可在上腹部或肋下部出现压痛，某些盆腔病变可在下腹部出现压痛。

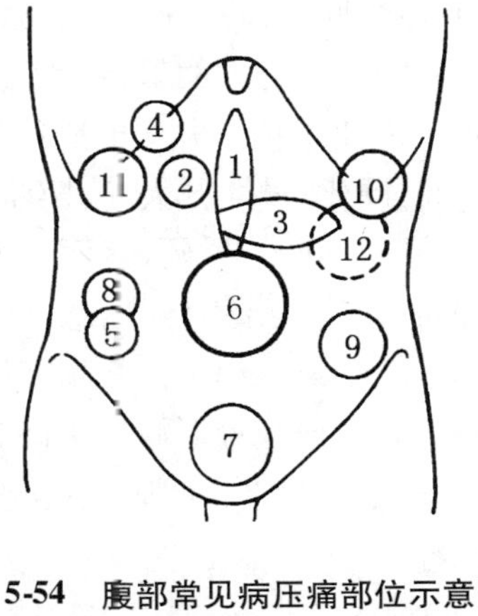

图 5-54　腹部常见病压痛部位示意图

(2)反跳痛(rebound tenderness)：应用深压触诊法评估。评估者将手指在触诊压痛处稍停片刻，使压痛感觉趋于稳定，然后将手指迅速抬起，如病人感觉疼痛骤然加剧，并伴有痛苦表情或呻吟，称为反跳痛。反跳痛为壁层腹膜受炎症累及的征象，当腹内脏器炎症尚未累及壁层腹膜时，可仅有压痛而无反跳痛。

腹膜炎病人常有腹肌紧张、压痛及反跳痛，合称为腹膜刺激征(peritoneal irritation sign)。

3. 肝脏(liver) 是腹部触诊的重要内容，需反复实践、熟练掌握。

(1)触诊方法

1)单手触诊法：较为常用，应用深部滑行触诊法。检查时评估者将右手平放于右下腹部沿右锁骨中线自下而上逐渐触向肋缘，直到触及肝缘或肋缘为止。以同样的方法于前正中线上，触诊肝左叶。注意右手在腹壁的位置不能过高，中间三指并拢，掌指关节伸直，示指与中指的指端或桡侧缘指向肋缘，嘱评估对象做深而缓慢的腹式呼吸，评估者的手与评估对象的呼吸运动紧密配合进行触诊。深呼气时，腹壁松弛下陷，指端随之压向腹深部；深吸气时，触诊的手随腹壁抬起，上抬的速度要落后于腹壁的抬起，并以指端桡侧向前上迎触随膈肌下移的肝。

2)双手触诊法：评估者右手位置同单手法，同时左手置于评估对象右腰部。触诊时，左手向上托起，使肝下缘紧贴前腹壁，并限制右下胸扩张，以增加膈肌下移的幅度，使吸气时下移的肝更易于被触及(图5-55)。

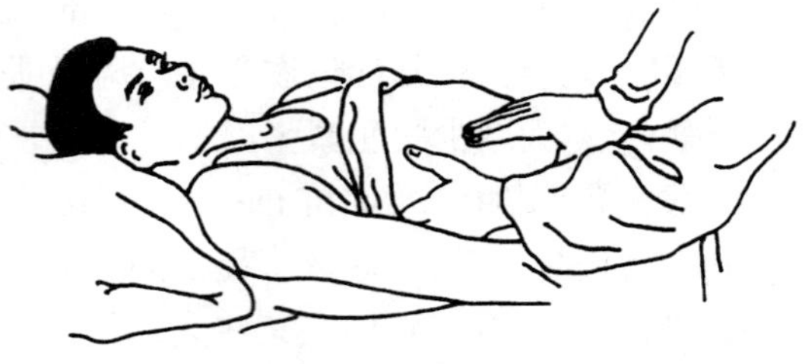

图5-55 肝诊触诊示意图

(2)触及肝脏时的注意事项

1)大小(size)：正常人一般在右锁骨中线肋缘下触不到肝，少数可触及，但应在1cm以内。剑突下可触及肝下缘，多在3cm以内。如肝下缘超过上述标准，肝上界正常或升高，提示肝大(enlarged liver)。弥漫性肝大见于肝炎、肝淤血、脂肪肝、早期肝硬化及白血病等；局限性肝肿大见于肝脓肿、肝肿瘤及肝囊肿等。

2)质地(consistency)：肝质地分为质软(soft)、质韧(firm)和质硬(hard)三级。质软者如触口唇，见于正常肝；质韧者如触鼻尖，见于急性肝炎、脂肪肝，也可见于慢性肝炎、肝淤血，前者质地稍韧；质硬者触如前额，见于肝硬化和肝癌，后者质地最硬。

3)表面及边缘(shape)：正常肝表面光滑，边缘整齐、厚薄一致。肝硬化时表面常有均匀的小结节，边缘较薄且不整齐。肝淤血、脂肪肝时，肝表面光滑，边缘圆钝。肝癌时，表面不平，边缘不整，结节大小不等。

4)压痛(tenderness)：正常肝无压痛。肝包膜膨胀或有炎症时，可因肝包膜受到牵拉或有炎症反应而有肝压痛。弥漫性压痛见于急性肝炎、肝淤血；局限性压痛常见于肝脓肿。

(3)临床常见肝脏疾病触诊特征

1)急性肝炎：轻度肝大，表面光滑，边缘钝，质稍韧。

2)肝淤血：肝大明显，质韧，表面光滑，边缘圆钝，有压痛。当右心功能不全引起肝脏淤血肿大时，评估者用手按压肿大的肝可使颈静脉怒张更加明显，称肝颈静脉回流征阳性。

3)肝硬化：早期肝大，晚期缩小，质较硬，表面不光滑，边缘锐而不整齐，无压痛。

4)肝癌：肝大，质硬，表面不平，有大小不等的结节或巨块，边缘不整，有不同程度的压痛。

5)肝脓肿：触诊有囊性感，压痛明显。

4. 脾脏(spleen) 正常脾脏位于左上腹，相当于第9～11肋的深面，肋缘下不能触及。内脏下垂、胸腔积气或积液时膈肌下降，脾脏随之向下移位，深吸气时可在左肋缘下触及脾脏边缘。除此以外，触及脾脏则提示脾肿大(enlarged spleen)。一般情况下，脾脏肿大至正常大小的一倍以上才能被触及。

(1)触诊方法：根据脾大的情况不同，可采用单手或双手触诊。脾大明显且位置较表浅时，单手触诊轻用力即可触及。轻度脾大，位置较深时，则需采用双手触诊法(图5-56)。评估对象取仰卧位，双腿稍屈曲，评估者位于评估对象右侧，左手绕过评估对象腹前方，手掌置于左季肋部第7～10肋处，用力将脾脏由后向前托起。右手掌平放于腹部，与肋弓大致呈垂直方向，从下腹部开始，随评估对象腹式深呼吸自下而上进行触诊，直至触到脾缘或左肋缘为止。轻度脾大而仰卧位不易触及时，可嘱评估对象取右侧卧位，右下肢伸直，左下肢屈髋、屈膝，此时采用双手触诊法较易触及。触到脾脏后，应注意大小、质地、表面情况、有无压痛及摩擦感等。

(2)脾大的测量方法：(图 5-57)

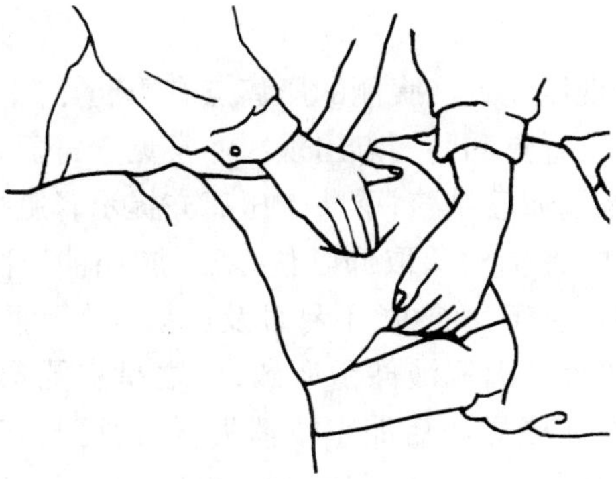

图 5-56　脾脏双手触诊示意图

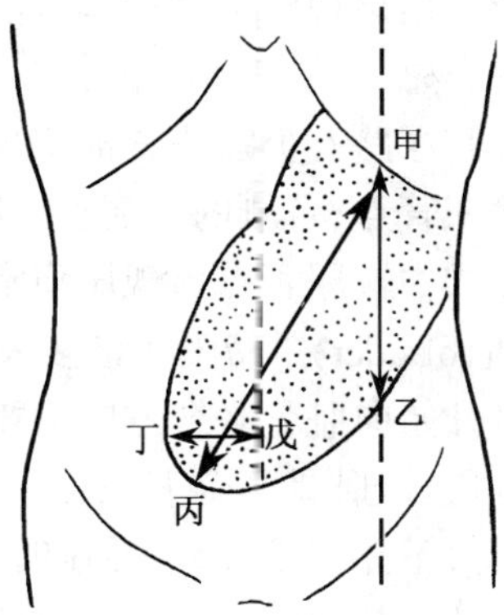

图 5-57　脾脏肿大测量方法示意图

1)第 1 线测量(甲乙线)：为左锁骨中线与肋缘交点至脾下缘的距离，以厘米表示。脾脏轻度肿大时，只作第 1 线测量。脾脏明显肿大时，需作第 2、3 线测量。

2)第 2 线测量(甲丙线)：为左锁骨中线与肋缘交点至脾脏最远点的距离。

3)第 3 线测量(丁戊线)：是脾脏右缘至前正中线的最大距离。如脾脏高度肿大向右超过前正中线，以"＋"表示；若未超过前正中线，则以"－"表示。

(3)脾肿大分度及临床意义

1)轻度脾肿大：深吸气时脾缘不超过肋下 3cm 者，见于急慢性肝炎及伤寒等，质地多较柔软。

2)中度脾肿大：脾缘超过肋下 3cm，但在脐水平线以上者，见于肝硬化、慢性淋巴细胞性白血病及淋巴瘤等。

3)高度脾肿大：超过脐水平线或向右超过前正中线者，表面光滑者可见于慢性粒细胞性白血病及疟疾等；表面不光滑而有结节者见于淋巴肉瘤和恶性组织细胞病。

脾脏压痛见于脾脓肿、脾周围炎和脾梗死等。脾周围炎和脾梗死时，因脾包膜有纤维素性渗出并累及壁层腹膜，触诊时常有摩擦感。

5. 胆囊(gallbladder)　胆囊触诊可采用单手滑行触诊法或钩指触诊法。正常情况下，胆囊隐藏于肝下面的胆囊窝内，不能被触及。胆囊肿大时，肿大的胆囊可超出肝缘及肋缘而在右肋下腹直肌外缘处触及。肿大的胆囊一般呈梨形或卵圆形，张力较高，随呼吸而上下移动。胆囊肿大呈囊性感伴明显压痛者，常见于急性胆囊炎；而不伴压痛者，见于壶腹周围癌。胆囊肿大伴实性感，并可伴轻度压痛，见于胆囊结石或胆囊癌。

急性胆囊炎早期，胆囊尚未肿大或虽已肿大而未达肋缘以下者，则不能触及胆囊，但此时可查到胆囊触痛。其方法为评估者将左手掌平放在评估对象的右肋缘部位，拇指指腹以中等度压力勾压于右肋缘与腹直肌外缘交界处(胆囊压痛点)，并嘱评估对象缓慢深吸气。在吸气过程中，有炎症的胆囊下移时碰到用力按压的拇指，即可引起疼痛或因剧烈疼痛而突然屏气，称为 Murphy 征阳性(Murphy's sign)(图 5-58)。

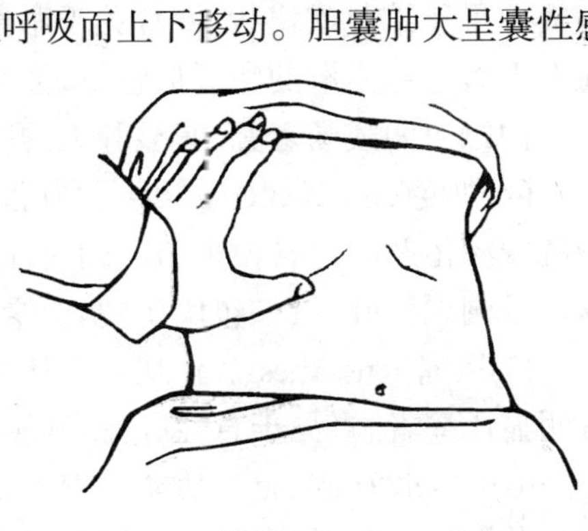

图 5-58　胆囊触痛检查手法示意图

6. 肾脏(kidney)　多采用双手触诊法。评估对象可采取仰卧位或立位。触诊右肾时，评估者用左手掌托住评估对象右后腰部向上推起，右手掌平放在评估对象右上腹部，随着腹式呼吸逐渐压向深处，直抵达后腹壁，并试与同时推向前的左手接近，两手相互配合，易于触及肾脏。如仰卧位未触及肾脏，则可变换体位(侧卧位、坐位、立位)再进行触诊。当触诊左肾时，左手绕过评估对象前方托住其左腰部，右手掌横置于左上腹部，依前法触诊左肾。一般正常人的肾脏不能触及，瘦弱者可触及右肾下极。当出现肾下垂、游走肾及肾肿大时，常可触及，并可随呼吸上下移动。当触及肾脏时，病人可有恶心感。

如肾脏和尿路有炎症或其他疾病，可在相应部位出现压痛点。腹侧的压痛点有季肋点、上输尿管点和中输尿管点；背侧的压痛点有肋脊点和肋腰点。肋脊点和肋腰点出现压痛常见于肾盂肾炎；上输尿管点或中输尿管点出现压痛常见于输尿管结石及输尿管结核；季肋点压痛亦提示肾脏病变。

7. 膀胱(bladder)　膀胱触诊多采用单手滑行触诊法，评估对象取仰卧位，双下肢屈曲，评估者以右手自脐开始向耻骨联合方向触摸。正常膀胱空虚时，隐于盆腔内，不易触及。只有在膀胱积尿充盈时，方可越过耻骨联合上缘在下腹部触及。膀胱增大多因尿液储留所致，触之呈扁圆形或圆形，有囊性感，不能用手推移，按压时有憋胀感及尿意，排尿或导尿后缩小或消失，借此可与妊娠子宫及卵巢囊肿等其他肿物鉴别。膀胱胀大最多见于尿道梗阻及截瘫所致的尿潴留，也可见于昏迷病人、腰椎或骶椎麻醉后及术后局部疼痛病人。

8. 腹部包块(abdominal mass)　腹部包块可由腹腔内有实质性脏器肿大、空腔脏器扩张、肿瘤、囊肿、炎症组织及肿大的淋巴结等形成。当触及腹部包块时，应当密切注意其部位、大小、外形、硬度、压痛及活动度等，借此可鉴别此包块是在腹壁上还是在腹腔内、来源于何种脏器组织及是炎症还是肿瘤等。

(1)部位(location)：如在腹部某处触及包块，通常说明该处腹内脏器存在病变。因此在触及包块后，应根据其部位推想到其可能来源于何种脏器。触诊发现腹部有多发、散在的包块，可见于肠系膜淋巴结结核、结核性腹膜炎及腹膜转移癌。腹部在正常情况下亦可触及一些脏器或组织，故在确诊是否为病理性包块时，首先应判断是否为腹主动脉、妊娠子宫、膨胀的膀胱、第4和第5腰椎椎体、右肾下极及乙状结肠等正常腹部可触及的组织与脏器。

(2)大小(size)：为便于动态观察与对比，当触及腹部包块时，需用皮尺测量其长度、宽度及厚度。如包块部位较深而不易测量，亦可描述为拳头大、鸡蛋大及蚕豆大等。如在右上腹部发现肝脏迅速、进行性肿大，常见于肝癌或肝脓肿；如包块大小多变，甚至在短时间内消失者，可能是肠管痉挛充气所致；巨大包块常发生在肝、肾、卵巢及子宫，以囊肿为多见；如为胃肠道肿瘤引起的包块，其大小很少超出其内腔横径。

(3)外形(shape)：包括包块形状、边缘是否清楚、表面是否光滑。如包块形态不规则、触之坚硬、表面不平呈结节或块状者，常见于恶性肿瘤、炎性肿块及结核；包块圆形、表面光滑，多为囊肿；出现在右上腹边缘光滑的卵圆形包块，多为肿大的胆囊；如条索状包块于短时间内形态多变者，可能为肠管内蛔虫团或肠套叠；明显肿大的脾脏常可在其内侧缘触及切迹。

(4)硬度(consistency)：柔软而有张力的包块，可能为腹腔内空腔脏器过度充盈所致，如胃扩张、膀胱尿潴留及胆总管梗阻引起的胆汁潴留等；质地柔软的包块还可见于囊性包块，如卵巢囊肿、多囊肾及阑尾脓肿等；如包块质硬、边缘不规则、活动度差，多见于恶性肿瘤。

(5)压痛(tenderness)：包块明显压痛多见于炎性包块，如急性胆囊炎、阑尾脓肿等；肝脏肿大伴有明显压痛者，多见于急性肝炎、肝癌、肝脓肿及右心衰竭所致的肝淤血。

(6)活动度(mobility)：活动范围大或位置多变常见于带蒂的包块或肠系膜、大网膜上的包块、游走脾及游走肾等；随呼吸上下移动的包块多见于肝、胆囊、胃、脾、肾及其癌肿；用手能推动的包块可能来自于胃、肠及肠系膜；腹膜前的包块一般较易触及，并可推动；腹膜后的包块一般不易触及，亦不易推动。

(7)搏动(pulsatility)：正常消瘦者可在腹壁看到和触到腹主动脉搏动。当触及明显的扩张性搏动的包块时，多见于腹主动脉瘤。但压迫在血管上的包块也可因动脉搏动的传导而触及搏动感。

可用下述方法来鉴别:评估者用两手示指分别压在包块表面对应的两点上,距离数厘米,如两指随搏动升起而距离不变,证明血管搏动通过包块传导而来;如两指随搏动升起而同时向两侧分开,证明是包块本身搏动。

(8)与腹壁的关系:腹部触及包块时还要明确是腹壁包块还是腹腔内包块。其鉴别的方法是:让评估对象做仰卧起坐的动作时,如该包块仍可清楚触及者为腹壁包块;如该包块不清楚或不能触及者为腹腔内包块。

综上所述,当腹部触诊发现包块时,需将触诊结果进行综合分析加以判断。如包块随呼吸上下移动、位于右上腹者,多见于肿大的肝脏或胆囊;位于左上腹者多见于肿大的脾脏,如同时能触及切迹,则可确定为脾脏;如包块与周围组织粘连、不易推动、压痛明显者,多见于炎性包块;如包块界限不清、活动度大、压痛不明显、表面光滑、质地不硬者,多见于良性肿瘤;如包块巨大,增长迅速、质地坚硬、边缘不清、表面不平、活动度差者,则多见于恶性肿瘤。

(三)叩诊

腹部叩诊可用于评估某些腹腔脏器的大小、位置、有无叩痛、胃肠道充气情况及腹腔内有无肿物、积液或积气等,可进一步验证视诊及触诊的结果。腹部叩诊多采用间接叩诊法。

1. 腹部叩诊音　正常情况下,除肝、脾、增大的膀胱和子宫所占据的部位及两侧腹部近腰肌处叩诊为浊音外,腹部其余部位均为鼓音。鼓音范围缩小可见于肝、脾等脏器极度肿大,腹腔内肿瘤及大量腹水时。鼓音明显、范围增大可见于胃肠道高度胀气、人工气腹及胃肠穿孔时。

2. 肝脏叩诊　主要用来确定肝的位置、浊音界大小及有无叩击痛。

(1)正常肝界叩诊:确定肝上界时,嘱评估对象取平卧位,平静呼吸,采用间接叩诊法沿右锁骨中线由肺部清音区向下逐一肋间叩向腹部,叩诊音由清音转为浊音时为肝上界,又称肝相对浊音界(肺肝界),此处相当于被肺覆盖的肝顶部。继续向下叩 1 ~ 2 肋间,则浊音转为实音,称肝绝对浊音界。继续向下叩,由实音转为鼓音处,即为肝下界。确定肝下界时,也可由腹部鼓音区沿右锁骨中线向上叩诊。当叩诊音由鼓音转为浊音时,即为肝下界。因肝下缘较薄且与胃、结肠等空腔脏器重叠,不易叩准,故多参照触诊确定。一般叩得的肝下界比触得的肝下缘高 1 ~ 2cm。当肝下缘明显增厚时,则两者较为接近。

肝的上下界与体型等有一定的关系。匀称体型者的正常肝在右锁骨中线上,其上界在第 5 肋间,下界位于右肋下缘。矮胖体型者及妊娠妇女肝上、下界均可上移一个肋间,瘦长体型者则可下移一个肋间。肝上、下界之间的距离称肝上下径,一般为 9 ~ 11cm。

(2)异常及其临床意义:肝浊音界上移见于右肺纤维化、右肺不张、右肺切除术后及气腹鼓肠等;肝浊音界下移见于肺气肿、右侧张力性气胸等;肝浊音界扩大可见于肝癌、肝脓肿、肝炎、肝淤血及多囊肝等;肝浊音界缩小可见于肝硬化、急性或亚急性重症肝炎及胃肠胀气等;肝浊音界消失而代之以鼓音者,因气体覆盖于肝表面所致,可见于急性胃肠道穿孔及人工气腹等。

此外,右侧胸腔积液、右下肺实变及右膈下脓肿时,肝浊音界亦可表现为扩大而实际上肝脏并无增大,需加以鉴别。

(3)肝区叩击痛:评估者左手掌平放于评估对象的肝区,右手握拳,以轻至中等力量叩击左手手背,同时注意观察病人面部表情及反应。正常人肝区无叩击痛。肝区叩击痛阳性见于肝炎、肝脓肿及肝淤血等。

3. 移动性浊音(shifting dullness)　评估时先嘱评估对象取仰卧位。评估者以间接叩诊法叩出鼓音及浊音区。当腹腔内有较多量液体时,两侧腹部因有液体聚积,叩诊呈浊音,中腹部为浮于液体表面的肠袢,叩诊呈鼓音。再嘱评估对象左侧卧位,下面的左侧腹部则大部分转为浊音,而上面的右侧腹部转为鼓音。再嘱评估对象右侧卧位,下面的右侧腹部大部分转为浊音,而上面的左侧腹部则转为鼓音(图 5-59)。这种因体位不同而出现浊音区变动的现象,称为移动性浊音,为腹腔内有游离液体的表现。当腹腔内游离液体在 1000ml 以上时,即可叩出移动性浊音。

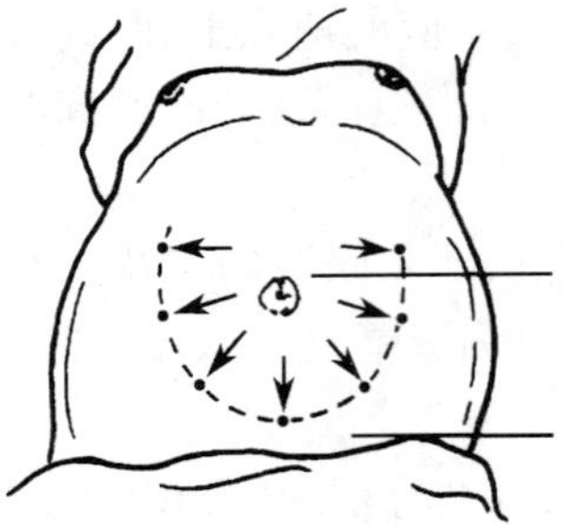

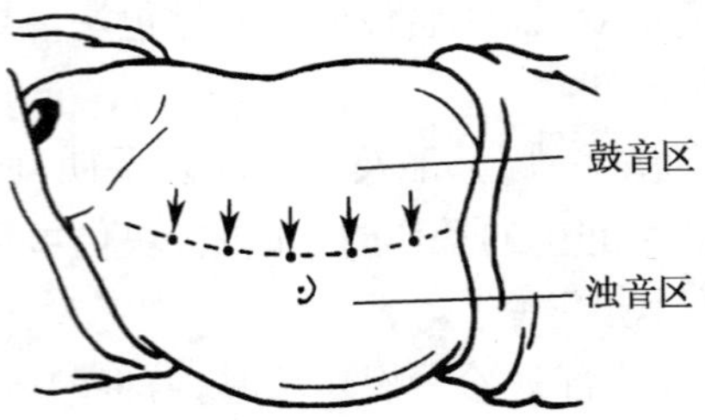

图 5-59　移动性浊音示意图

4. 肋脊角叩击痛　肋脊角是肾脏的体表标志。正常人此处无叩击痛。评估时，嘱评估对象取坐位或侧卧位，评估者用左手掌平放在评估对象的肋脊角处，右手握拳以轻至中等的力量向左手手背进行叩击。肋脊角叩击痛见于肾脏病变，如肾炎、肾盂肾炎、肾结石、肾结核及肾周围炎等。

5. 膀胱叩诊　膀胱叩诊主要用于判断膀胱的充盈程度，尤其是在膀胱触诊不满意时。膀胱叩诊在耻骨联合上方进行。当膀胱空虚时，隐于耻骨联合下方，耻骨联合上方为肠管所覆盖，故叩诊呈鼓音。当膀胱有尿液充盈时，可在耻骨联合上方叩得圆形浊音区。排尿或导尿后，则浊音区转为鼓音，借此可与女性妊娠子宫或卵巢囊肿等形成的浊音区相鉴别。

（四）听诊

由于触诊和叩诊可能会增加肠蠕动而影响听诊效果，因而腹部听诊常在视诊后进行。

1. 肠鸣音(bowel sound)　肠蠕动时，肠腔内的气体和液体随之流动而产生一种断断续续的咕噜声，称肠鸣音。

(1)正常表现：正常情况下，肠鸣音为 4 ~5 次/分，全腹均可听到，其音响及音调变异较大。为准确评估肠鸣音的次数和性质，应在固定部位至少听诊 1 分钟，通常选择右下腹。

(2)异常及其临床意义：肠鸣音异常表现为如下几种情况。

1)肠鸣音活跃：指肠鸣音达 10 次/分以上，但音调不特别高亢，见于急性胃肠炎、胃肠道大出血及服用泻药后等所致的肠蠕动增加。

2)肠鸣音亢进：指肠鸣音不但次数增多，而且声音响亮、音调高亢，甚至呈叮当声或金属声，为机械性肠梗阻的表现。若肠梗阻持续存在，可因肠壁肌肉疲劳而致肠蠕动减弱，肠鸣音亦因之而减弱。

3)肠鸣音减弱：指肠鸣音明显少于正常，甚至数分钟才能听到 1 次。见于便秘、腹膜炎、低钾血症及胃肠动力低下等。

4)肠鸣音消失：指持续听诊 3 ~5min 仍未听到肠鸣音，用手叩拍或搔弹以刺激腹部仍无肠鸣音者。主要见于急性腹膜炎、麻痹性肠梗阻及腹部大手术后。

2. 振水音(succussion splash)　评估对象仰卧，评估者将听诊器体件放于上腹部，同时用稍弯曲的手指在评估对象的上腹部作连续迅速的冲击动作。若胃内有液体积存，则可闻及胃内气体与液体相撞击而产生“咣啷、咣啷”的声音，即为振水音。正常人在进食较多液体后可出现振水音。如空腹及餐后 6 ~8h 以上仍能听到振水音者，提示胃内有较多液体潴留，见于幽门梗阻及胃扩张等。

3. 血管杂音(vascular sound)

(1)动脉性杂音：中腹部的收缩期杂音，见于腹主动脉瘤或腹主动脉狭窄。前者可在该部位触及搏动性包块，后者下肢血压低于上肢血压。左、右上腹部的收缩期杂音则常因肾动脉狭窄所致，多伴有高血压。

(2)静脉性杂音：静脉杂音为一种柔和的、连续的嗡鸣音，为静脉血流增加的表现，常出现于脐周或上腹部。如伴有明显的腹壁静脉曲张，则提示为门静脉高压侧支循环的形成。

附：消化系统常见疾病的主要体征

消化性溃疡

消化性溃疡是指胃肠道黏膜受到胃酸和胃蛋白酶等胃液成分的消化作用所致的溃疡。消化性溃疡可发生于食管下段、胃、十二指肠及胃空肠吻合术后的空肠上段等多个部位，其中以胃和十二指肠球部最为多见。

【体征】 溃疡活动期，病人上腹部常有与疼痛部位一致的压痛点，背部第10～12胸椎段可有椎旁压痛，胃溃疡偏左，十二指肠溃疡偏右，后壁溃疡穿孔者，背部可有明显压痛。

急性腹膜炎

腹膜因受到病原体感染或化学物质刺激而发生急性炎症，称急性腹膜炎。可分为急性弥漫性腹膜炎和局限性腹膜炎。

【体征】 急性弥漫性腹膜炎病人多呈急性危重病容，冷汗，痛苦表情，强迫仰卧体位，双下肢屈曲，呼吸浅快。毒血症后期，可因高热、不能进食、失水及酸碱平衡失调等而出现面色灰白、皮肤黏膜干燥及眼球凹陷等。

腹部评估可有典型的腹膜刺激征：腹肌紧张、腹部压痛和反跳痛。局限性腹膜炎的腹膜刺激征局限于某一部位。弥漫性腹膜炎则遍及全腹，并可见腹式呼吸运动减弱或消失。腹腔内有较多液体渗出时，可叩出移动性浊音。出现肠麻痹者表征为腹部膨隆，听诊肠鸣音减弱或消失。胃肠道穿孔者，因有气体游离于腹腔，叩诊肝浊音界缩小或消失。

肝　硬　化

肝硬化是一种常见的慢性进行性肝病，为一种或多种病因长期、反复作用于肝脏所致的弥漫性肝损害。

【体征】 多表现为面色灰暗、皮肤及巩膜黄染、蜘蛛痣及肝掌。早期肝肿大，而后缩小，表面不光滑，质地变硬。下肢可有水肿。失代偿期病人出现腹水、腹壁静脉曲张及脾大等门静脉高压的表现。

急性阑尾炎

急性阑尾炎是指阑尾的急性细菌性感染，在急腹症中发病率最高。

【体征】 起病数小时后右下腹阑尾压痛点出现明显而固定的压痛和反跳痛，此为诊断阑尾炎的最重要依据。评估时，病人左侧卧位，左下肢屈曲，评估者使其右下肢被动过伸出现右下腹痛，称腰大肌征阳性，提示阑尾为盲肠后位。阑尾炎发生坏死、穿孔，右下腹压痛及反跳痛更加明显，并有局部腹壁紧张。阑尾周围脓肿时，可触及压痛明显的包块。

肠　梗　阻

肠梗阻是指肠内容物在肠道内通过发生障碍，为常见的急腹症之一。

【体征】 脱水貌，表情痛苦，呼吸急促，脉搏增快，重者休克。腹部膨隆，腹壁紧张，有压痛。绞窄性肠梗阻有反跳痛。麻痹性肠梗阻肠鸣音减弱或消失。机械性肠梗阻可见肠型及蠕动波，听诊肠鸣音亢进，有气过水声或金属音。

（张文利）

第七节 脊柱、四肢及肛门、直肠、外生殖器评估

一、脊柱评估

脊柱(spine)是维持人体正常姿势、支持体重的重要结构。脊柱病变主要表现为姿势或形态异常、活动度受限及疼痛。评估以视诊为主，结合触诊和叩诊，从而了解脊柱弯曲度、有无畸形、活动受限、压痛及叩击痛等。

1. 脊柱弯曲度(curve of spine) 嘱评估对象取坐位或直立位，双臂自然下垂，视诊其脊柱弯曲度，或以手指沿脊柱棘突以适当压力自上而下划，致皮肤呈一红色充血线，以此观察脊柱有无侧弯。

(1)正常表现：正常人站立位时脊柱从背面观无侧弯，侧面观有四个生理弯曲，即颈椎段略前凸，胸椎段略后凸，腰椎段明显前凸，骶椎段明显后凸，呈“S”形。

(2)异常及其临床意义：脊柱病理性弯曲包括：①脊柱后凸(kyphosis)：多发生于胸椎，表现为脊柱后弯。常见于佝偻病、胸椎结核、类风湿性脊柱炎、老年性退行性变及脊柱骨折等。②脊柱前凸(lordosis)：多发生于腰椎，表现为脊柱过度向前弯曲，常见于晚期妊娠、大量腹腔积液及腹腔巨大肿瘤者。③脊柱侧凸(scoliosis)：表现为脊柱偏离正中线向左或向右偏移。见于儿童发育期姿势不良、佝偻病、慢性胸膜增厚、胸膜粘连、肩或胸廓畸形及椎间盘脱出症等。

2. 脊柱活动度(range of motion) 正常人脊柱有一定活动度，但各部不同。颈、腰椎活动度最大，胸椎活动度较小，骶椎几乎不活动。一般颈椎可前屈、后伸、左右侧弯各45°，旋转60°。腰椎在臀部固定时可前屈45°，后伸35°，左右侧弯各30°，旋转45°。评估时嘱评估对象作前屈、后伸、侧弯及旋转动作，即可观察到脊柱活动度及有无异常改变。脊柱各段活动度障碍见于软组织损伤、骨关节病、结核、脱位及骨折等。

3. 脊柱压痛和叩击痛

(1)压痛：评估对象取端坐位，身体略前倾。评估者以右手拇指自上而下逐个按压棘突及椎旁肌肉。正常人无压痛。棘突压痛见于脊柱外伤、脊柱结核及椎间盘脱出等。椎旁肌肉压痛见于急性腰扭伤及慢性腰肌劳损。

(2)叩击痛：①直接叩诊法：用叩诊锤或指端直接叩击各椎体棘突，观察有无疼痛；②间接叩诊法：病人坐位，评估者用左手置于评估对象头顶，右手握拳以小鱼际部叩击左手。如脊柱有病变，会在相应部位出现疼痛，又称为脊柱传导痛。正常脊柱无叩击痛，有压痛及叩击痛常见于脊椎结核、骨折及椎间盘脱出症等。

二、四肢评估

四肢(extremities)与关节(joint or arthrosis)评估以视诊和触诊为主，必要时结合叩诊和听诊。主要评估四肢长度、周长、对称性及指甲、关节形态及关节活动度。

1. 正常表现 正常人四肢长度及周长相等、左右对称，指甲及关节形态正常，关节活动自如。正常上、下肢各关节活动度如下。

(1)肩关节：前屈可达90°，后伸可达45°，内收肘部可达前正中线，外展可达90°，内旋可达90°，外旋可达30°。

(2)肘关节：只能作屈伸运动。屈肘拇指可及肩部，伸直可达180°。

(3)腕关节：屈腕可达50°～60°，伸腕可达40°，内收可达30°，外展可达15°。

(4)指关节：各指关节可伸直，屈可握拳。

(5)髋关节：屈曲时，股部可与腹壁相贴，后伸可达30°，内收约25°，外展约60°，内旋与外旋各为45°。

(6)膝关节：屈膝时，小腿后部可与股后部相贴，伸位可达180°；膝关节半屈位时，小腿可作小幅度旋转动作。

(7)踝关节：中位时足与小腿成直角，背屈可达35°，跖屈可达45°，内、外翻均可达35°。

2. 异常及其临床意义　四肢病变主要表现为疼痛、畸形及活动障碍。各关节活动度不能达到各自正常幅度，即为关节活动受限。常见于骨折、关节脱位、软组织损伤及慢性炎症等。常见的形态异常及其临床意义如下。

(1)匙状甲(koilonychia)：亦称反甲，其特点是指甲中部凹陷，边缘翘起，指甲变薄，表面带条纹呈匙状(图5-60)。常见于缺铁性贫血、高原疾病。

(2)杵状指(趾)(acropachy)：表现为末端指(趾)节明显增宽、增厚呈杵状膨大，指甲从根部到末端呈弧形隆起(图5-61)。通常认为，其发生与肢端慢性缺氧、代谢障碍及中毒损害有关。常见于支气管扩张、肺脓肿、慢性阻塞性肺气肿、肺癌、发绀型先天性心脏病及感染性心内膜炎等。

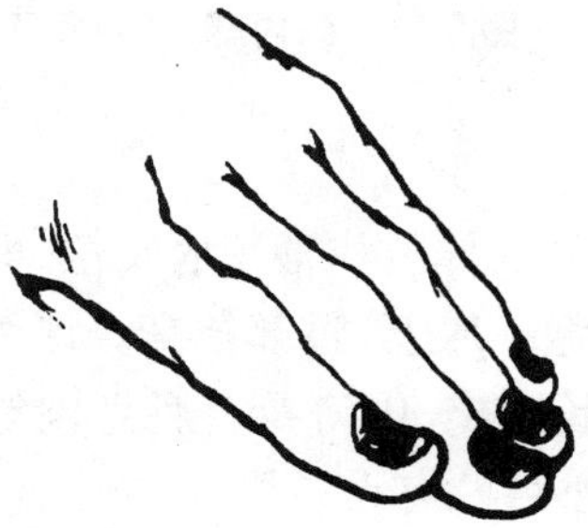

图5-60　匙状甲

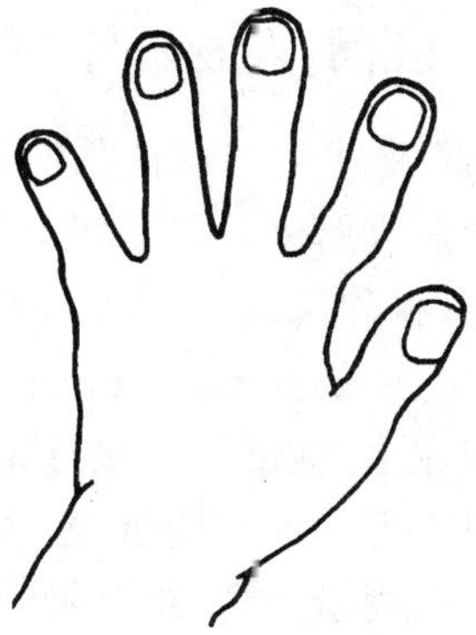

图5-61　杵状指

(3)肢端肥大：骨骼末端、软组织及韧带均增生与肥大，以致肢端较正常明显增大。为成人腺垂体生长激素分泌过多所致，见于肢端肥大症。

(4)指关节变形：包括：①梭形关节(spindle-shaped joint)：指关节呈梭形畸形，活动受限，重者手指及腕部向尺侧偏移，多为双侧对称性，见于类风湿关节炎(图5-62)；②爪形手：掌指关节过伸，指间关节屈曲，骨间肌和大小鱼际萎缩，手似鸡爪样，见于尺神经损伤、进行性肌萎缩、脊髓空洞症及麻风病等。

(5)膝关节变形：膝关节红、肿、热、痛及运动障碍，多见于风湿性关节炎活动期、结核性关节炎、外伤性关节炎及痛风等。当关节腔有积液时，可有浮髌现象。评估浮髌现象的方法为以一手拇指与其余手指将髌骨向后方连续按压数次，如下压时有髌骨与关节面的触碰感，放开时有髌骨随手浮起感，为浮髌试验阳性，是关节腔积液的重要体征(图5-63)。

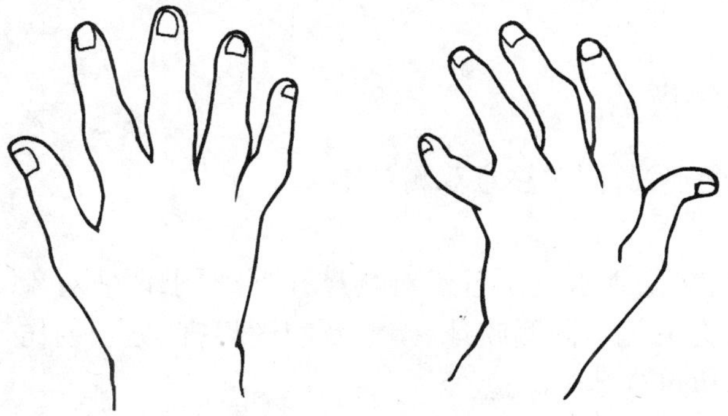

图5-62　梭形关节

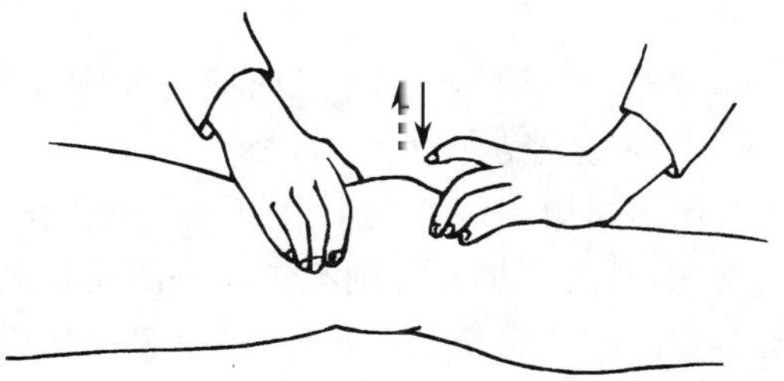

图5-63　浮髌试验

(6)膝内、外翻畸形:正常人两脚并拢时,双膝和双踝可靠拢。如双踝靠拢,而双膝分离呈“O”形,称膝内翻(genua varus)(图 5-64)。如双膝靠拢时,双踝分离呈“X”形,称膝外翻(genua valgus)(见图 5-64)。见于佝偻病及大骨节病。

(7)足内、外翻畸形(talipes equinovarus and talipes valgus):足呈固定内翻、内收位或外翻、外展位。见于脊髓灰质炎后遗症和先天性畸形等。

(8)肌肉萎缩:是指中枢或周围神经病变、肌炎或肢体废用所致的肢体肌肉组织的体积缩小。常见于脑血管意外后遗症、脊髓灰质炎后遗症、偏瘫、截瘫、周围神经损伤及多发性神经炎等。

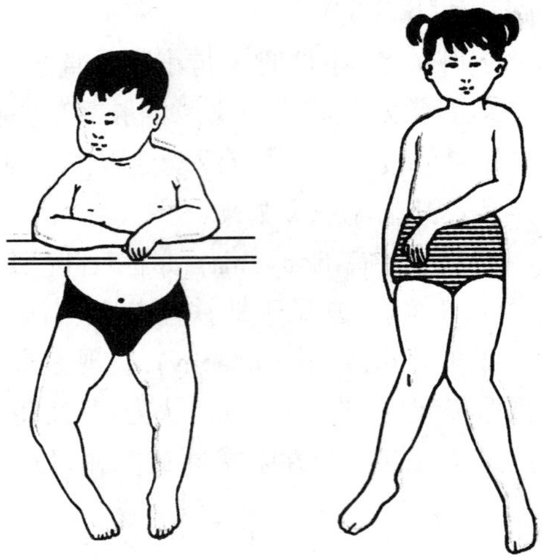

图 5-64 膝内翻、膝外翻畸形

三、肛门、直肠及外生殖器评估

肛门、直肠及外生殖器评估时环境需隐蔽,光线适中。评估前向病人解释评估目的,特别注意尊重病人的隐私权,并嘱其排尿以减少不适。男护士评估女病人时需有女护士陪同。

1. 肛门、直肠(anus and rectum) 评估时据需要可采取不同的体位。常用肘膝位,即两肘关节屈曲置于检查床上,胸部尽量接近床面,两膝关节屈曲成直角跪于床上,臀部抬高。评估重病人或年老体弱者时亦可采取左侧卧位,臀部靠近床右边。评估直肠脱出、内痔及直肠息肉等时可取蹲位。评估方法以视诊为主,结合触诊。注意肛周皮肤颜色、完整性及有无包块。

(1)正常表现:正常人肛周皮肤颜色为棕色,完整无破损及分泌物。

(2)异常及其临床意义:肛周皮肤红、肿、热、痛为肛周感染的表现;直肠周围脓肿时触痛明显并伴有波动感。惹肛门处可见紫色的静脉曲张团块为痔核。肛裂时可见肛管齿状线以下深达皮肤全层的纵行及菱形裂口或感染性溃疡,有明显触痛。肛瘘者在肛门皮肤有瘘管开口,并可有分泌物排出。直肠脱垂时肛门外有突出物,当嘱病人屏气做排便动作时更易看到紫红色的球状突出物。

2. 外生殖器 女病人一般不评估,男性病人可评估阴茎、阴囊、前列腺等。观察有无红肿、溃疡、分泌物、肿块等。

(张文利)

第八节 神经功能评估

神经功能评估主要包括脑神经、运动功能、感觉功能、神经反射以及自主神经功能评估。评估时注意不能忽视意识状态和精神状态的评估。

一、脑神经评估

脑神经(cranial nerve)评估时应按顺序进行,以免遗漏,同时注意双侧对比。

(一)嗅神经(olfactory nerve)

嘱评估对象闭目并用手指闭塞一侧鼻孔,将酒、醋及香水分别置于对侧鼻孔下,要求评估对象辨别其气味,两侧鼻孔分别测试。一侧嗅觉减退或丧失提示同侧嗅球、嗅索及嗅丝损害,见于创伤及颅前窝占位性病变等。此外,鼻黏膜炎症或萎缩也可致嗅觉减退。

(二)视神经(optic nerve)

评估视力、视野和眼底,详见本章第四节。

(三)动眼神经、滑车神经、展神经

动眼神经(oculomotor nerve)、滑车神经(trochlear nerve)、展神经(abducens nerve)均支配眼球的运动,故常同时检查。主要观察有无眼睑下垂、眼球运动障碍、斜视及复视等。动眼神经支配提睑肌、上直肌、下直肌、内直肌及下斜肌的运动。当动眼神经麻痹时,可出现上睑下垂和外斜视。滑车神经支配眼球的上斜肌,眼球向下及外展运动减弱提示滑车神经麻痹。展神经支配眼外直肌,展神经受损时出现内斜视。三对脑神经同时出现麻痹时,病人的眼球固定于中间,不能向各方位运动。

(四)三叉神经(*trigeminal nerve*)

1. 面部感觉　三叉神经的感觉神经分布在面部皮肤、眼、鼻及口腔黏膜。评估时,常用棉签检查触觉,用针刺检查痛觉,注意比较双侧感觉有无差异、有无感觉减退、消失及过敏。

2. 咀嚼运动　瞩评估对象做咀嚼运动,评估者两手分置于两侧咀嚼肌,对比两侧肌力强弱,再嘱评估对象张口,观察下颌有无偏斜。若偏向一侧,提示该侧翼状肌麻痹。

(五)面神经

面神经(facial nerve)主要支配面部表情肌和味觉功能。

1. 视诊　主要观察眼裂是否增宽、额纹和鼻唇沟是否变浅及口角是否偏斜。

2. 运动功能　评估时,嘱评估对象作皱眉、闭眼、吹口哨、露齿及鼓腮动作,比较两侧是否对称。

3. 临床意义　中枢性面瘫时,对侧眶部以下的面肌瘫痪,见于脑血管意外、脑瘤及脑部炎症。周围性面瘫表现为病变同侧面肌全部瘫痪,额纹变浅或消失,眼裂增宽,不能皱眉、闭眼、露齿、鼓腮及吹口哨,鼻唇沟变浅,口角下垂并向健侧偏斜,见于病毒感染及神经瘤等。

(六)位听神经

位听神经(acoustic nerve)包括蜗神经和前庭神经。

1. 蜗神经(cochlear nerve)　主要检查评估对象听力,详见本章第四节。

2. 前庭神经(vestibular nerve)　询问评估对象是否眩晕及平衡失调,检查有无自发性眼球震颤。

(七)舌咽神经(*glossopharyngeal nerve*)

嘱评估对象张口发“a”音,观察两侧软腭上抬是否有力、对称,腭垂是否偏斜。如病人有吞咽困难、饮水呛咳,见于脑干病变及鼻咽癌转移等。

(八)迷走神经(*vagus nerve*)

嘱病人张口发“a”音,如一侧软腭不能随之上抬及腭垂偏向健侧,是迷走神经麻痹的表现。

舌咽神经和迷走神经两者在解剖与功能上关系密切,常同时受损。

(九)副神经(*accessory nerve*)

该神经支配胸锁乳突肌及斜方肌,检查时注意胸锁乳突肌及斜方肌有无萎缩,有无斜颈或垂肩。嘱评估对象作耸肩及转头动作,比较两侧肌力。若副神经受损时,可出现一侧肌力下降,表现为向对侧转头及病侧耸肩无力,可伴有该处肌肉萎缩。

(十)舌下神经(*hypoglossal nerve*)

嘱评估对象伸舌,注意观察有无舌偏斜、舌缘两侧厚薄不等及颤动等。一侧舌下神经下运动神经元病变时,病侧舌肌可见萎缩及肌震颤,伸舌偏向病侧;一侧舌下神经上运动神经元病变时,病人无舌肌萎缩与肌震颤,伸舌偏向病变对侧,多见于脑血管病;如双侧舌下神经麻痹,则病人不能伸舌,伴语言障碍及吞咽困难。

二、感觉功能评估

感觉(sensation)是作用于机体各个感受器的各种形式刺激在人脑中的直接反映。感觉包括浅感觉、深感觉和复合感觉。感觉功能评估必须在病人神志清醒和精神状态正常时进行。评估前让评估对象了解评估的方法和意义,使其能充分合作。评估者评估时要耐心细致,既有重点,又要注意左右和远近端部分的对比。评估时嘱病人闭目，禁忌暗示性提问，必要时可多次复查。

（一）浅感觉

浅感觉(superficial sensation)感受器位于皮肤和黏膜。包括痛觉、触觉、温度觉。

1. 痛觉(pain)　用大头针轻刺评估对象皮肤，来判断痛觉是否异常。

2. 触觉(touch)　用棉絮或软纸片轻触评估对象皮肤或黏膜，判断触觉是否异常。

3. 温度觉(temperature)　把盛有热水(40℃ ~50℃)与冷水(5℃ ~10℃)的试管，分别触及评估对象皮肤，来判断温度觉是否异常。

（二）深感觉

深感觉(deep sensation)是来自肌肉、肌腱和关节等深部组织的感觉。

1. 位置觉(position)　嘱评估对象闭目，评估者将其肢体放于某一位置，嘱病人说出所放位置，或用另一肢体模仿。

2. 运动觉(kinesthesia)　嘱评估对象闭目，评估者轻夹病人的手指或脚趾向上、下作伸屈动作，让其说出手指或脚趾活动方向。

3. 震动觉(vibration)　用 C128 震动音叉柄端，放于评估对象肢体的骨隆起处(如内踝或外踝及桡骨茎突等)，询问病人有无震动感觉，并注意感受时间，同时作好两侧对比。

（三）复合感觉

复合感觉(tactile discrimination)又称皮层感觉，是经过大脑皮层的分析和综合来完成的感觉。评估时必须嘱评估对象闭目。常用方法有：

1. 体表图形觉(graphesthesia)　用钝物在评估对象皮肤上画出简单的图形(如圆形、方形及三角形)，让其辨别并回答，左、右对称部位对比。

2. 实体辨别觉(stereognosis)　将熟悉的某种物品(如硬币、纽扣、钥匙等)，置于评估对象的手中，让其辨别回答物品的大小、形状、名称及质地等。

3. 两点辨别觉(two-point discrimination)　用分开的双脚规同时放置于评估对象皮肤上，如评估对象有两点感觉，再将双脚规距离缩小，直至其感觉到一点为止。身体各部位对两点辨别感觉灵敏度不同，以鼻尖、舌尖、手指最敏感，四肢近端和躯干最差。

4. 皮肤定位觉(point location)　评估者用手指轻触评估对象皮肤某处，让其指出被触部位，皮肤定位觉障碍见于皮质病变。

三、运动功能评估

运动(movement)是指骨骼肌的活动，包括随意运动(voluntary movement)和不随意运动(involuntary movement)。随意运动受大脑皮层运动区支配，由锥体束司理；不随意运动由锥体外系和小脑司理。

（一）肌力

1. 肌力(muscle power)评估方法及判断标准　肌力是评估对象主动运动时肌肉的收缩力。嘱评估对象做肢体运动，观察肢体肌肉的收缩力量、运动幅度及速度，也可从相反的方向测试评估对象对阻力的克服力量。注意两侧肢体的对比，两侧力量显著差异时有重要意义。肌力的记录采用 0 ~5 级分级法。

0 级：完全瘫痪。

1 级：肌肉可收缩，但无肢体活动。

2 级：肢体能在床面上移动，但不能抬起。

3 级：肢体能抬离床面，但不能对抗阻力。

4 级：能做对抗阻力动作，但较正常人差。

5 级：肌力正常。

2. 临床意义 随意运动是指意识支配下的动作，随意运动功能的丧失称为瘫痪。依程度不同，瘫痪可分为完全性和不完全性。依形式可分为：①单瘫：为单一肢体瘫痪。见于脊髓灰质炎；②偏瘫：为一侧肢体瘫痪，伴有同侧颅神经损害。见于急性脑血管疾病及脑肿瘤；③截瘫：为双下肢瘫痪。见于脊髓外伤、炎症、结核及肿瘤所致的脊髓横贯性损伤；④交叉瘫：为一侧颅神经周围性麻痹及对侧肢体中枢性瘫，见于脑干损害。

（二）肌张力

肌张力(muscle tone)是指静息状态下肌肉的紧张度。可通过触诊肌肉的硬度及根据肌肉完全松弛时关节被动运动时的阻力来判断。肌张力异常有：

1. 肌张力增强 触诊肌肉有坚实感，被动运动时阻力增加。见于锥体束或锥体外系损害。

2. 肌张力减弱 触诊肌肉松软，被动运动时阻力减弱或消失，关节过伸。见于周围神经病变。

（三）不随意运动

常见的不随意运动有以下几种：

1. 震颤(tremor) 为两组拮抗肌交替收缩所引起的一种肢体摆动动作。

(1)静止性震颤(static tremor)：在静止时震颤明显，做意向动作时可减轻，动作如同"搓丸"样，可有肌张力增高，见于帕金森病。

(2)动作性震颤(intentional tremor)：在随意运动时出现，在动作终末愈接近目标愈明显，静止时可缓解，见于小脑疾病。

(3)扑翼样震颤(flapping tremor)：病人双臂平举向前，手和腕部悬空，出现两手快落慢抬的动作，与飞鸟扑翼相似，见于肝性脑病。

(4)手震颤(hand tremor)：是指上肢平伸时手指的细微震颤，见于甲状腺功能亢进。

2. 舞蹈样动作(choreic movement) 是肢体的一种快速、不规则、无目的的运动，貌似舞蹈，见于急性风湿热。

（四）共济失调

共济失调(ataxia)主要评估小脑功能。正常的随意运动有赖于主动肌、对抗肌、协同肌、固定肌在速度、幅度及力量等方面的协调一致，主要依靠小脑的功能。此外，前庭神经、深感觉及锥体外系均参与作用。当上述结构发生病变时，协调动作出现障碍，称共济失调。常用的评估方法有：

1. 指鼻试验(finger-to-nose test) 嘱评估对象手臂伸直外展，以手指触鼻尖，先慢后快，先睁眼后闭眼，重复进行。正常人动作准确，共济失调者多指鼻有误。

2. 跟-膝-胫试验(heel-to-knee-to-shin test) 评估对象仰卧，抬起一侧下肢将足置于另一侧膝部下端，沿胫骨直线下移。共济失调者动作不稳或失误。

3. 轮替运动(alternating movement) 嘱评估对象伸直手掌作快速旋前旋后动作。共济失调者动作缓慢、不协调。

4. Romberg 征(闭目难立征) 嘱评估对象闭目双足并拢直立，两臂向前平伸，出现摇晃或倾斜即为阳性。仅闭目不稳者提示两下肢有感觉障碍；闭目睁目皆不稳者提示小脑病变。

四、神经反射评估

神经反射(reflex)包括生理反射、病理反射和脑膜刺激征。

（一）生理反射

1. 浅反射 为刺激皮肤或黏膜引起的反射。

(1)角膜反射(corneal reflex)：嘱评估对象眼睛向内上方注视，评估者用棉絮轻触角膜外缘，被刺激侧眼睑立即闭合，称直接角膜反射。刺激一侧角膜，对侧眼睑也闭合，称间接角膜反射。正常人直接角膜反射、间接角膜反射均存在。一侧直接与间接角膜反射均消失，见于三叉神经病变；直接角膜反射消失而间接角膜反射存在，见于患侧面神经麻痹。角膜反射完全消失见于深昏迷病人。

(2)腹壁反射(abdominal reflex):评估对象仰卧,双下肢略屈曲使腹壁松弛,用钝头竹签按上、中、下三个部位轻划腹壁皮肤,正常可见受刺激部位腹肌收缩。上部反射消失见于胸髓 7～8 节段病损;中部反射消失见于胸髓 9～10 节段病损;下部反射消失见于胸髓 11～12 节段病损。一侧腹壁反射减弱或消失见于同侧锥体束病损;双侧腹壁反射完全消失见于昏迷及急腹症(图 5-65)。

(3)提睾反射(cremasteric reflex):用钝头竹签沿大腿内侧上方从下往上轻划大腿皮肤,正常反应为同侧提睾肌收缩,睾丸上提。一侧反射减弱或消失见于同侧锥体束受损、老年人或腹股沟疝、阴囊水肿及睾丸炎等局部病变者。双侧反射消失见于腰髓 1～2 节段病损(图 5-65)。

(4)跖反射(plantar reflex):病人取仰卧位,髋及膝关节伸直。评估者手持评估对象踝部,用钝头竹签沿足底外侧划至小趾根部足掌时转向内侧,正常反应为足趾跖屈。反射消失见于骶髓 1～2 节段病损。

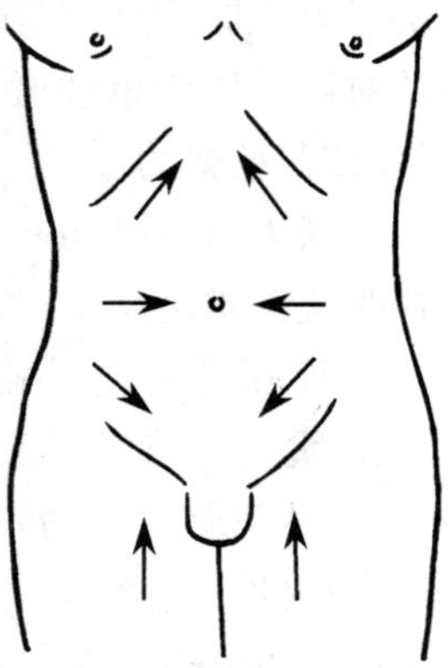

图 5-65 腹壁反射与提睾反射检查示意图

2. 深反射　为刺激骨膜或肌腱引起的反射。

(1)肱二头肌腱反射(biceps tendon reflex)(颈髓 5～6 节段):评估者用左手扶托评估对象肘部使前臂屈曲 90°,将拇指置于肱二头肌腱上,右手持叩诊锤叩击拇指指甲。正常反应为肱二头肌收缩,肘关节快速屈曲(图 5-66)。

(2)肱三头肌腱反射(triceps tendon reflex)(颈髓 7～8 节段):评估者用左手托起被检者肘部,嘱其前臂略屈曲,用叩诊锤叩击尺骨鹰嘴上方的肱三头肌肌腱,正常反应为肱三头肌收缩致前臂稍伸展(图 5-67)。

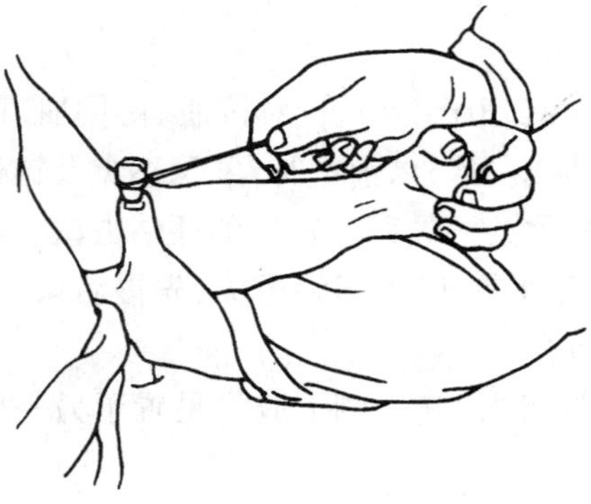

图 5-66 肱二头肌反射示意图

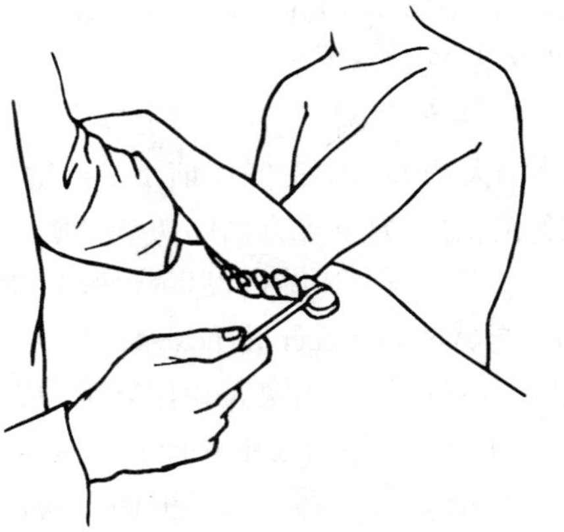

图 5-67 肱三头肌反射示意图

(3)桡骨骨膜反射(颈髓 5～6 节段):评估者用左手托起评估对象腕部,使腕关节自然下垂,用叩诊锤叩击其桡骨下 1/3 处或桡骨茎突上方,正常反应为前臂旋前、屈肘。

(4)膝腱反射(knee tendon reflex)(腰髓 2～4 节段):坐位时小腿完全松弛下垂与大腿成直角。仰卧时评估者用左手在腘窝处托起评估对象双下肢使与小腿成 120°,右手持叩诊锤叩击股四头肌肌腱,正常反应为小腿伸展(图 5-68)。

(5)跟腱反射(achilles tendon reflex)(骶髓 1～2 节段):仰卧位时使评估对象屈膝近 90°,下肢外展外旋,评估者用左手握住评估对象足掌使足呈过伸位,叩击跟腱。正常反应为腓肠肌收缩,足跖屈(图 5-69)。

深反射减弱或消失多为器质性病变,可见于:①末梢神经炎、神经根炎及脊髓灰质炎等所致反射弧受损;②周期性麻痹、重症肌无力、下运动神经元瘫痪、深昏迷及脑或脊髓急性损伤休克期;③骨关节病和肌营养不良。深反射亢进为上运动神经元瘫痪的重要体征。

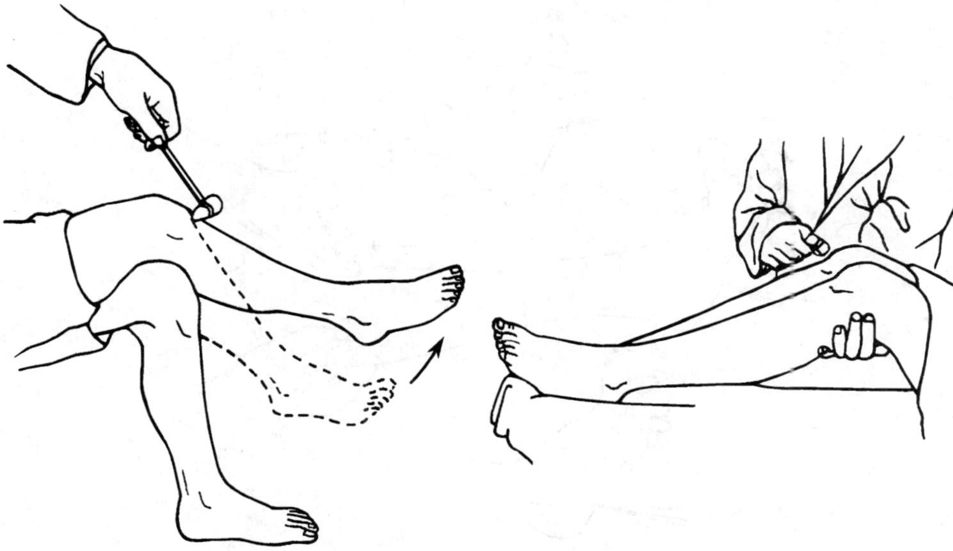

图 5-68　膝腱反射检查示意图

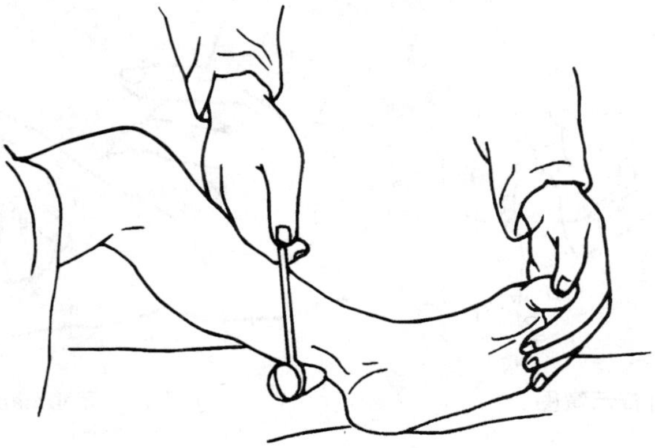

图 5-69　跟腱反射检查示意图

（二）病理反射

病理反射是指当锥体束受损时因大脑失去对脑干和脊髓的抑制作用而出现的异常反射。一岁半以内的婴儿因锥体束尚未发育完善，可出现上述反射；成人如出现上述反射时则为病理性的。

1. Babinski's sign　评估方法同跖反射。阳性反应为拇趾缓慢背伸，其余四趾呈扇形展开。

2. Oppenheim sign　评估者以拇指和示指沿评估对象胫前自上而下加压移动，阳性表现同 Babinski 征。

3. Gordon sign　评估者用手挤压腓肠肌，阳性表现同 Babinski 征。

4. Chaddock sign　评估者用竹签从外踝下方向前划至趾跖关节处，阳性表现同 Babinski 征。

上述各征测试方法不同(图 5-70)，但阳性表现形式与临床意义相同，以 Babinski sign 最常用，也最容易在锥体束损害时引出。

5. 踝阵挛(ankle clonus)　嘱评估对象取仰卧位，髋、膝关节稍屈曲，评估者一手托扶评估对象小腿，一手握住评估对象足掌前端用力使踝关节过伸并保持一定的推力，如出现足有节律屈伸运动即为阳性(图 5-71)。见于锥体束损害。

6. Hoffmann sign　评估者左手持评估对象腕关节上方，右手中指与示指夹住评估对象中指，使评估对象腕部轻度过伸而其余各手指自然弯曲，然后用拇指迅速弹刮中指指甲，由于中指指深屈肌受牵引而引起其余四指轻微掌屈为阳性(图 5-72)。见于锥体束损害。

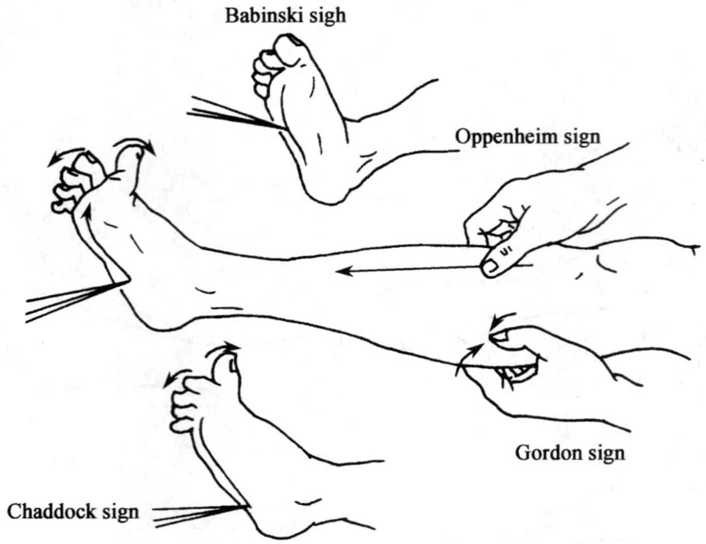

图 5-70　病理反射检查示意图

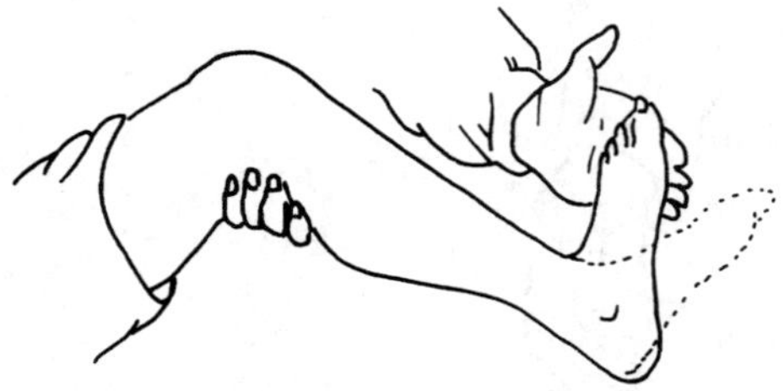

图 5-71　踝阵挛检查示意图

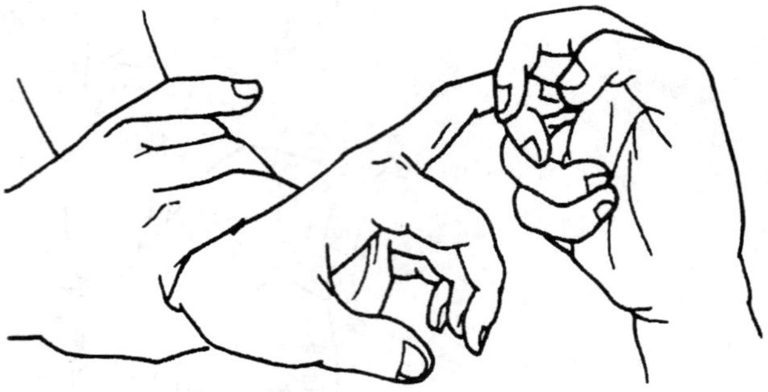

图 5-72　Hoffmann 征检查示意图

（三）脑膜刺激征

脑膜刺激征(meninges irritation sign)是脑膜受激惹的表现，见于各种脑膜炎、蛛网膜下腔出血及颅内压增高等。

1．颈强直(neck stiff)　评估对象取仰卧位，评估者用手扶托评估对象枕部作屈颈动作。颈强直表现为颈部僵直，被动屈颈时阻力增强。颈强直也可见于颈椎关节炎、肌肉损伤、颈椎骨析及脱位等。

2．Kernig sign　评估对象取仰卧位，评估者先将其髋、膝关节屈成直角，再用手抬高小腿，正常人膝关节伸可达 135°以上。阳性表现为伸膝受限伴疼痛。(图 5-73)

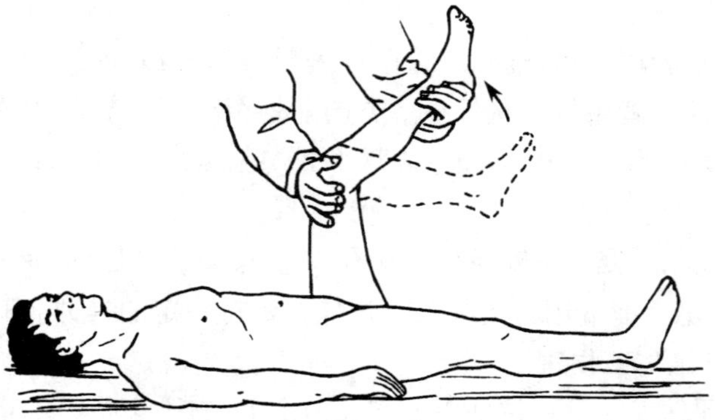

图 5-73　Kernig 征检查示意图

3. Brudzinski sign 评估对象取仰卧位，下肢自然伸直，评估者一手托评估对象枕部，一手置于评估对象胸前，然后使头前屈，阳性表现为两侧膝关节和髋关节屈曲。(图 5-74)

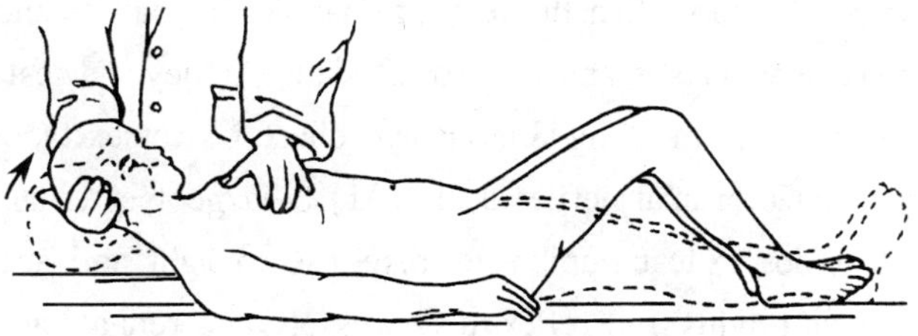

图 5-74 Brudzinski 征检查示意图

五、自主神经功能评估

自主神经的主要功能是调节内脏、血管、竖毛肌及汗腺等活动，常用的评估方法为观察和测试自主神经反射。

(一）一般观察

1. 皮肤及黏膜 皮肤及黏膜是反映自主神经功能的重要部位。应注意有无下列改变：①色泽：苍白、潮红、红斑及发绀等；②质地：光滑、变硬、增厚、脱屑、潮湿及干燥；③水肿；④溃疡等。

2. 毛发及指甲 有无多毛、毛发稀疏及指甲变形变脆等。

3. 出汗 有无全身或局部出汗过多、出汗过少及无汗。

(二）自主神经反射

1. 眼心反射 压迫眼球可致心率轻度减慢，称眼心反射。嘱评估对象卧床休息片刻，计数 1 分钟脉搏次数，然后以手压迫双侧眼球 20～30s 再计数 1 分钟脉搏次数。正常人脉搏每分钟可减少 10～20 次。迷走神经功能亢进者减少次数增加，交感神经功能亢进者脉搏不减少甚至增加。

2. 卧立试验 平卧位后起立，计数 1 分钟脉搏，如增加超过 10～12 次为交感神经兴奋性增强。由立位到卧位，计数 1 分钟脉搏如减少超过 10～12 次为副交感神经兴奋性增强。

3. 皮肤划痕试验 用钝头竹签适当加力在皮肤上划一条线，数秒后先出现白色划痕，持续 1～5min 自行消失，为正常反应。如持续时间较长，说明交感神经兴奋性增高。划线后很快出现红色条纹，持续时间较长，且增宽甚至隆起，说明副交感神经兴奋性增高。

4. 竖毛反射 竖毛肌由交感神感经支配。将冰块置于病人颈后或腋窝，数秒钟后可见竖毛肌收缩，毛囊处隆起如鸡皮。根据竖毛反射障碍的部位可判断交感神经功能障碍的范围。

（张文利）

Summary

The five basic methods of physical assessment are inspection, palpation, percussion, auscultation, and smelling.Have all equipment prepared and accessible before the examination.The order of the physical assessment is head-to-toe.The following examination sequence is one suggested route.

1. General appearance:(1)appears stated age,(2)level of consciousness,(3)skin color,(4)nutritional status,(5)posture and position,(6)mobility include gait, use of assistive devices, and no involuntary movement.(7)facial expression, mood and affect,(8)speech,(9)personal hygiene.

2. Measurement: weight, height, skinfold thickness.

3. Skin: examine both hands and inspect the nails.For the rest of the examination, examine skin with corresponding regional examination.

4. Vital signs: radial pulse, respiration, blood pressure, and temperature.

5. Head and face: (1) inspect and palpate scalp, hair, and cranium. (2) inspect face symmetry (cranial nerve Ⅶ). (3) palpate the temporal artery, then the temporomandibular joint as the person opens and close the mouth. (4) palpate the maxillary sinuses and the frontal sinuses. (5) eye: ①test visual fields by confrontation (cranial nerve Ⅱ), and test vision using Snellen eye chart, ②test extraocular muscles: corneal reflex, six cardinal positions of gaze (cranial nerve Ⅲ, Ⅳ, Ⅵ). ③inspect external eye structures. ④inspect conjunctiva, sclera, corneas, irides. ⑤test pupil: size, response to light and accommodation. ⑥using an ophthalmoscope, inspect ocular fundus: red reflex, disc, vessels, and retinal background. (6) ear: ①inspect the external ear: position and alignment, skin condition, and auditory meatus. ②move auricle and push tragus for tenderness. ③using an otoscope, inspect the canal, then the tympanic memberane for color, position, landmarks, and integrity. ④test hearing: voice test, tuning fork tests-Weber and Rinne. (7) nose: ①inspect the external nose: symmetry, lesions. ②test the patency of each nostril. ③using a speculum, inspect the nares: nasal mucosa, septum, and turbinates. (8) mouth and throat: ①using a penlight, inspect the mouth: buccal mucosa, teeth and gums, tongue, floor of mouth, palate, and uvula. ②grade tonlils. ③note mobility of uvula as the person phonates "ahh" and test gag reflex (cranial nerve Ⅸ, Ⅹ). ④ask the person to stick out the tongue (cranial nerve Ⅻ).

6. Neck: (1) inspect the neck: symmetry, lumps, and pulsations; test range of movement and muscle strength against your resistance: head forward and back, head turned to each side, and shoulder shrug (cranial nerve Ⅺ). (2) palpate the cervical lymph nodes. (3) inspect and palpate the carotid pulse, one side at a time. If indicated, listen for carotid bruits; inspect each side of neck for a jugular venous pulse and expanding. (4) palpate the trachea in midline. (5) palpate thyroid gland.

7. Female breasts: (1) inspect for symmetry, mobility, and skin. (2) palpate each breast, lifting the same side arm up over head. (3) palpate each nipple for discharge. (4) support the person's arm and palpate axilla and regional lymph nodes.

8. Chest, anterior: ask person to lift gown to drape on the shoulders, exposing the anterior chest. (1) inspect: respirations and skin characteristics. (2) palpate: tactile fremitus, lumps, or tenderness. (3) percuss lung fields. (4) auscultate breath sounds and adventitious sounds.

9. Chest, posterior and lateral: Open the person's gown to expose all of the back for examination of the thorax, but leave gown on shoulders and anterior chest. (1) inspect the posterior chest: configuration of the thoracic cage, skin characteristics, and symmetry of shoulders and muscles. (2) palpate: symmetric expansion, tactile fremitus, lumps, or tenderness. (3) palpate length of spinous processes. (4) percuss over all lung fields, percuss diaphragmatic excursion. (5) percuss costovertebral angle, noting tenderness. (6) auscultate breath sounds, note adventitious sounds.

10. Heart: (1) inspect the precordium for pulsations and heave (lift). (2) palpate the apical impulse and note the location. (3) palpate precordium for thrills. (4) auscultate apical rate and rhythm. (5) auscultate with the diaphragm of the stethoscope to study heart sounds and murmurs, inching from the apex up to the base, or vice versa. (6) auscultate the heart sounds and murmurs with the bell of the stethoscope, again inching through all locations. (7) turn the person over to left side while again auscultating apex with the bell.

11. Abdomen: the person should be supine, arrange drapes to expose the abdomen from the chest to the pubis. (1) inspect: contour, symmetry, skin characteristics, umbilicus, and pulsations. (2) auscultate bowel sounds. (3) auscultate for vascular sounds over the aorta and renal arteries. (4) percuss all quadrants. Percuss height of the liver span in right midclavicular line, and the location of the spleen. (5) palpate: light

palpation in all quadrants, then deep palpate in all quadrants. Palapte for liver, spleen, kidneys, and aorta. (6)test the abdominal reflexes.

12. Upper extremities: (1)test range of motion of joints and mulcle strength of hands, arms, and shoulders. (2)palpate the epitrochlear nodes.

13. Lower extremities: (1)inspect: symmetry, skin characteristics, and hair distribution. (2)palpate pulses: popliteal, posterior tibial, dorsalis pides. (3)palpate for temperature and edema. (4)test range of motion of joints and muscle strength of hips, knees, ankles, and feet. (5)palpate each groin for the femoral pulse and the inguinal nodes.

14. Neurologic system: (1)test sensation in selected areas on face, arms hands, legs, and feet: superficial pain, light touch, and temperature. (2)test position sense of finger, one hand. (3)test stereognosis. (4)test cerebellar function of the upper extremities using finger-to-nose test or rapid-alternating-movements test. (5)test the cerebellar function of the lower extremities by asking the person to run each heel down the opposite shin. (6)elicit deep tendon reflexes: biceps, triceps, patellar, and Achilles. (7)test the Babinski reflex etc.

Key Words

Percussion: a physical examination procedure uses tapping over the body to losten to the resulting sounds and vibrations to make observations about underlying organs and masses. This is called percussion.

Auscultation: a physical assessment procedure that a stethoscope is used to listen to some sounds is called auscultation.

Cyanosis: is a bluish coloration of the skin caused by a deficient amount of oxygen in the blood.

Jaundice: means increase of bilirubin concentration in blood. It brings the color of skin mucous membrane yellow. At the beginning of jaundice, yellow will appear on the sclera and mucous membrane of palatum.

Spider angioma: is a tiny red blood vessel lesion in a group of vessels radiating from a central arteriole.

Hepatojugular reflux: For patients of right heart failure, if top right abdomen is pressed, jugular vein will distend. This phenomenon is called hepatojugular reflux. It is one of important signs of right heart failure.

Barrel chest: demonstrates increased anterior-posterior diameter associated with emphysema.

Crackles: with a stethoscope one can listen to sounds in the chest. The popping sounds causes by air entering diseased airway and alveoli are called crackles or rales. High-pitched musical sounds resulting from air flowing through a naarowed airway, such as in asthma or emphysema, are called wheezes or rhonchi. The high-pitched crowing sound occurring with an obstructed upper airway is called stridor.

Gallop: an abnormal heart sound that mimics the gait of a horse, related to abnormal ventricular contraction.

Murmur: are abnormal sounds listening to the heart through a stethoscope that occur during systole or diastole as a result of turbulent blood flow, which is produced by a defect in the heart chambers or valves. Systolic murmurs generally represent either aortic stenosis or mitral regurgitation. Diastolic murmurs may represent either aortic regurgitation or mitral stenosis.

Board-like rigidity: means acute peritonitis which caused by gastrointestinal or organs broken. It shows abdominal rigidity and stiffen like a board.

Peritoneal irritation sign: Patients who suffered from peritonitis will have abdominal rigidity, tenderness, and rebound tenderness. That is called peritoneal irritation sign.

Koilonychia: means that the finger nails become sunken in the center, margin turns upwards, thin with stripe. The form looks like a spoon.

Acropachy: means that the tips of fingers and feet become wide and thick, it looks like wooden club. The nails become curve and rise from root to the end.

Deep reflex: a reflex is the body's automatic respose to a stimulus. Reflexes that involve involuntary muscle contraction after percussion at a tendon are called deep tendon reflexes(DTR).

（马秀芬）

第六章 心电图检查
Electrocardiogram

心脏在每一次机械收缩之前都要产生一次生物电的变化，所产生的动作电位可经体内组织传导至体表各部。心电图(electrocardiogram，ECG)是利用心电图机从体表记录心脏每一个心动周期所产生电活动变化的曲线图形。心电图检查是一项简便、无创伤、无痛的辅助检查，它对某些心血管疾病的诊断具有重要意义。本章重点讲解心电图的基础知识、心电图描记、心电图测量、正常心电图和临床常见的异常心电图。

With each heartbeat，an electrical impulse (or "wave")travels from the heart to the skin.An electrocardiogram - often abbreviated as ECG - is a diagnostic study that produces a graphic record of the electrical activity of the heart by electrocardiographic machine.ECG is a painless，brief，noninvasive way to diagnose many common types of heart disease.It typically is one of the first tests prescribed when there are questions about the working of your heart.An ECG can detect irregularities in your heart rhythm，structural abnormalities in your heart，and problems with the supply of blood and oxygen to your heart muscle.It can also tell if you're having a heart attack or if you've had a heart attack in the past.

第一节 心电图的基本知识

一、心电图形成基础

(一) 心肌细胞电生理

心肌细胞电生理是研究心电图产生和变化规律的理论基础。任何活组织细胞的生物电变化都是由细胞膜对其两侧的 K^+、Na^+、Cl^-、Ca^{2+} 等带电离子的选择性通透及各种离子的定向流动引起的，心肌细胞也不例外。根据它们变化的规律可将其电静止与电变化的过程归纳为三个主要状态。

1. 极化状态(polarization) 心肌细胞处于静息状态。此时细胞膜外排列着一层带正电荷的阳离子，而膜内排列着一层数量相等、带负电荷的阴离子。细胞膜两侧离子的这种外正内负的排列状态称为极化状态。虽然这时膜内外尚有电位差存在，但由于细胞膜的半通透性及膜两侧各离子分布的不均衡，使细胞膜表面及两侧的电位保持平衡，细胞表面和内外没有电流活动。

2. 除极阶段(depolarization) 心肌细胞受到刺激后极化状态会发生逆转。此时，由于离子的选择性转移使得细胞膜两侧的电位发生倒转，由原来的外正内负的极化状态较快地转变成外负内正的状态，这种极化状态的倒转被称为"去极化"状态。

3. 复极阶段(repolarization) 心肌细胞除极后再经多种离子的后续移动及离子泵的耗能调整，使细胞的除极化状态重新恢复到极化状态。此时细胞膜两侧不仅电位的情况由外负内正状态变回外正内负状态，且各种离子的分布也基本恢复到除极前的分布情况。该阶段历时一般较除极阶段长得多。

因为极化状态时细胞没有电活动，若用电流计去记录细胞膜外的电变化，电流计指针不发生偏移，描绘得到一条直线。当心肌细胞膜受到刺激时，受刺激部位的细胞膜出现除极化，该处细胞膜外正电荷变成负电荷，而其旁边尚未除极的细胞膜外仍带正电荷，从而形成一对电偶，电源(正电荷)在前，电穴(负电荷)在后，电流自电源流入电穴，并沿着一定的方向迅速扩展直到整个心肌细胞除极完毕。复极过程与除极过程方向相同，但复极过程的电偶是电穴在前，电源在后(图 6-1)。除极与复极两个阶段共同构成了心肌细胞一次明显的电变化过程，若记录下来则获得一组上下变化的曲线。电流计的探查电极所放置的位置不同，记录下来的电流方向也有所不同，波形就有正向与负向的区别，探查电极对向电源形成向上的波形，探查电极对向电穴形成向下的波形(图 6-2)。当除极和复极结束时，由于细胞膜内外完全成为外负内正或外正内负的状态，细胞膜外的电位差已消失，没有电流，记录细胞膜外电变化的电流计指针不发生偏移，描绘得到一条直线。

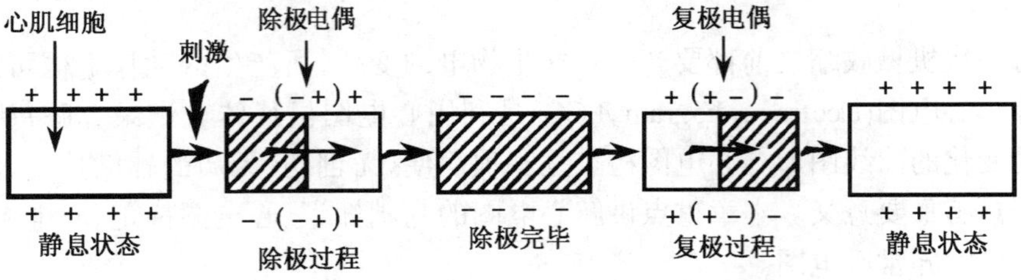

图 6-1　单个心肌细胞除极和复极过程及其电偶变化

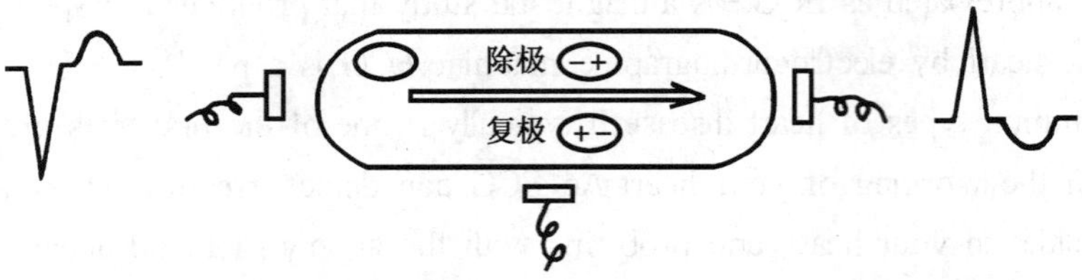

图 6-2　单个心肌细胞检测电极方向与除极、复极波形方向的关系

(二) 心电向量概念

1. 心电向量(cardiac vector)　物理学上将既有数量大小又有方向的量称为向量(vector)。由于心肌细胞各部位除(复)极不同步，而且除(复)极多从受刺激的一端向另一端或周围扩布，这样细胞膜表面已除(复)极的部位与未除(复)极的部位之间会产生电位差(即电偶)及局部电流，该电流随着除(复)极的扩布而有方向地移动，加之各细胞大小与所含电荷数目的不同，所以心肌细胞的除(复)极过程也可以看成是一个既有大小又有方向的量的移动过程，即心电向量。除(复)极时产生的心电向量分别称为除(复)极向量。该向量可以用箭头来表示，箭头方向指向正极，箭尾代表负极，箭杆长度表示电位强度。通常，除极向量的方向常常与除极方向一致，而复极向量的方向却与复极方向相反。

2. 综合心电向量(resultant vector)　心脏的心肌纤维纵横交错，在发生电活动的各个瞬间，会有许多厚薄与位置不同的心肌细胞同时发生除极或复极，产生无数个大小、方向各不相同的心电向量。如果按照向量的综合法则最后可以获得一个总的心电向量，即该瞬间的综合心电向量。同一轴心的两个心电向量综合时，方向相同者，其幅度相加；方向相反者相减；两个心电向量的方向构成一定角度者，则应用“合力”原理将两者按其角度和幅度构成一个平行四边形，取其对角线为综合向量。

3. 心电向量环(electrovector loop)　心脏是一个近似圆锥形的立体器官，它的除(复)极有一定的特殊顺序，正常情况下，窦房结的激动沿心脏的传导系统传导，先兴奋心房后兴奋心室。因此，其心房或心室的除(复)极过程中向量的变化也有一定规律。如果将心房或心室除(复)极过程中的每一瞬间综合心电向量的箭头顶点连接起来便构成了立体心电向量环。该环的轨迹变化代表立体心电向量环的扩展规律。心脏每收缩一次(即一个心动周期)可以有三个主要的心电向量环产生，其命名及运行特点如下：

(1)P 向量环：代表心房除极时心电向量的变化情况。该环小，变化少。运行路线为起自右心房的右上方(窦房结所在部位),方向沿右前下到左下再到左后上方的顺序变化。

(2)QRS 向量环:代表心室除极时心电向量的变化情况。该环最大,变化复杂且运行快。运行路线起自室间隔左室侧的中上 1/3 处,方向沿右前下到左前下到左后下再到左后上方的顺序变化。

(3)T 向量环:代表心室复极时心电向量的变化情况。由于复极与细胞代谢和耗能有关,历时长,电量分散,所以该环运行速度慢,具有小而宽的特点。而且心室肌的复极与单个心肌细胞的复极不同,其复极是从温度相对高,血供相对好的心外膜下心肌开始的,然后向心内膜下心肌方向扩展,所以该环运行方向与 QRS 环是一致的。

二、心电图导联与导联轴

(一)心电图导联

将电极板放置在人体表面任何两点,并用导线分别与心电图机正、负极相连,所构成的电路称为心电图导联(lead)。电极放置位置和连接方法不同,可组成不同的导联。每个导联均只能从某一侧面反映心电向量的变化情况。目前临床上已形成了一个国际通用的导联体系,称为常规 12 导联体系。包括 6 个肢体导联和 6 个胸导联。实践证明,通过分析这 12 个导联记录的心电图波形,既能较精炼又能较全面地了解整个心脏电活动的变化情况。

1. 肢体导联(limb leads) 是将心电图机的电极与人体四肢相连,包括标准导联 Ⅰ、Ⅱ、Ⅲ及加压单极肢体导联 aVR、aVL、aVF。

(1)标准导联:标准导联为双极肢体导联,即心电图机的正、负极均与肢体相连,反映两个肢体间的电位变化。其连接方式见图 6-3。

1) Ⅰ导联:左上肢与心电图机正极相连,右上肢与负极相连。当左上肢的电位高于右上肢时,则描记出向上的波形,反之则描记出向下的波形。

2) Ⅱ导联:左下肢与心电图机正极相连,右上肢与心电图机负极相连。当左下肢电压高于右上肢时,则描记出向上波形,反之则描记出向下的波形。

3) Ⅲ导联:左下肢与心电图机正极相连,左上肢与心电图机负极相连。当左下肢电压高于左上肢时,则描记出向上波形,反之则描记出向下的波形。

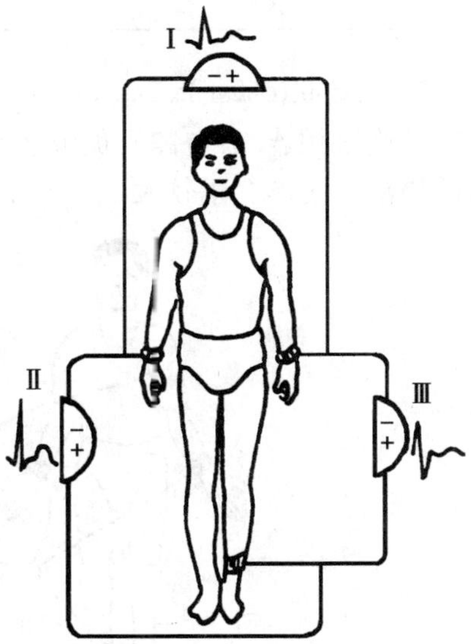

图 6-3 标准肢体导联方式

(2)加压单极肢体导联:为单极导联,即只将心电图机的正极作为探查电极与肢体相连,负极作为无干电极与中心电端相连(图 6-4)。中心电端是将人体的左、右手腕与左脚踝用 3 条 5000 欧姆电阻的导线连接于一点,此点的电位接近零,故称为无干电极。单极导联只反应探查电极侧肢体的电位变化。由于单极肢体导联所描记出的心电图波形太小,不易辨认,目前采用加压单极肢体导联。具体连接方法是在欲描记某一肢体的单极导联心电图时,将该肢体与中心电端的连接切断,此时描记的心电图图形不变,而振幅却增加 50%,容易分析。

1)加压单极右上肢导联(aVR):探查电极置于右上肢,与心电图机正极相连,左下肢与左上肢连在一起为无干电极,与心电图机负极相连。

2)加压单极左上肢导联(aVL):探查电极置于左上肢,与心电图机正极相连,左下肢与右上肢连在一起为无干电极,与心电图机负极相连。

3)加压单极左下肢导联(aVF):探查电极置于左下肢,与心电图机正极相连,左上肢与右上肢连在一起为无干电极,与心电图机负极相连。

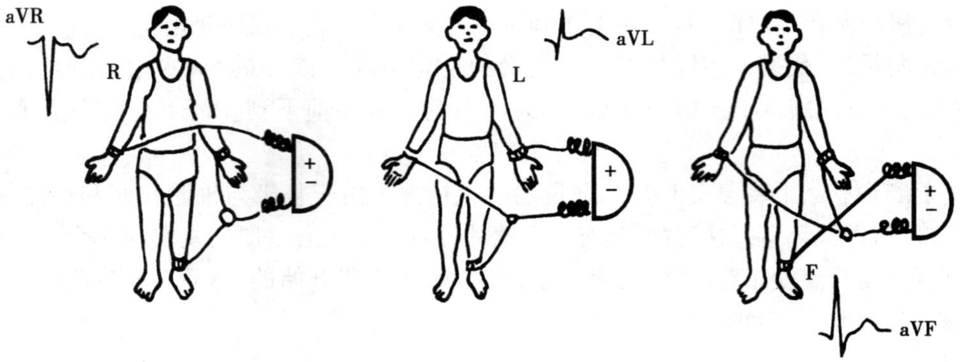

图 6-4 加压单极肢体导联

心电图机的肢体导联线有红、黄、绿、黑 4 种颜色。红线连接右上肢，黄线连接左上肢，绿线连接左下肢，黑线连接右下肢。各肢体导联的电极连接方式见表 6-1。

表 6-1 肢体导联的连接方式

导联名称	正极(探查电极)	负 极
Ⅰ	左上肢	右上肢
Ⅱ	左下肢	右上肢
Ⅲ	左下肢	左上肢
aVR	右上肢	左上肢 + 左下肢
aVL	左上肢	右上肢 + 左下肢
aVF	左下肢	左上肢 + 右上肢

2. 胸导联(chest leads) 用 V 表示，包括 V_1 ~ V_6 导联，属单极导联，即心电图机正极作为探查电极与胸壁相连，心电图机负极连于无干电极。胸导联探查电极位于胸壁上，因与心脏距离较近，所以描记的波形振幅较大。胸导联的连接方式及各探查电极的安放位置见图 6-5 及表 6-2。

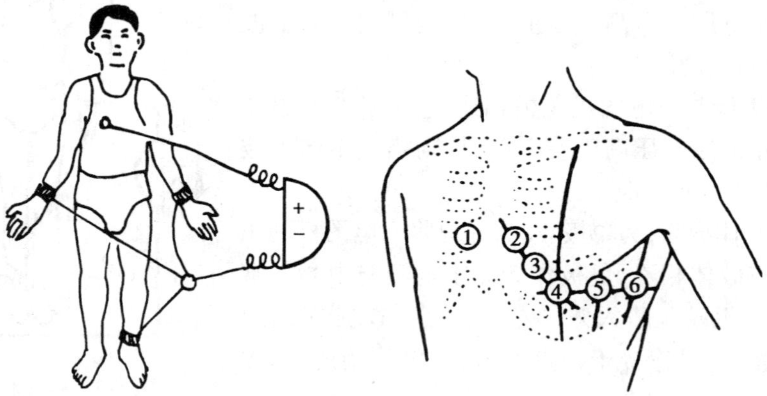

图 6-5 胸导联连接方式及探查电极位置

表 6-2 胸导联探查电极位置

导联	正极位置	负极位置
V_1	胸骨右缘第 4 肋间	左手腕
V_2	胸骨左缘第四肋间	+
V_3	V_2 与 V_4 连线的中点	右手腕
V_4	左锁骨中线第 5 肋间	+
V_5	左腋前线平 V_4 水平	左脚踝
V_6	左腋中线平 V_4 水平	(中心电端)

在某些情况下，还可描记 V_7、V_8、V_9 及 $V_3R \sim V_6R$ 导联等。V_7、V_8、V_9 导联探查电极分别放于左腋后线、左肩胛线和后正中线与 V_4 同一水平线上；$V_3R \sim V_6R$ 导联探查电极放在右前胸与 $V_3 \sim V_6$ 导联相对称的位置上。

不同导联反应心脏相应部位的心电变化，对心肌缺血、心肌梗死的定位诊断有一定的帮助。Ⅰ、aVL 导联反应左心室高侧壁的电位变化；Ⅱ、Ⅲ、aVF 导联反应左心室下壁(膈面)的电位变化；aVR、V_1、V_2 导联反应右心室壁的电位变化；V_3 导联反应室间膈的电位变化；$V_4 \sim V_6$ 导联反应左心室前壁及前外侧壁的电位变化；$V_7 \sim V_9$ 导联反应左心室后壁的电位变化。

(二) 导联轴

某一导联正、负电极间假想的连线称为该导联的导连轴。将左手、右手、左脚 3 点设想为一个以心脏为中心的等边三角形的 3 个顶点，三角形的中心点为中心电端。这样，6 个肢体导联就可以获得 6 条方向各异的导联轴(图 6-6)。为便于表明 6 个导联轴之间的方向关系，将Ⅰ、Ⅱ、Ⅲ导联的导联轴平行移动，使之与 aVR、aVL、aVF 的导联轴一并通过三角形中心点，便构成额面六轴系统(图 6-7)。每个导联轴从中心点被分为正负两半，每个相邻导联轴之间的夹角为 30°。用同样的方法也可以得出胸导联的导联轴(图 6-8)。

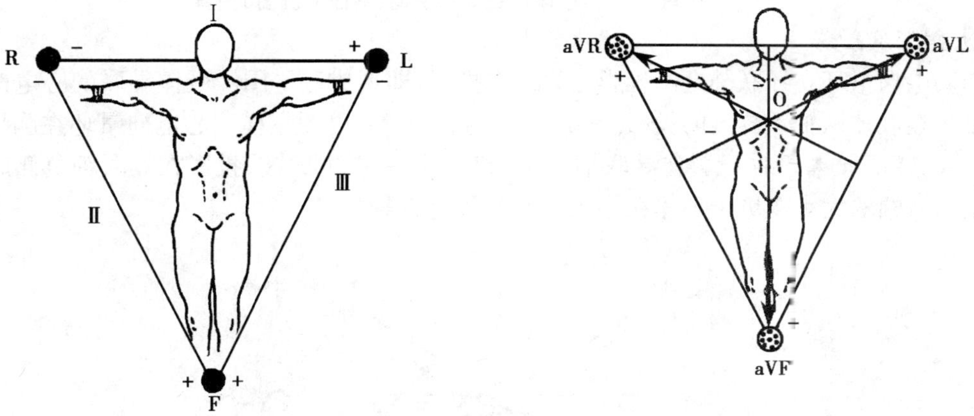

图 6-6 肢体导联的导联轴

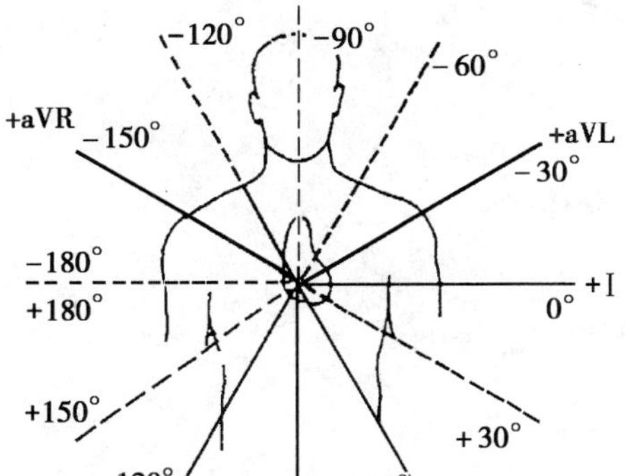

图 6-7 额面六轴系统

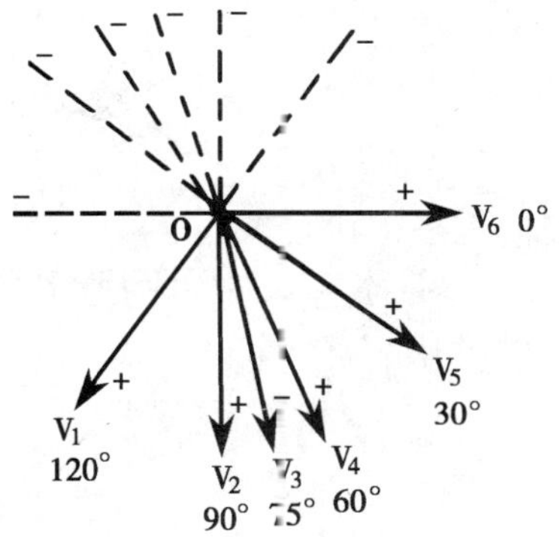

图 6-8 胸导联的导联轴

三、心电图的形成

心电图是每个心动周期产生的 3 个主要心电向量环(即 P 环、QRS 环、T 环)二次投影的结果。

(一) 第一次投影

立体心电向量环在平面上的投影为第一次投影。将垂直于额面、横面和侧面三个平面的光线投照在立体心电向量环上，即形成了额面、横面和侧面的平面心电向量环(图 6-9)。

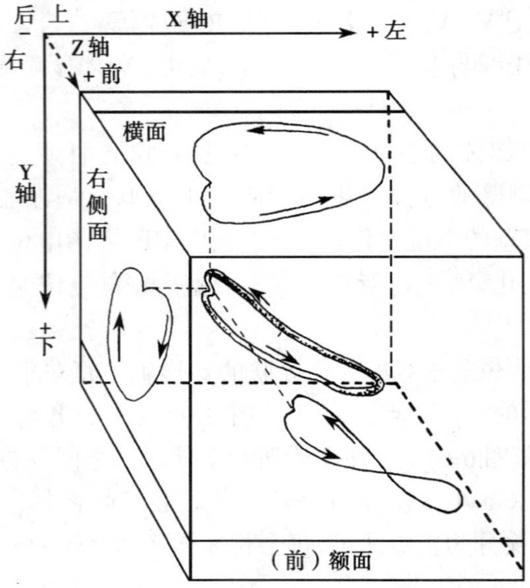

图 6-9　立体心电向量环在额面、横面和侧面的投影

（二）第二次投影

平面心电向量环在导联轴上的投影为第二次投影，即形成心电图。肢体导联的心电图是额面心电向量环在肢体六轴系统上的投影(图 6-10)。胸导联的心电图是横面心电向量环在胸导联轴上的投影(图 6-11)。向量环体投影在导联轴的正侧时形成一向上的波，投影在导联轴负侧时形成一向下的波。波幅的大小取决于环体在导联轴上投影量的多少。

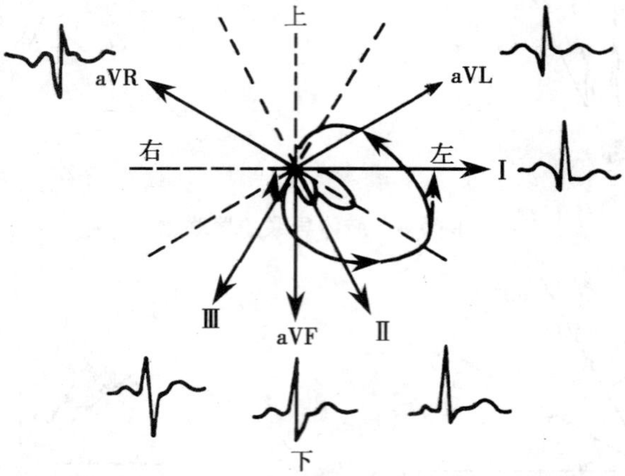

图 6-10　额面心电向量环在肢体导联轴上的投影

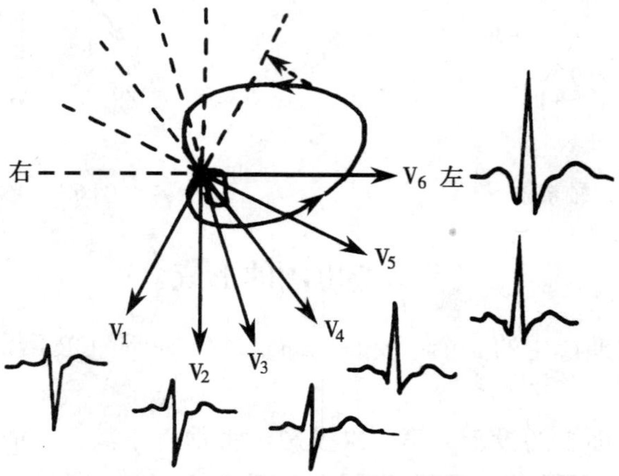

图 6-11　横面心电向量环在胸导联轴上的投影

以Ⅰ导联为例说明。P、T环均投影在Ⅰ导联轴的正侧，因此出现了向上的P波和T波。QRS环起始部分投影在Ⅰ导联轴的负侧，出现向下的Q波，其后大部分投影在正侧，描记出向上的R波，终末部分向量环在肢体导联轴上未投影，故记录不到S波。以此类推，其余导联的图形均可绘出。

四、心电图的组成与命名

正常心脏冲动起源于窦房结(sinoatrial node)，先后经结间束(internodal tract)、房室结(atrioventricular node)、希氏束(bundle of His)、左和右束支(left and right bundle branches)及普肯野纤维网(Purkinje fibers)传至心室。每一个心动周期所产生的心电图包括一系列波(waveform)、段(segment)和间期(time interval)，其图形及命名见图6-12。

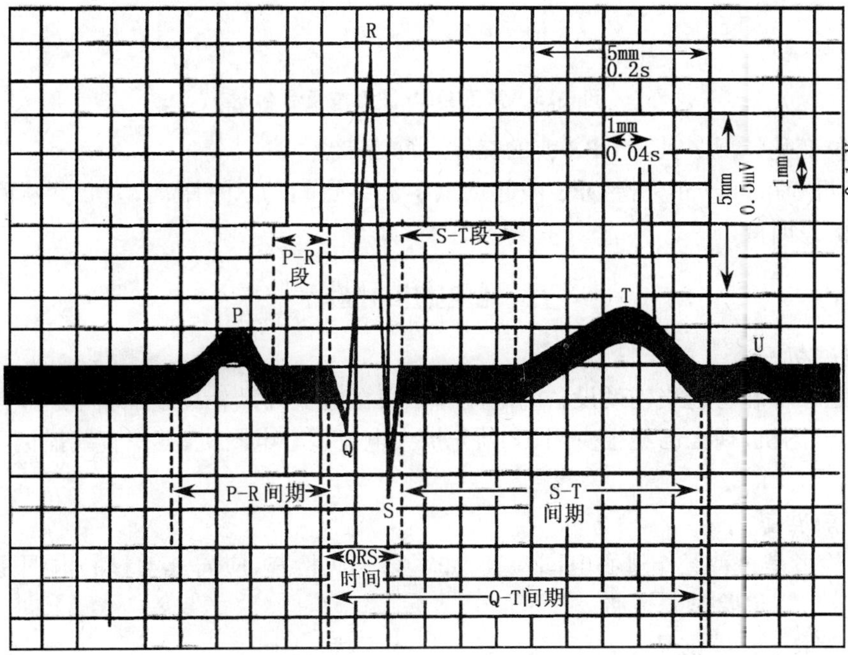

图6-12 心电图各波、段、间期示意图

(一) 波

1. P波(P wave) 代表左、右心房除极时的电位变化，称心房除极波。P波的前半部代表右心房的除极，后半部代表左心房除极。正常有直立、倒置、低平、双向等形态。

2. QRS波群(QRS complex) 代表全部心室肌除极时的电位变化和时间，称心室除极波。其中第一个正向波称为R波，R波之前的负向波称为Q波，R波之后的负向波称为S波。可根据波的相对大小分别用英文字母的大、小写形式来表示，如qRs、rS、RS等。如果它们后面再有正向波或负向波出现，分别称为R’波或S’波；单一的负向波称为QS波(图6-13)。

3. T波(T wave) 指QRS波后一个较宽的平缓波，代表心室复极时的电位变化，称心室复极波。一般也可有直立、倒置、低平、双向等形态。

4. U波(U wave) 紧跟T波后一较小的波，振幅很小，不是每个导联均出现。一般以心前区导联尤其是V_3导联最清楚。发生机制不清，可能与心肌的后激电位有关。

(二) 段和间期

1. P-R间期(PR interval) 指P波起点至QRS波起点间的水平距离，为心房开始除极到心室肌除极的时间，代表激动从窦房结传到心室所需要的时间。

2. S-T段(ST segment) 指QRS波终点至T波起点间的一段基线，代表心室除极结束到心室

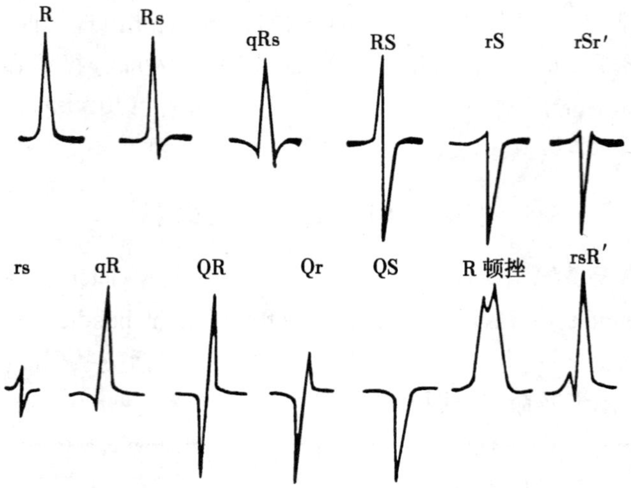

图 6-13 常见 QRS 波形态及命名

复极开始的电位变化情况。其与 QRS 波的交界点称为 J 点。

3. Q-T 间期(QT interval) 指 QRS 波起点至 T 波终点间的水平距离，为心室从除极开始到复极结束所需要的总时间。

五、心电图的描记

（一）心电图机

心电图机是一种配有适当辅助设备的电流计。根据电流计及辅助设备的构造，有以下两种类型：①弦线型心电图机，现在已经很少用；②预先扩大电流型心电图机，其中直线描记型是目前最广泛应用的一种。

（二）描记前准备

1. 了解受检者是否曾经作过心电图检查，如系第一次检查，应向其解释心电图是一项无创伤性检查，绝对安全，以消除紧张情绪。

2. 嘱受检者取下金属饰品及电子表，以防电波受干扰。

3. 嘱受检者平静呼吸，肌肉松弛，避免躯体及四肢移动，以防止肌电干扰。

4. 室内温度适宜，注意保暖，防止寒冷引起肌肉震颤干扰心电。

（三）描记过程

1. 受检者取仰卧位，肢体勿接触铁床，暴露两上肢腕关节屈侧 5cm 处、两下肢内踝上方 10cm 处及胸前安置电极的部位。

2. 将导联线与各电极板相连接，用导电糊、乙醇或盐水棉球涂擦放置电极部位的皮肤，将电极板紧贴皮肤固定，松紧适度。

3. 接通心电图机电源，开启电源开关，将描记笔调至记录纸中间，调节灵敏度控制器及抗干扰开关，校准定准电压和走纸速度，调拨导联选择开关，依次描记各导联的心电图，一般每导联记录 3～5 个心动周期即可。

4. 如描记中出现基线不稳或干扰时，应注意受检者有无肢体移动、呼吸是否平稳、电极板与皮肤接触是否良好、交流电是否稳定等。

（四）整理用物

1. 描记完毕，将导联选择开关回至“0”点，关闭电源开关，取下电极，并将受检者局部皮肤擦拭干净，帮助受检者整衣下床。

2. 将描记好的心电图纸取下，在心电图纸上标明受检者姓名、性别、年龄、科别、床号、描记日期、时间及导联名称；用特殊定准电压描记的导联应在该心电图图形下注明，如有使用药物的应标明使用药物的名称、剂量等。

3. 按描记导联顺序将心电图剪贴于心电图报告单上。一般排列顺序自上至下依次为Ⅰ、Ⅱ、Ⅲ、aVR、aVL、aVF、V_1、V_2、V_3、V_4、V_5、V_6。多导同步心电图机所记录的心电图应从左至右排列。如有加做的导联，加做的V_7、V_8、V_9和长Ⅱ导联应放在最后。

（周佩玲 余 薇 马秀芬）

第二节 正常心电图

一、心电图的测量

心电图的测量工具包括圆规(两脚规)、放大镜和直尺。

（一）心电图纸

心电图纸(ECG strip)是一种由边长为1mm的小方格组成的特殊的条状光电敏感纸。纸上的横行距离代表时间，在走纸速度为25mm/s，横线上每小格代表0.04s；纸上的纵行距离代表电压，输入定准电压为1mV=10mm时，纵线上每小格代表0.1mV。改变走纸速度或定准电压，每小格代表的时间或电压将会有相应的改变。

（二）电压、时间的测量

1. 波幅(电压)的测量　方法为测量波的高度或深度的小格数。测量正向波时，应从基线上缘测到波峰最顶端水平线的距离；测量负向波时，应从基线下缘测到波谷最低点水平线的距离(图6-14)。单位为毫伏(mV)。

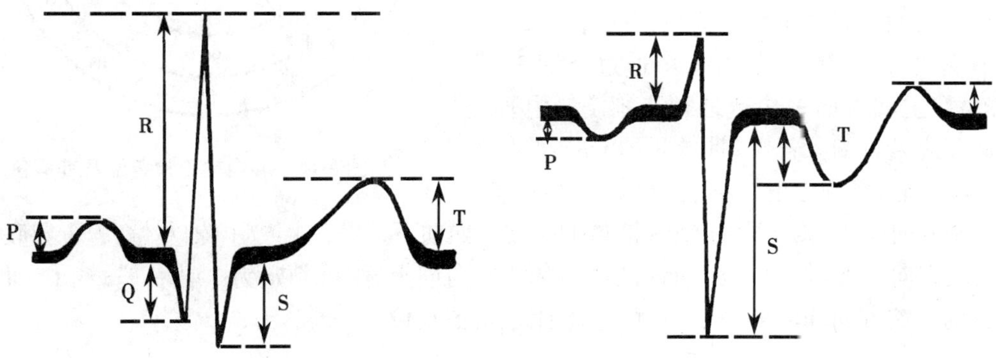

图6-14 心电图各波幅的测量

2. S-T段的测量　测量时应取T-P段为对照基线，为了与国际接轨并有利于计算机测量，应以QRS波起点为对照点。通常自J点至其后0.04s处的一点进行测量。S-T段移位时，应取J点后0.06s或0.08s处为测量点。S-T段抬高时，应测出该点S-T段上缘距对照基线上缘的直线距离；S-T段下移时，应测出该点S-T段下缘距对照基线下缘的直线距离(图6-15)。

3. 波时间的测量　方法为测量波宽度的小格数，选择波形清晰的导联进行测量。应自波开始的内缘测至波终止的内缘。单位为秒(s)。若为双向或多向波也按上述原则测量，既从第一个波开始的内缘测量至最后一个波终止的内缘。

4. 间期的测量　选择一个P波清晰的导联，最好含有Q波，从P波起点量至Q波起点即为P-R间期。从Q波(无Q波可改为R波或QS波)起点量至T波的终点称为Q-T间期。

（三）心率的计算

一般指心室率，测定R-R间距，取点原则不变。

1. 心律整齐　每分钟心室率(次/分)=60(s)/R-R间距(s)。

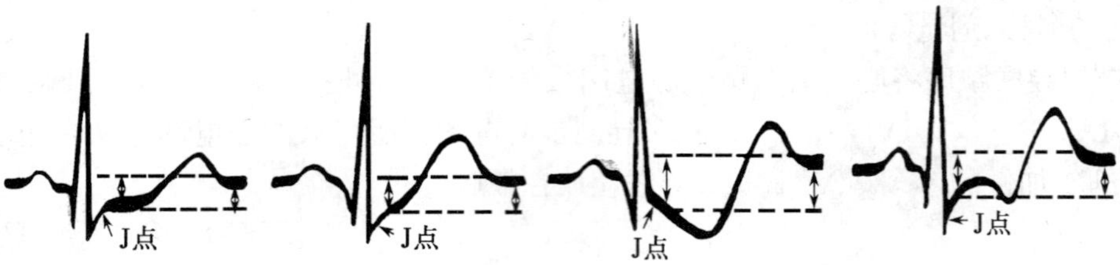

图 6-15　心电图 S-T 段移位的测量

2. 心律不齐　测 5 个心动周期的 P-P 或 R-R 间距，算出其平均值，然后代入上述公式计算；亦可取 3s 内的 QRS 波群数并乘以 20。需要注意的是，计算出的心率应注明是平均心率。

（四）平均心电轴

1. 平均心电轴概念(mean electrical axis,MEA)　平均心电轴一般指平均 QRS 电轴，是指心室除极过程中全部瞬间心电向量的综合(既平均 QRS 向量)。它表示心室在整个除极过程中平均电热强度及方向。平均心电轴是一个空间概念，但心电图学上通常指的是它在额面上的投影，正常心电图指向左下方，约 0°~90°之间。一般常用平均心电轴与Ⅰ导联的正方向之间夹角的度数来表示平均心电轴的偏移方向，并规定Ⅰ导联的正方向端为 0°，负侧端为 180°，循 0°的顺钟向的角度为正，逆钟向者为负。临床上根据心电轴偏移的度数将其分为正常、左偏或右偏及电轴不确定几种(图 6-16)。

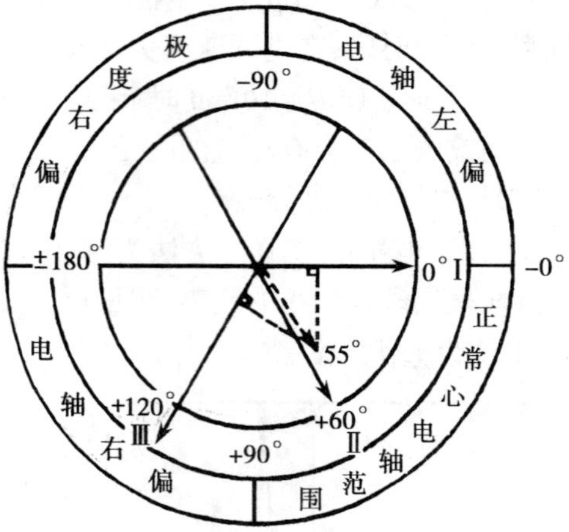

图 6-16　心电轴正常范围及其偏移

2. 测量方法　常用的方法有以下两种。

(1)目测法：是最简单的方法，即通过目测Ⅰ、Ⅲ导联 QRS 波主波方向来快速地初步判定心电轴是正常还是左偏或右偏。若Ⅰ、Ⅲ导联的 QRS 波群的主波方向均向上，可判定电轴不偏；若Ⅰ导联的 QRS 波群的主波方向向上，Ⅲ导联的 QRS 波群的主波方向向下，则可判定为电轴左偏；若Ⅰ导联的 QRS 波群的主波方向向下，Ⅲ导联的 QRS 波群的主波方向向上，则可判定为电轴右偏；若Ⅰ、Ⅲ导联的 QRS 波群的主波方向均向下，则不能判定电轴偏移(图 6-17)。

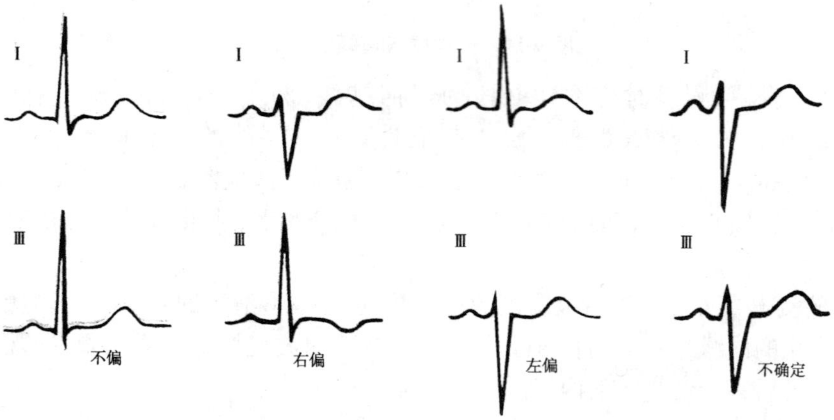

图 6-17　心电轴简单目测法

(2)代数和计算法：是较为准确地判定心电轴的方法，常采用分别测算Ⅰ、Ⅲ导联的 QRS 波群振幅的代数和，然后再将这两个数值分别在Ⅰ、Ⅲ导联的导联轴上画出垂线，得到两个垂线的交点。

经过两垂线的交点及电偶中心零点的连线即为心电轴，测得该线与Ⅰ导联的导联轴的正侧的夹角即为心电轴的角度(图6-18)。

3. 临床意义　心电轴0°～+90°之间不偏；0°～-30°轻、中度左偏；-30°～-90°显著左偏；+90°～+120°轻度或中度右偏；+120°～+180°显著右偏；+180°～-90°(+270°)重度右偏或电轴不确定(图6-16)。

每份心电图的心电轴均有自己的方向和角度，心脏病变时心电轴亦可发生不同程度的偏移。心脏近于垂位者常表现电轴右偏，心脏趋向横位者，电轴常为左偏；右心室肥大常有电轴右偏，左心室肥大常有电轴左偏；心室内传导阻滞在电轴上也常有一定程度的反应。

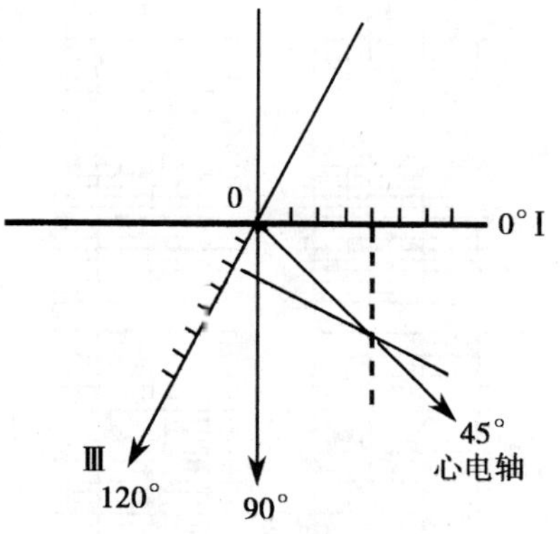

图6-18　心电轴的代数和法

（五）心脏循长轴转位

以心脏长轴(纵轴)为中心，自心尖朝心底方向观察，可以设想心脏循其长轴沿顺时针方向转动称顺钟向转位，沿逆时针方向转动称逆钟向转位。顺钟向转位时，因右心室转向前、向左，左心室被推向左后，V_3 导联出现 rS 型(正常 V_3 应呈 RS 形)，而 V_5、V_6 呈 RS 型，见于右心室肥厚。逆钟向转位时，因左心室转向前、向右，V_3 出现 Rs 型，而 V_2(甚至 V_1)出现 RS 型，多见于左心室肥大(图6-19)。

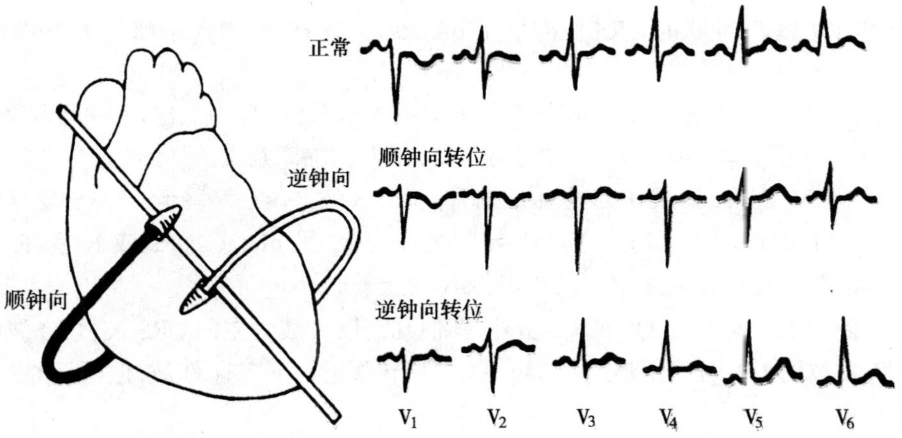

图6-19　心脏循长轴转位

二、正常心电图

正常为窦性心律。心率在60～100次/分；心律整齐，表现为同一导联相邻两个心动周期间的P-P间隔或R-R间隔相等或之差≤0.12s。正常窦性心律的心电图各成分表现如下(图6-20)。

（一）P 波

1. 形态及方向　P波在肢体导联一般呈钝圆形，可有一小切迹，但峰间距＜0.04s。P波在Ⅰ、Ⅱ、aVF、$V_{3\sim6}$导联直立，在aVR导联倒置，在其他导联出现直立、平坦或倒置均可。

2. 时间　≤0.11s(一般为0.07～0.09s之间)。

3. 电压　在肢体导联＜0.25mV，在胸导联＜0.20mV。

（二）P-R 间期

成人正常窦性心律时，P-R间期为0.12～0.20s。幼儿(6岁以内)或心动过速时，P-R间期可相应缩短；在老年及心动过缓时，P-R间期略延长，但一般不超过0.21～0.22s。

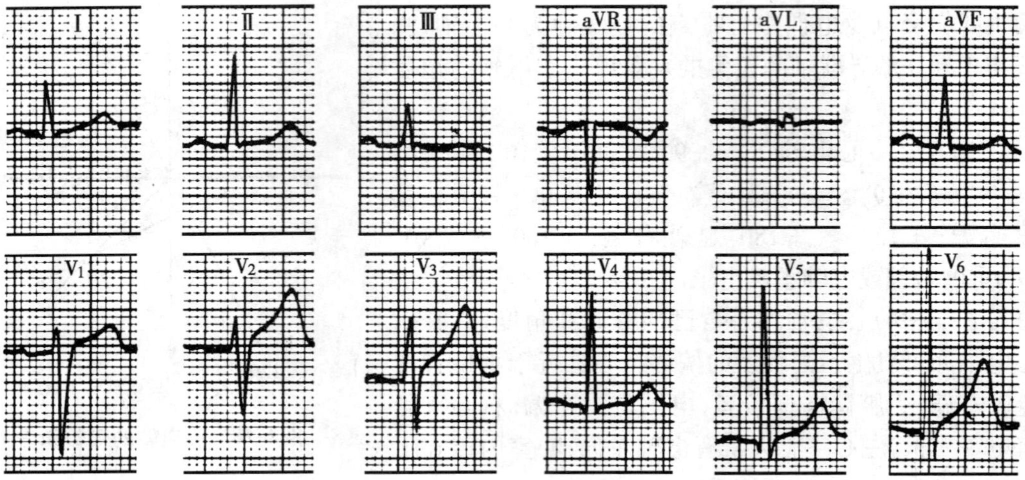

图 6-20　正常心电图

（三）QRS 波群

1. 时间　正常成年人 QRS 波群时间在 0.06～0.10s 之间，多为 0.08s。R 波顶点垂线距 QRS 波群起点的距离称为室壁激动时间(VAT)，$VAT_{V1}<0.03s$，$VAT_{V5}<0.05s$。

2. 型态与电压

(1)肢体导联：aVR 导联 QRS 波群形态正常时主波向下，可呈 rS、Qr 或 QS 型，但 R 波电压一般不超过 0.5mV；aVL、aVF 导联的 QRS 波群可呈 qR、Rs、R 或 rS 型，R_{aVL} 不超过 1.2mV、R_{aVF} 不超过 2.0mV。

肢体导联中，如每个导联的 QRS 波群的电压均小于 0.5mV，称为低电压，见于肺气肿、心包积液、全身水肿等。个别导联中的 QRS 波群电压＜0.5mV，无临床意义。

(2)胸导联：从 V_1 到 V_6 导联，R 波电压逐渐升高，而 S 波电压逐渐降低。QRS 波群在 V_1、V_2 导联呈 rS 型，$Rv_1<1.0mV$，R/S＜1；在 V_5、V_6 导联主波向上，呈 qR、Rs、qRs 或 R 型，$Rv_5<2.5mV$，R/S＞1；在 V_3 导联 R 波与 S 波振幅大致相当，R/S 接近于 1。

3. Q 波　除 aVR 导联可呈 QS 或 Qr 型外，其他凡是以 R 波为主的 QRS 波群，Q 波的振幅均不得超过同导联 R 波的 1/4，时间不超过 0.04s。V_1、V_2 导联正常不应有 Q 波，但可呈 QS 形。

（四）S-T 段

正常的 S-T 段为一等电位线，可向上或向下有轻度偏移。但是在任何导联，S-T 段的向下偏移均不应超过 0.05mV；S-T 段向上偏移，在肢体导联以及胸导联 V_4～V_6 均不应超过 0.1mV，在 V_1、V_2 导联不应超过 0.3mV，V_3 导联不超过 0.5mV。

（五）T 波

正常形态是从等电位线开始缓慢上升，而后则较快下降，前后肢不对称，平滑宽大，无切迹或顿挫。

1. 方向　正常情况下，T 波的方向多与同导联 QRS 波群的主波方向一致，在Ⅰ、Ⅱ、V_3～V_6 导联直立，在 aVR 导联倒置，在其他导联可以直立、双向或倒置，但若 V_1 导联的 T 波直立，则 V_2～V_6 导联的 T 波就不应倒置。

2. 电压　在以 R 波为主的导联 T 波不应低于同导联的 R 波的 1/10，否则为 T 波低平。胸导联的 T 波有时可高达 1.2～1.5mV，但 V_1 导联的 T 波一般不超过 0.4mV。

（六）U 波

振幅很小，不是每个导联均出现，V_3、V_4 导联较明显，其方向多与 T 波的方向一致，U 波增高，常见于低血钾，U 波低平常见于心肌缺血。

（七）Q-T 间期

Q-T 间期的长短与心率的快慢密切相关，心率越慢，Q-T 间期越长，反之则越短。正常情况下，Q-T 间期在 0.32 ~ 0.44s 之间。Q-T 间期延长常见于心肌损伤、低血钙、心肌缺血、奎尼丁中毒，Q-T 间期延长伴 T 波异常时，可出现严重的窦性心律失常；Q-T 间期缩短常见于高血钙、洋地黄效应等。

三、小儿心电图特点

小儿因其生理与解剖特点，心电图与成人有许多不同。小儿的生长发育过程迅速，心电图变化也较大，总的趋势为从以右室占优势型转变为左室占优势型的过程。具体特点如下：

1. 心率、P-R 及 Q-T 间期　因小儿迷走神经张力低，交感神经张力高，且代谢快，每搏输出量相对小，所以常有窦性心动过速(10 岁以前)，最高可达 150 ~ 200 次/分，到 12 岁以后可大致保持为成人的心率水平(60 ~ 100 次/min)。P-R 间期及 Q-T 间期也相应较短，7 岁以后趋于恒定(0.10 ~ 0.17s)。

2. 小儿的 P 波时限较成人稍短(小于 0.09s)，P 波振幅于新生儿期较高，以后则较成人为低。

3. 右心室占优势　因小儿左心室尚未发育成熟故多呈滴状心，心电图上可见右心室占优势的表现，如电轴右偏(5 岁以内)，有右心室肥厚的部分表现(如 V_1 导联 R/S > 1，多在 6 岁以前)，右心室室壁激动时间 > 0.03s(6 个月以前)，下壁及侧壁导联 q 波加深等。

4. 小儿 T 波的变异较大，在新生儿期，肢导联及左胸前导联常出现 T 波低平、倒置。

四、老年人心电图特点

1. 老年人动脉粥样硬化的发生率高，生理与病理的界限难以划分。

2. 在老年人中，无论有无心脏病，心电图完全正常者不超过受检人数的 1/5 ~ 2/5，异常心电图的出现率为青年人的 3 倍以上。

五、心电图的分析方法及临床应用

（一）心电图的分析方法

1. 一般浏览　确认定准电压，走纸速度，有无导联记录错误或标记错误，判别和排除伪差与干扰。

2. 确定主导心律　辨认出 P 波，找出 P 波与 QRS 波的关系是心律分析的关键。如果 P 波有规律的出现，形态符合窦性基本特征，P-R 间期固定且大于 0.12s，说明心脏电激动起源于窦房结，可以确定主导心律是窦性心律。如果 P 波不规律，无 P 波或 P 波形态异常，应考虑伴有非窦性的搏动存在。如果 P 波与前一个心动周期的 QRS 或 T 波重叠，或出现于 U 波的位置，应注意仔细辨认，或将其与在窦性心律时所记录的心电图做比较。若异常搏动连续存在 应考虑异位心律。

3. 计算心率　心房、心室律规则一致者，测 P-P 或 R-R 间隔一项即可，按公式计算其心率。注意测量 R-R 间隔应以 QRS 波起点处为标准，而不要测两个 R 波的峰距。如果 P 波与 QRS 的关系不固定，则应分别测量 P-P 和 R-R 间隔，所获得的计算结果分别代表心房率和心室率。无 P 波而仅有 QRS 波，则只测 R-R 间隔以求得心室率。两种或两种以上心律并存时，应按主导心律测量。对心律不齐者心电图应记录足够长度，以便于计算分析，测量应选 P 波清晰的导联进行。

4. 判断心脏位置　主要通过判断心电轴是否偏移，一般用目测法确定，及是否有钟向转位大致判断心脏在胸腔中的位置，并确定其临床意义。记录于心电报告单上。

5. 分析 P 波与 QRS 波及其相互关系　注意各导联 P 波与 QRS 波的形态、时间、电压变化，并通过 P 波与 QRS 波的出现顺序，P-P 和 P-R 间隔的时间及是否固定等判断有无心脏电位变化或心律异常。

6. 观察 ST-T 改变及改变类型　主要观察 S-T 段的移位情况和移位形态，观察 S-T 段有无上抬、下移及形态变化。如有偏移,应具体测量并记录其数值。对有诊断意义的形态改变,如水平型下移、弓背型抬高的变化,应予记录。对有定位价值的 S-T 段改变注意辨别有关影响因素所造成的假性改变。观察 T 波要结合 QRS 波主波方向加以综合分析,对于异常的 T 波应说明其所在导联及具体形态变化以及出现改变的导联及导联数。T 波如与 S-T 段融合,则两者可放在一起加以描述。

7. 得出结论　将所分析的心电图与正常心电图比较,判断心电图是否正常,得出结论。

(二)心电图的临床应用

1. 诊断心律失常　心电图对心律失常具有决定性的诊断价值,可做出正确的分类诊断。

2. 确定心脏血液供应情况　心电图可以诊断心肌缺血和心肌梗死。

3. 确定心脏有无形态改变　心电图可以帮助诊断心房及心室肥大。

4. 重症监测　心电图监测可用于急重症病人、心脏手术、心导管检查及治疗过程中。

(周佩玲　余　薇)

第三节　常见异常心电图

一、心房、心室肥大

心房、心室扩大和(或)肥厚系由心房或心室内压力增高及负荷过重引起,是器质性心脏病常见的结果。当心脏肥大达到一定程度时,可表现于心电图上。分析心电图改变对心房、心室肥大的诊断有一定的参考价值。

(一)心房肥大

正常情况下窦房结发出激动时,右心房先除极,左心房后除极,所以 P 波的前半部分代表右心房除极,后半部分代表左心房除极。心房肥大时,由于心房除极电压增大和心房传导延迟,相应在心电图上即表现为 P 波电压的增高、时间的延长及形态的改变。所以,右心房肥大时,主要表现为 P 波电压增高,而无时间延长;左心房肥大时,一般表现为时间延长而电压不增高。

1. 右心房肥大(right atrial enlargement)　右心房肥大时,除极时间延长,与稍后除极的左心房时间重叠,故总时间并未延长,而主要表现为除极振幅的增高(图 6-21)。

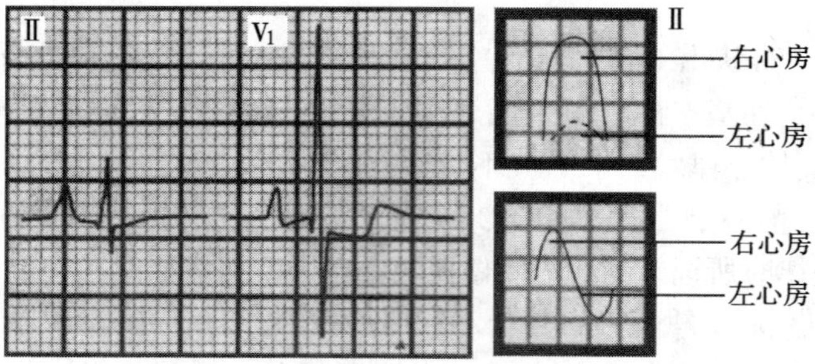

图 6-21　右心房肥大心电图

(1)P 波尖而高耸,振幅≥0. 25mV,在Ⅱ、Ⅲ、aVF 导联最为明显,又称“肺型 P 波”,多见于肺源性心脏病、肺动脉高压。

(2)V_1 导联 P 波直立时,振幅≥0. 15mV,如 P 波呈双向,则其振幅的算术和≥0. 20mV。

2. 左心房肥大(left atrial enlargement)　因左心房除极在后,当左心房肥大时,主要表现为心房除极时间延长(图 6-22)。

(1)Ⅰ、Ⅱ、aVL 导联 P 波增宽,时限≥0. 12s,常呈双峰型,双峰间距≥0. 04s,主要见于风湿性心脏病二尖瓣狭窄,又称“二尖瓣型 P 波”。

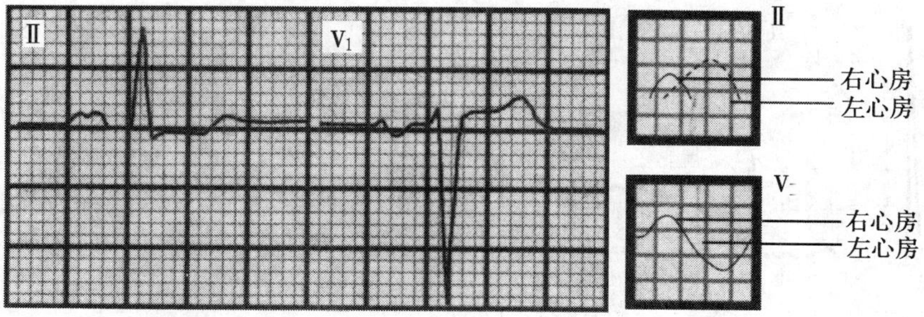

图 6-22　左心房肥大心电图

(2)V_1 导联 P 波呈先正后负，负向波较深。取 V_1 导联负向 P 波，计算其负向振幅与时间的乘积，称为 P 波的终末电势(Ptf)。左心房肥大时 Ptf $V_1 \leq -0.04mm \cdot s$(图 6-23)。

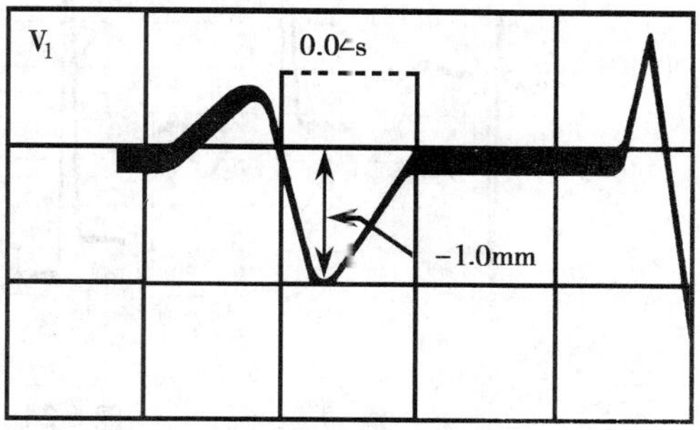

图 6-23　左心房肥大时 P 波的终末电势测算示意图

3. 双心房肥大(biatrial enlargement)　双心房肥大其心电图可兼有左、右心房肥大的特点，主要表现为时间和电压均超过正常值的双峰型 P 波，但也可仅表现为一侧的心房肥大。双侧心房肥大多见于严重的先天性心脏病及风湿性心脏病联合瓣膜病。

(1) Ⅱ、Ⅲ、aVF 导联 P 波增宽 ≥0.12s，其振幅≥0.25mV。

(2)V_1 导联 P 波呈双向，前半部高尖向上，后半部宽钝向下。

(二) 心室肥大

在心室肥大时，心电图上主要表现为反应肥大侧的导联电压增高，除极时间延长；由于肥厚导致的心脏位置改变，引起心电轴偏移。因肥大的心肌相对缺血可造成继发性复极顺序改变。因此，分析心室肥大的心电图应从 QRS 波的形态、时间及振幅的变化等几个方面进行。

1. 左心室肥大(left ventricular hypertrophy)　正常左、右心室的综合心电向量表现以左心室占优势。左心室肥大时，则左心室占优势的情况更为突出。左心室肥大多见于高血压、冠状动脉粥样硬化性心脏病、先天性心脏病及风湿性心脏病联合瓣膜病等(图 6-24)。

(1)左心室高电压：胸导联 $Rv_5 > 2.5mV$，左心室综合电压 $Rv_5 + Sv_1 \geq 3.5mV$(女性)，或≥4.0mV(男性)。肢体导联 $R_{aVL} > 1.2mV$ 或 $R_{aVF} > 2.0mV$；$R_{I} > 1.5mV$。

(2)心电轴：心电轴左偏，但一般不超过 -30°。

(3)QRS 波群时间：总时限延长达 0.10 ~0.11s，但一般小于 0.12s。$VAT_{V5} > 0.05s$。

(4)ST-T 改变：在以 R 波为主的导联，ST 段呈下斜型压低达 0.05mV 以上，同时可伴有 T 波低平、双向或倒置。QRS 波群振幅增高伴有 ST-T 改变者，称左心室肥大伴劳损。

在符合一项或几项 QRS 电压增高标准的基础上，结合其他阳性指标之一，一般可以成立左心室肥大的诊断。符合条件越多，诊断可靠性越大。如仅有 QRS 电压增高，而无其他任何阳性指标，诊断左心室肥大应该慎重。

2. 右心室肥大(right ventricular hypertrophy)　右心室肥大至一定程度时，出现综合心电向量的逆转，即右心室占优势的图形，成为右心室肥大主要特征。多见于先天性心脏病房间隔缺损、风湿性心脏病二尖瓣狭窄、肺源性心脏病等(图 6-25)。

(1)右心室高电压：胸导联 $R_{v1} > 1.0mV$，右心室综合电压 $Rv_1 + Sv_5 \geq 1.2mV$。肢体导联 aVR 导联 R/S >1 或 $R_{aVR} > 0.5mV$。

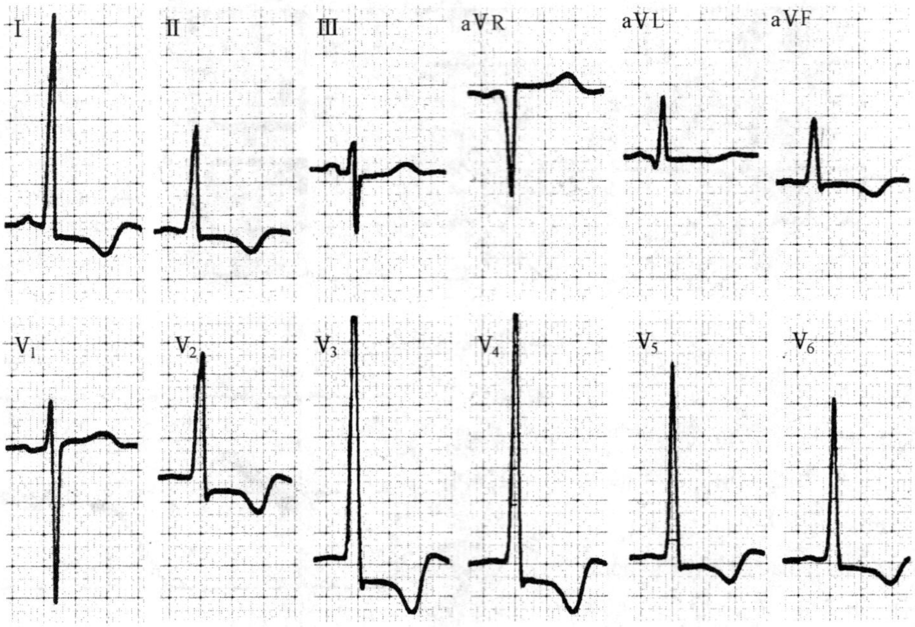

图 6-24 左心室肥大心电图

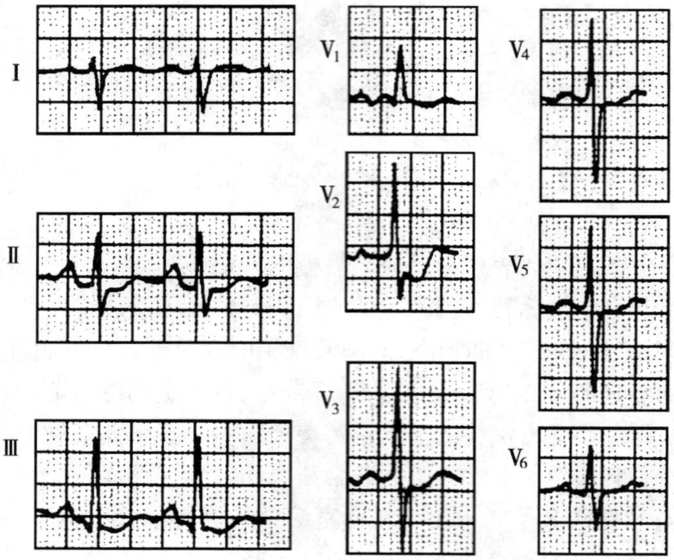

图 6-25 右心室肥大心电图

(2)心电轴:额面心电轴右偏,≥ +90°。

(3)QRS 波群时间:总时限多正常。VAT_{V1} >0. 03s。

(4)ST-T 改变:胸(V_1、V_2)导联 S-T 段压低,T 波低平、双向或倒置。QRS 波群振幅增高伴有 ST-T 改变者,称右心室肥大伴劳损。

在符合一项或几项 QRS 电压增高标准的基础上,结合其他阳性指标之一,一般可以成立右心室肥大的诊断。符合条件越多,诊断可靠性越大。虽然心电图诊断明显的右心室肥大准确性较高,但敏感性较低。

3. 双侧心室肥大(biventricular hypertrophy) 多见于各种心脏病的晚期或有某一侧的心室肥厚发展而来的全心室肥厚扩大等(图 6-26)。

(1)左、右心室均等肥大,因其综合心电向量部分互相抵消,心电图大致正常。

(2)双侧心室肥大,若以一侧肥大明显,则表现为该侧心室肥大的心电图。

(3)双侧心室肥大,由于左心室与右心室除极过程时相差异,仍可显示出左心室与右心室肥大的特征,如左右胸导联分别显示左右心室肥大心电图;虽有左室肥大心电图表现,但电轴右偏。

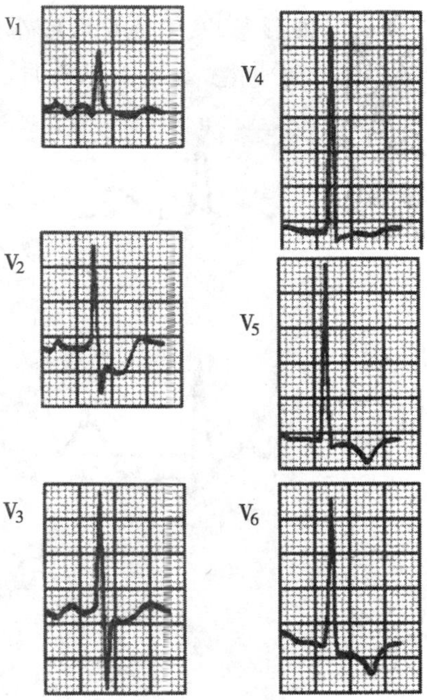

图 6-26　双心室肥大心电图

二、心肌缺血

心肌缺血(myocardial ischemia)时,心肌某一部分血供下降时,细胞代谢减慢,能量产生不足,直接影响心肌的正常除极和复极(以复极影响最早、最大),心电图上主要表现为缺血区相关导联上 T 波与 S-T 段的一系列异常改变,临床上两者可同时存在,亦可单独存在。

(一) T 波改变

1. T 波高大直立　当心内膜下心肌缺血时,该处心肌复极速度减慢,以至最后复极接近完成时已没有与之相抗衡的对侧向量或反方向向量存在,形成一个突出的、指向探查电极方向的终末复极向量。由于该向量方向指向缺血处的探查电极,因此在相应的导联上常表现为 T 波高大直立。

2. T 波倒置　心外膜下心肌缺血时,该处心肌复极迟迟不能开始,以致心肌复极先从心内膜下的心肌开始,再向心外膜下心肌扩展,从而使复极方向与正常时相反,常表现为相应的导联上 T 波倒置,甚至对称倒置或倒置逐渐加深。由于这种对称倒置的 T 波多在冠状动脉供血不足时出现,又被称为冠状 T(图 6-27)。

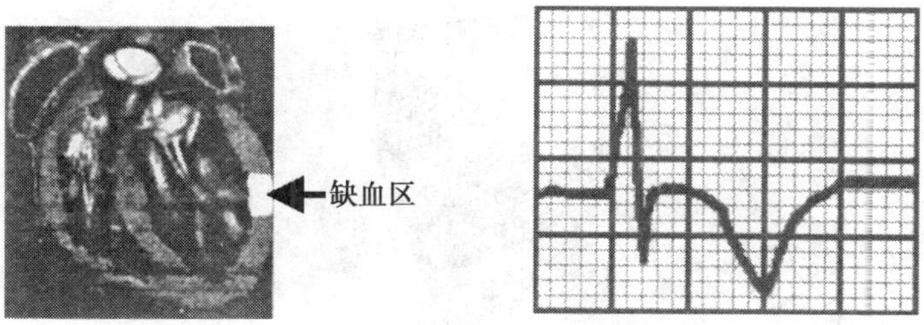

图 6-27　心肌缺血(以 T 波改变为主)的心电图

3. T 波低平或双向　当心脏双侧对应部位心内膜下心肌均缺血,或心内膜和心外膜下心肌同时缺血时,心肌上述两种心电向量的改变可综合出现,部分相互抵消,心电图上可以表现为 T 波低平或双向等。

(二) S-T 段改变

当持续心肌缺血时,心肌细胞的除极速度亦会减慢,表现为除极尚未结束时复极即已开始,心电图上出现 S-T 段移位。

1. S-T 段移位　当心内膜下心肌缺血时,S-T 段多表现为下移≥0. 05mV,而当心外膜下心肌缺血时,S-T 段多表现为抬高 >0. 1 ~ 0. 3mV(图 6-28)。

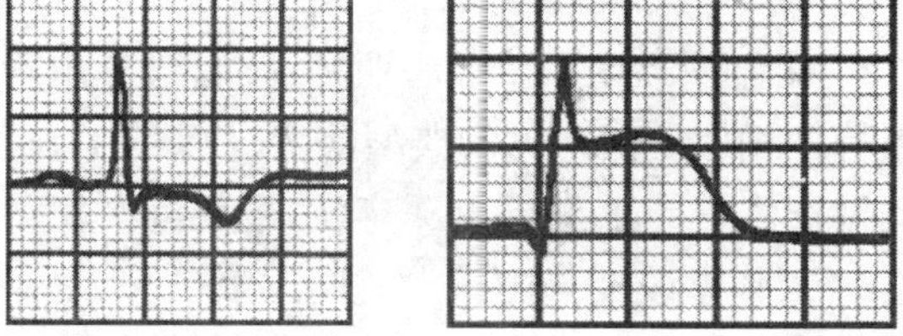

图 6-28　心肌缺血(以 S-T 段改变为主)的心电图

2. S-T 段形态改变　S-T 段的上移和下移

常表现为多种形态，其中下移时以水平型下移或下斜型下移(指通过 R 波顶点的垂线与 S-T 段交角 > 90°)较有诊断意义(图 6-29)；而上移时以弓背向上型单向曲线最有意义。

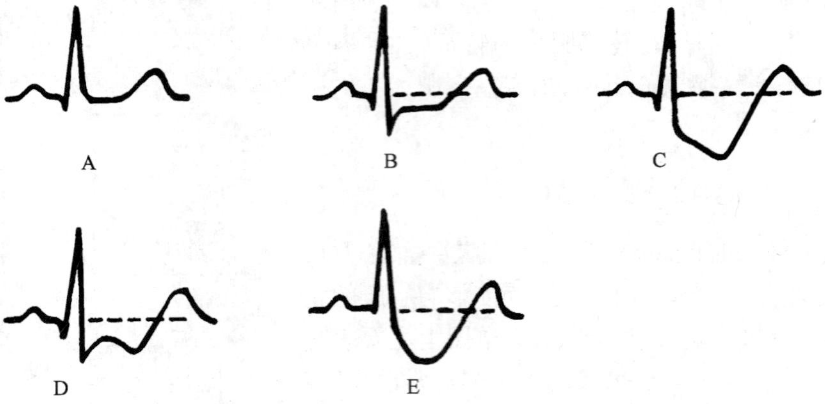

图 6-29　缺血型 S-T 段下降类型图

三、心肌梗死

急性心肌梗死(myocardial infarction)是心血管疾病中最常见的危重急症，是冠心病的严重类型。心电图的特征性演变是其临床特征之一，也是早期发现、正确诊断、进行监护、判断愈后的主要依据。

(一) 基本图形

心肌梗死发生后，随着时间的推移，心电图上可先后出现心肌缺血、损伤和坏死 3 种图形，形成特征性心电图改变(图 6-30)。由于各部分心肌接受不同冠状动脉分支的血液供应，故心肌梗死的心电图改变具有明显的区域特点。

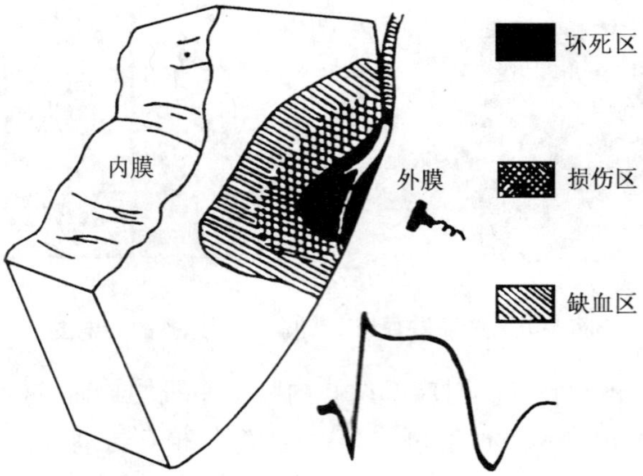

图 6-30　心肌梗死病变的分布及相应的坏死、损伤、缺血综合图

1. 缺血型改变　急性心肌梗死后，最早出现的变化是缺血性 T 波改变，特征与心肌缺血的心电图特征相似。最常见的典型演变过程是 T 波由直立变为对称型倒置，倒置逐渐加深，以后随着病程延长倒置的 T 波再由深变浅，最后再次直立。这是急性心肌梗死最早期的表现。

2. 损伤型改变　随缺血时间逐渐延长，缺血程度加重，可出现损伤型 S-T 段改变。特征是 S-T 段逐渐抬高与 T 波融合成一弓背向上型的单向曲线，该曲线越抬越高，有时甚至超过 R 波，然后再逐步回复至基线。这是由于心肌细胞缺血时间延长引起细胞损伤，损伤处电位降低，使该处与正常心肌间产生一个方向指向损伤侧的局部电流造成的。

3. 坏死型改变　进一步缺血导致心肌坏死，病理 Q 波出现。特征是不该出现 Q 波的导联出现 Q 波；或者有 Q 波的导联上 Q 波逐渐加深增宽(振幅 > 1/4R 波或时间 > 0.04s)并有切迹出现。同时，可伴有 R 波逐渐降低直至消失，最终形成 QS 波形。这是由于心肌细胞长时间缺血发生了变性坏死，坏死处心肌失去电活动形成电静止。

（二）心肌梗死的图形演变及分期

急性心肌梗死发生后，其图形除具有特征性改变外，还呈现早期(又称超急性期)、急性期、近期(又称亚急性期)和陈旧期(愈合期)的典型演变过程(图 6-31)。

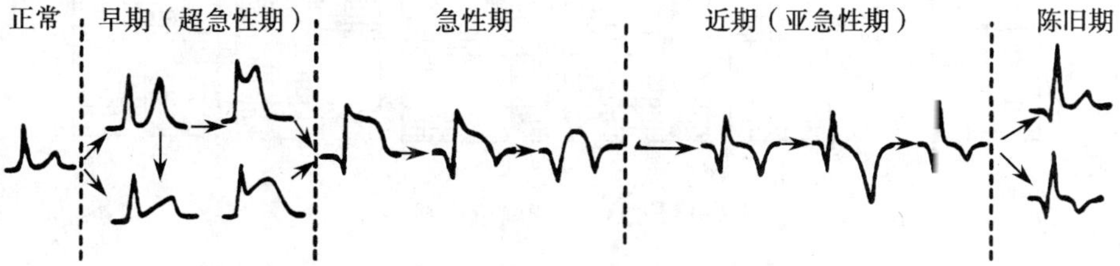

图 6-31　急性心肌梗死的图形演变与分期

1. 早期(超急性期)　为急性心肌梗死发生数分钟后，持续数分钟至数小时。心电图主要表现为 T 波高耸直立，S-T 段呈斜型抬高与 T 波融合成单向曲线，QRS 波振幅增高，并轻度增宽。

2. 急性期　此期开始于梗死后数小时或数日，可持续数周。心电图主要表现为高耸的 T 波开始降低后出现异常 Q 波或 QS 波；S-T 段呈弓背向上抬高，显著者可呈单向曲线，继而逐渐回降；T 波由直立再逐渐变浅、倒置，后再逐渐加深。坏死型 Q 波、损伤型 S-T 段抬高和缺血型 T 波倒置可同时并存。

3. 近期(亚急性期)　出现于梗死后数周至数月。心电图表现为 S-T 段基本回到基线，坏死型 Q 波由深逐渐变浅，缺血型 T 波由倒置较深逐渐变浅。

4. 陈旧期　出现于梗死后 6 个月至 1 年以上。心电图表现为 S-T 段和 T 波恢复正常，或 T 波持续倒置、双向、低平，坏死型 Q 波可持续存在。

（三）心肌梗死的定位诊断

心肌梗死的定位诊断多以坏死型图形出现的导联为依据。心电图的定位基本与病理一致。前间壁心肌梗死时 $V_1 \sim V_3$ 导联出现异常 Q 波或 QS 波(图 6-32)；前壁梗死时异常 Q 波出现于 $V_3 \sim V_5$ 导联(图 6-33)；下壁心肌梗死时，在Ⅱ、Ⅲ、aVF 导联出现异常 Q 波(图 6-34)；后壁心肌梗死时，$V_7 \sim V_9$ 导联出现异常 Q 波，$V_1 \sim V_2$ 导联 R 波增高变宽，S-T 段压低及 T 波高耸。

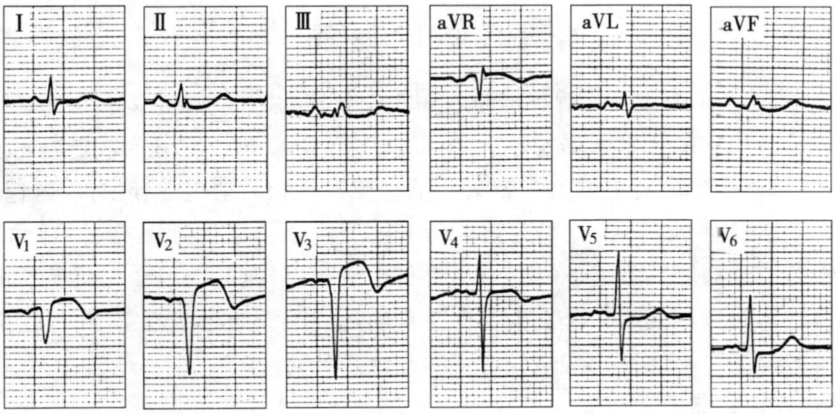

图 6-32　急性前间壁心肌梗死

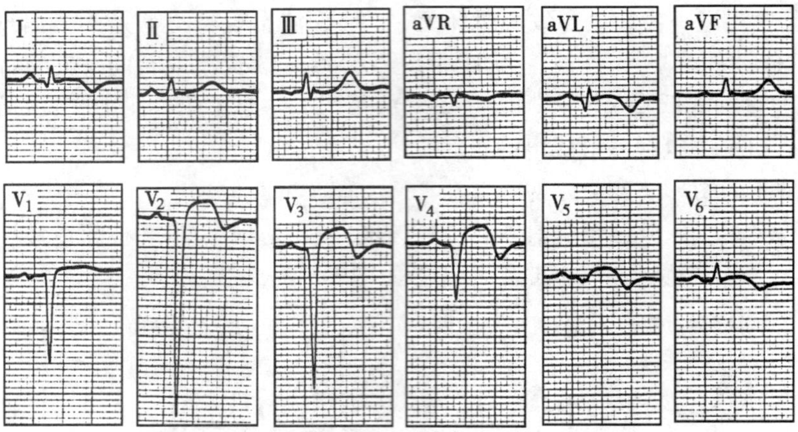

图 6-33　急性广泛前壁心肌梗死

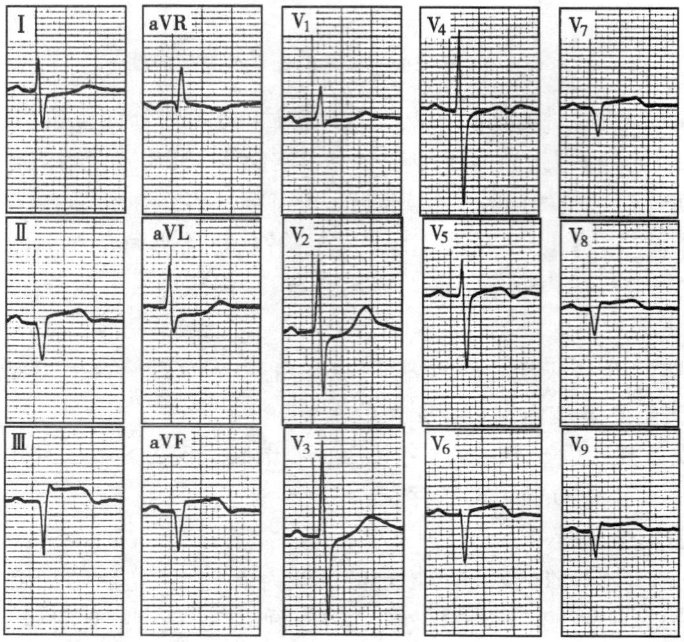

图 6-34　急性下壁及后壁心肌梗死

四、心律失常

心律失常(cardiac arrhythmia)是指各种原因导致心脏冲动的形成和(或)传导异常造成心脏活动的频率和节律发生改变。临床上根据发作时心率的快慢，将心律失常分为快速性心律失常和缓慢性心律失常；根据发生的原因将心律失常分为激动起源异常和激动传导异常，前者包括窦性心律失常、异位心律(期前收缩、心动过速、扑动与颤动等)，后者包括房室传导阻滞、传导途径异常等。心律失常发生在无器质性心脏病者，大多病程短，可自行恢复，对血流动力学无明显影响，不增加心血管疾病死亡危险性，称良性心律失常；发生于严重器质性心脏病的心律失常，病程较长，有严重血流动力学障碍，可诱发心绞痛、休克、心力衰竭、昏厥甚至猝死，称恶性心律失常。

(一)窦性心律和窦性心律失常

1. 窦性心律(sinus rhythm)　凡起源于窦房结的心律称为窦性心律。其心电图特点包括：

(1)P 波：P 波规律出现，呈钝圆形，在Ⅰ、Ⅱ、aVF、$V_3 \sim V_6$ 导联直立，在 aVR 导联倒置，在其他导联出现直立、低平或倒置均可。

(2)P-R 间期：为 0.12 ~0.20s。

频率和节律正常的窦性心律称为正常窦性心律(见图 6-20)，其心率为 60 ~100 次/分(心电图上表现为 P-P 间距在 1.0 ~0.6s)，心律规则(心电图表现为 P-P 间距相等或同一导联中 P-P 间距之差≤0.12s)。

2. 窦性心律失常(sinus arrhythmia)　频率和节律异常的窦性心律称为窦性心律失常，有如下几种。

(1)窦性心动过速(sinus tachycardia)：是指窦房结自律性增高的一种窦性心律失常。常见于运动、精神紧张、情绪激动、疼痛等生理情况；亦可见于兴奋药、感染、失血、甲状腺功能亢进、休克、心力衰竭等病理情况。心电图特征为(图 6-35)：

1)符合上述窦性心律心电图特点。

2)成人心率大于 100 次/分，即心电图上 P-P 间隔 <0.6s。(1 岁以内大于 140 次/分，1 ~6 岁大于 120 次/分)。

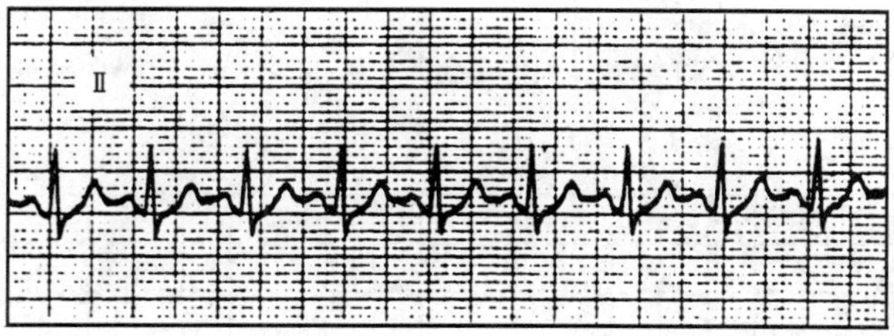

图 6-35　窦性心动过速

(2)窦性心动过缓(sinus bradycardia)：是指窦房结自律性降低的一种窦性心律失常。常见于老年人、运动员、睡眠等生理情况；亦可见于颅内压增高、病态窦房结综合征、青光眼、尿毒症等病理情况。心电图特征为(图 6-36)：

1)符合上述窦性心律心电图特点。

2)心率小于 60 次/分，即心电图上表现为 P-P 间隔 >1.0s。

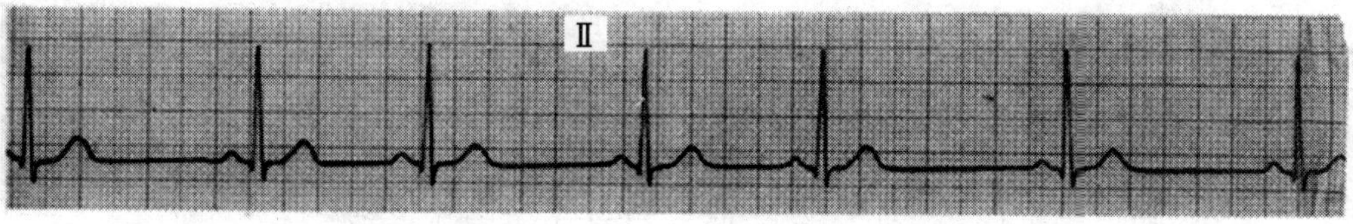

图 6-36　窦性心动过缓及窦性心律不齐

(3)窦性心律不齐(sinus arrhythmia)：多与呼吸有关，少数与心室收缩排血有关。常见于青少年、自主神经功能失调等生理情况；少数见于器质性心脏病及洋地黄药物中毒等病理情况。心电图特征为(图 6-36)：

1)符合上述窦性心律心电图特点。

2)心律不整，同一导联两个 P-P 间距之差大于 0.12s。

(4)病态窦房结综合征(sick sinus syndrome，SSS)：由于退行性变、冠状动脉供血不足、心肌炎、心肌病等累及窦房结及其周围组织而引起一系列缓慢性心律失常为主的临床综合征，统称为病态窦房结综合征。主要的心电图表现为：

1)持续的窦性心动过缓，心率小于 50 次/分，且不易用阿托品纠正。

2)多发的窦性停搏或严重的窦房结阻滞。

3)在明显的窦性心动过缓基础上，常出现室上性快速心律失常，如房性心动过速、心房扑动、心房颤动等，故亦称为慢-快综合征。

（二）期前收缩

期前收缩(premature contraction)是指窦房结以外的异位起搏点过早的发出冲动引起心脏提前搏动，又称早搏。多由异位起搏点兴奋性增高或形成折返激动，超过窦房结的自律性使心房或心室激动提早出现所引起，是最常见的心律失常。根据起搏点的位置期前收缩可分为室性期前收缩、房性期前收缩和交界性期前收缩。根据发生的频率可分为偶发或频发。期前收缩又可分为多源性和单源性，多源性指在同一导联中具有2种或2种以上形态的期前收缩。也可呈联律期前收缩，如二联律、三联律等。一个正常窦性搏动之后出现一个期前收缩，且连续出现3次或3次以上称二联律。两个正常窦性搏动之后出现一个期前收缩，或者一个正常窦性搏动之后出现两个期前收缩，且连续出现3次或3次以上称为三联律。

1. 房性期前收缩(premature atrial contraction)　异位起搏点位于心房。心电图表现为(图6-37)：

(1)提前出现的房性P′波，其形态与窦性P波略有不同，方向相同。

(2)P′-R间期大于0.12s。

(3)多数QRS波群形态正常。

(4)代偿间歇常不完全，即期前收缩前后两个窦性P波之间的间距小于正常窦性P-P间距的两倍。

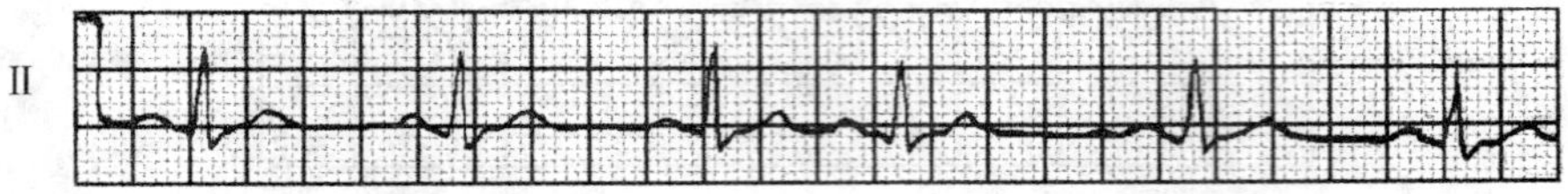

图6-37　房性期前收缩

2. 交界性期前收缩(premature junctional contraction)　提前的异位激动起源于房室交界区内。心电图表现为(图6-38)：

(1)QRS波群形态多正常。

(2)逆行P′波(方向与窦性P波相反)，可在QRS波群之前、之后或埋在QRS波群之中。

(3)代偿间歇常完全。

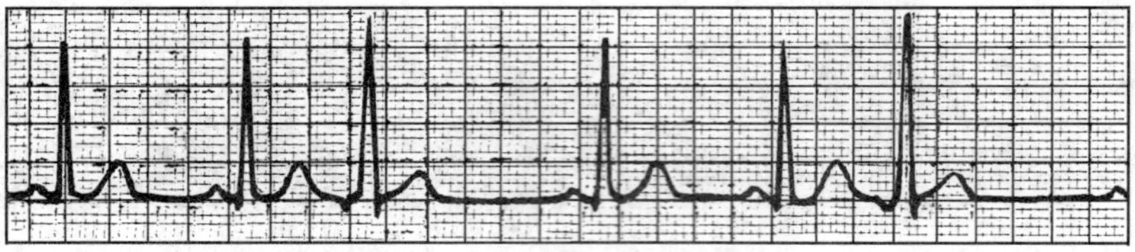

图6-38　交界性期前收缩

3. 室性期前收缩(premature ventricular contraction)　是起源于心室内某一起搏点的期前收缩。心电图表现为(图6-39)：

(1)提前出现宽大畸形的QRS波群，时限常大于0.12s，其前无相关的P波。

(2)T波方向多与QRS波群主波方向相反。

(3)代偿间歇多完全。

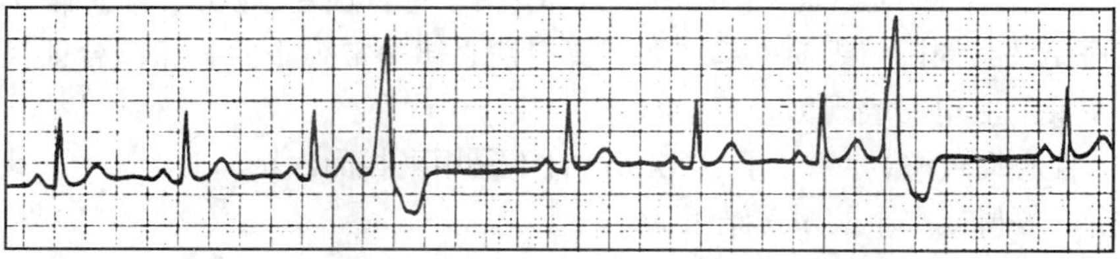

图6-39　室性期前收缩

（三）异位心动过速

异位心动过速是异位节律点兴奋性增高或激动经折返后连续3次或3次以上激动心房或心室所形成的整齐快速的心脏节律。具有突发突止、频率较快(大于150次/分)的特征，发作时间从数秒至数小时不等，有时甚至持续数天。按激动起源部位不同分为房性、交界性及室性心动过速三类。其中房性与交界性心动过速因发作时频率过快，P波埋入T波内不易辨认，故统称为室上性心动过速，多见于无器质性心脏病者，多由劳累、激动、体位改变、烟酒过量等生理因素诱发。阵发性室性心动过速多见于器质性心脏病者，如风湿性心脏病、心肌病、心肌炎等，洋地黄过量、电解质紊乱时亦可发生。

1. 阵发性室上性心动过速(paroxysmal supraventricular tachycardia,PSVT)　心电图特征为(图6-40)：①连续3个或3个以上快速匀齐的QRS波群，形态一般为室上性，如伴束支传导阻滞或有差异传导时，QRS波群可增宽；②频率在160～250次/分；③常伴有继发性ST-T改变。

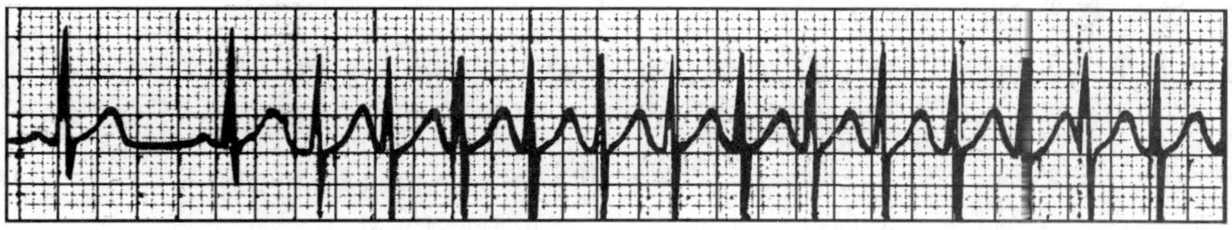

图6-40　阵发性室上性心动过速

2. 阵发性室性心动过速(paroxysmal ventricular tachycardia,PVT)　心电图特征为(图6-41)：①连续3个或3个以上宽大畸形的QRS波群，时限常大于0.12s，心律基本匀齐或略有不齐；②频率为150～220次/分；③常有继发性ST-T改变；④有时可见正常节律的窦性P波隐约夹杂其间；⑤可有室性融合波及心房激动夺获心室。

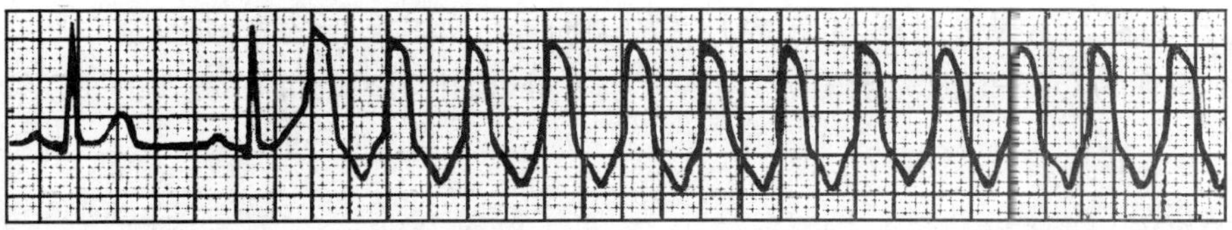

图6-41　阵发性室性心动过速

（四）扑动与颤动

扑动与颤动(flutter and fibrillation)是一种频率较心动过速更快的异位快速心律失常，扑动频率常在250～350次/分，颤动常在350～600次/分。异位激动可起源于心房或心室，所形成的节律分别称为心房扑动与颤动或心室扑动与颤动。由于频率过快，可使心房或心室的电活动失去静止期，无论何时总有部分心肌处于除极和复极中，致使心脏不能有节奏地协调收缩舒张，呈现一种快速而不协调的低振幅活动，甚至出现心肌的乱颤。如发生于心房，可影响心房的收缩及房室间的顺序活动，使心室泵血有所下降；如发生在心室，则可致心室射血功能基本丧失，诱发心跳骤停、猝死等极严重的后果。心房的扑动与颤动多由各种形式的折返引起，少数可由多发性病灶自身节律性增高所致，大多数由器质性心脏病引起，尤其以风湿性心脏病二尖瓣狭窄最多见，也可见于冠状动脉粥样硬化性心脏病及甲状腺功能亢进、急性中毒、感染、外伤、手术、心导管检查等。心室的扑动与颤动则与心脏电活动紊乱有关，多见于严重的心肺功能障碍、电解质紊乱、药物中毒、器质性心脏病终末期等。

1. 心房扑动(atrial flutter)　心电图特征为(图6-42)：

(1)P波及等电位线消失，代之以锯齿状形态一致而连续的扑动波(F波)。

(2)频率多为250～350次/分。

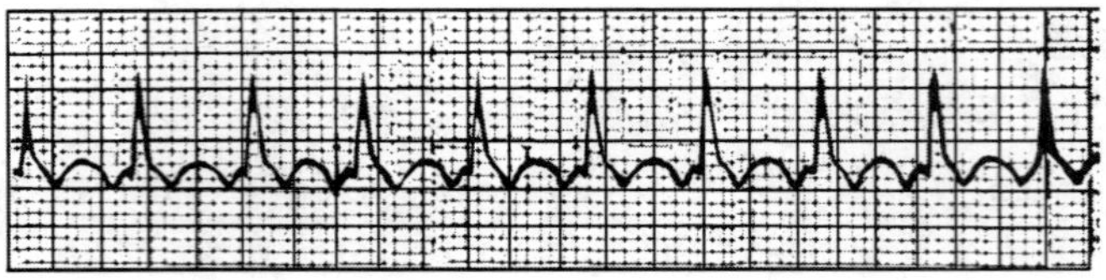

图 6-42　心房扑动心电图(2∶1 传导)

(3)QRS 波群形态与时间一般正常。

(4)房室传导比率以 2∶1 ~4∶1 下传,固定或不固定,心室律规则。

2. 心房颤动(atrial fibrillation)　心电图特征为(图 6-43):

(1)P 波及等电位线消失,代之以大小、振幅、形态不一的连续心房颤动波(f 波),通常在Ⅱ、aVF、V_1 导联较明显。

(2)心房 f 波频率为 350 ~600 次/分。

(3)QRS 波群形态与时间一般正常,R-R 间距绝对不等,R 波振幅不等。

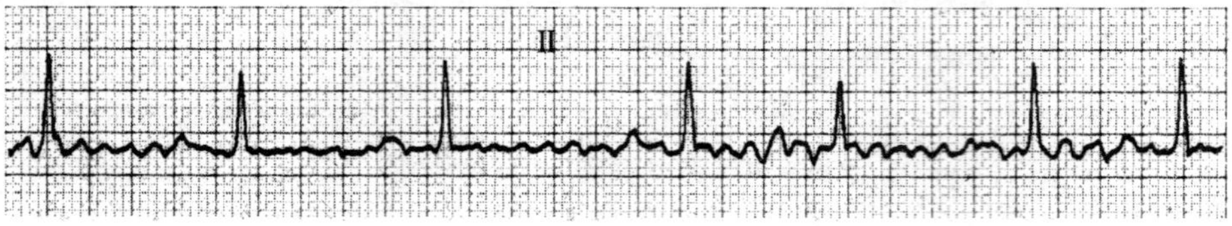

图 6-43　心房颤动

3. 心室扑动与颤动(ventricular flutter and ventricular fibrillation)　心室扑动的心电图表现为无正常的 QRS-T 波,代之以连续、快速、波形一致且宽大整齐的大正弦波,频率达 200 ~250 次/分(图 6-44)。心室扑动若不能很快纠正,可转为心室颤动而导致死亡。心室颤动多为心脏停搏前的短暂征象,心电图表现为 QRS-T 波完全消失,出现大小不等、极不匀齐的低小波,频率在 200 ~500 次/分(图 6-44)。

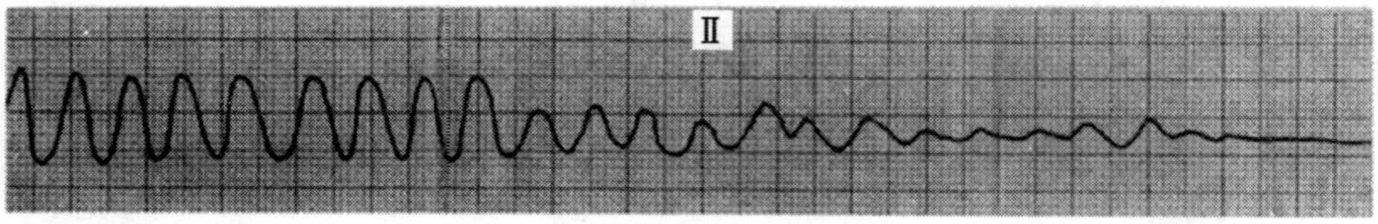

图 6-44　心室扑动与心室颤动

(五)逸搏与逸搏心律

逸搏与逸搏心律指在规律的心脏节律中突然延迟出现的单个或连续的心脏搏动。出现 1 ~2 个时称为逸搏,连续 3 个或 3 个以上的逸搏称为逸搏心律。逸搏心律的频率多 <60 次/分,节律整齐。其本质是窦房结自律性降低或在传导阻滞的情况下,下级起搏点被迫发放临时冲动激动心房或心室,是被动性异位心律失常,可减轻或避免由于心脏停搏时间过长造成的不良后果。

1. 房性逸搏与逸搏心律　心电图特征为长间歇后出现的 P′-QRS-T 波群,符合房性心搏的特点。可连续出现 3 次或 3 次以上,表现为慢而整齐的节律,频率在 50 ~60 次/分。

2. 房室交界性逸搏与逸搏心律　心电图特征为长间歇后出现的 P′-QRS-T 波群形态、时间与同一导联上的窦性 QRS-T 波群相同,偶有轻度畸形(差异传导引起);逸搏距前一个 QRS 波群时距较固定;逸搏 QRS 波群前或后可见相关性逆行性 P′波,或者无 P′波。交界性逸搏连续出现 3 次或 3 次以上;频率 40 ~50 次/分,为交界性逸搏心律(图 6-45)。

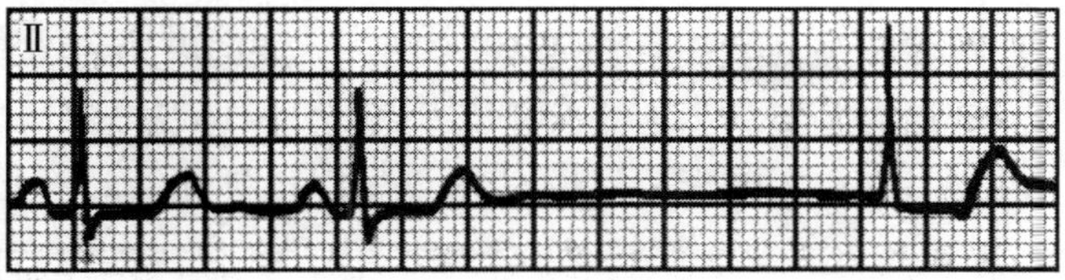

图 6-45　交界性逸波和交界性逸波心律

3. 室性逸搏与逸搏心律　心电图特征为长间歇后，延迟出现的 QRS-T 波群形态宽大畸形，时限常大于 0.12s，室性逸搏前无相关 P 波。可连续出现 3 次或 3 次以上，表现为缓慢而略不整齐的节律，频率在 20～40 次/分，为室性逸搏心律。若心室率小于 22 次/分，则称为室性自主心律(图 6-46)。

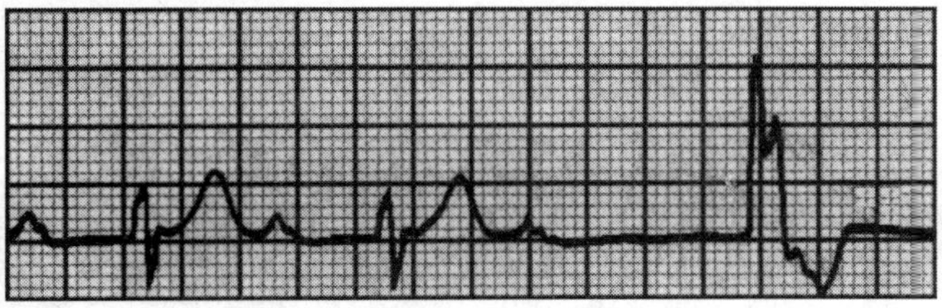

图 6-46　室性逸波和室性逸波心律

（六）房室传导阻滞

房室传导阻滞(atrioventricular block，AVB)是指激动经房室交界区下传时出现传导的延迟或阻断。病变部位多发生在房室结、房室束及束支近端。

1. 一度房室传导阻滞　房室传导时间延长，但每次心房激动均能传到心室。心电图特征为(图 6-47)：

(1)成人 P-R 间期 >0.20s(儿童 >0.18s，老年人 >0.22s)。

(2)每一个 P 波之后均有 QRS 波群。在心率无变化时，两次 P-R 间期变化大于 0.04s。

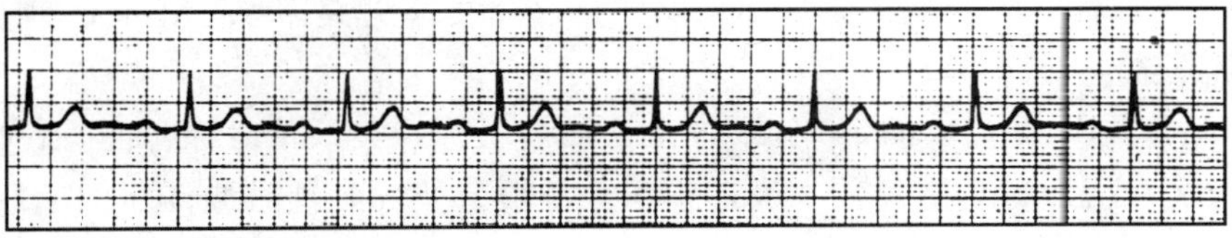

图 6-47　一度房室传导阻滞

2. 二度房室传导阻滞　部分室上性节律不能下传心室，致 P-QRS-T 周期性节律中出现 QRS 波脱落，称为二度房室传导阻滞。按脱落规律的不同分为两型。

(1)二度Ⅰ型房室传导阻滞(morbiz Ⅰ型)：又称文氏现象(wenckebach phenomenon)(图 6-48)，心电图表现为 P 波规律出现，P-R 间期逐渐延长，直至 1 个 P 波后脱落 1 个 QRS 波群，漏搏后传导阻滞得到一定恢复，P-R 间期又趋缩短，之后又逐渐延长，如此周而复始地出现。通常以 P 波数与下传数的比例来表示房室传导阻滞的程度，如 4∶3 传导，表示 4 个 P 波中有 3 个下传而只有 1 个不能下传。

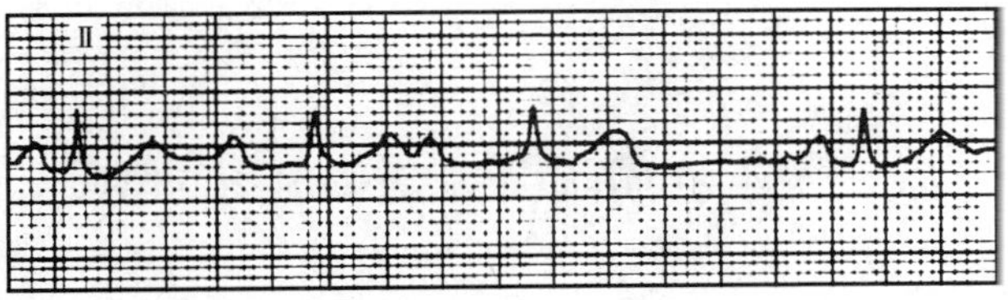

图 6-48　二度Ⅰ型房室传导阻滞

(2)二度Ⅱ型房室传导阻滞(morbiz Ⅱ型):心电图特征为P-R间期恒定不变,部分P波后无QRS波群(图6-49)。房室传导比例为2:1、3:2、4:3、5:4、6:5或3:1、4:1、5:1、6:1等,比例可固定或不固定。凡有2次或2次以上的QRS波群脱落者,称为高度房室传导阻滞。

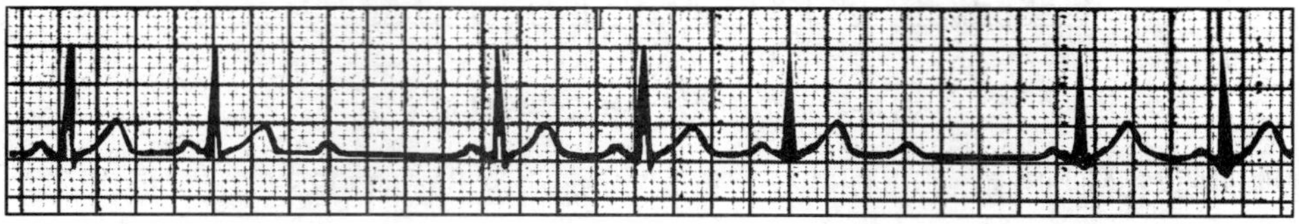

图6-49 二度Ⅱ型房室传导阻滞

3. 三度房室传导阻滞 又称完全性房室传导阻滞。心电图表现为①有一系列规律出现的心房波,心房波可为窦性P波(也可以是P′波、F波或f波);②QRS波群也规律出现;③P与QRS波群之间无关,无真正的P-R间期;④心房率>心室率;⑤可见交界性或室性逸搏心律(图6-50)。

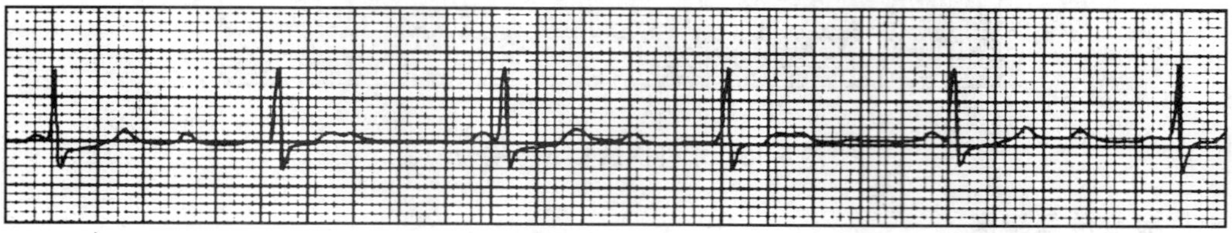

图6-50 三度房室传导阻滞

(七)预激综合征

预激综合征(pre-excitation syndrome)是由于心房与心室之间存在附加的传导旁路,激动通过旁路快速下传,提早到达心室的某一部分,并使之预先激动,称为预激综合征。异常旁路主要有3条:①Kent束即房室旁路,形成Kent预激综合征(WPW综合征);②James束即房-结、房-束旁路,形成James预激综合征(LGL综合征);③Mahaim束即结-室、束-室旁路,形成Mahaim预激综合征(Mahaim型预激综合征)。

1. WPW综合征(wolf-parkinson-white syndrome) 又称经典型预激综合征。心电图特征为P-R间期<0.12s;QRS波群增宽,时限≥0.12s;QRS波群起始部有预激波;P-J间期一般正常;多数有继发性ST-T改变。

2. LGL综合征(lown-ganong-levine syndrome) 又称短P-R综合征。心电图特征为P-R间期<0.12s;QRS波时限正常(伴有束支阻滞或室内阻滞例外);QRS波群起始部无预激波。

3. Mahaim型预激综合征 心电图特征为P-R间期正常;QRS波群起始部有预激波;QRS波时间延长,时限≥0.12s;可伴有继发性ST-T改变。

预激综合征多发于年轻人及无器质性心脏病者。由于旁道和正常传导途径常形成双径路,导致折返激动形成,从而在临床上反复发作顽固的室上性心动过速,病人常可出现阵发性心悸、心慌等症状,但一般不会造成严重的临床后果。但若室上性心动过速的频率>240次/分,且伴发房颤或有加速倾向时可诱发室颤。当激动沿旁路附加束逆行传导时,即可构成折返途径,易发生室上性阵发性心动过速或房颤,属严重心律失常的类型。对预激综合征目前通过心导管射频治疗常能取得良好疗效。

五、药物与电解质紊乱对心电图的影响

(一)电解质紊乱

1. 高钾血症(hyperkalemia) 心电图特征与血清钾浓度密切相关。①血清钾浓度升高至6~

7mmol/L 时，出现 T 波高尖，基底部变窄，呈帐篷状，以胸前导联明显；②血清钾浓度升高至 8mmol/L，T 波继续升高，QRS 波群开始逐渐增宽，P-R 间期及 Q-T 间期延长，P 波增宽、R 波电压降低及 S-T 段压低，直至 P 波消失；③血清钾浓度升高至 10mmol/L，QRS 波群明显增宽、畸形，T 波不再升高。心室自主节律不规则，时有室性期前收缩和室性心动过速。随后 R 波缩小，S 波增深，QRS 波群与 T 波不易辨认，形成双向波浪形，最后出现心室颤动或心室停搏(图 6-51)。

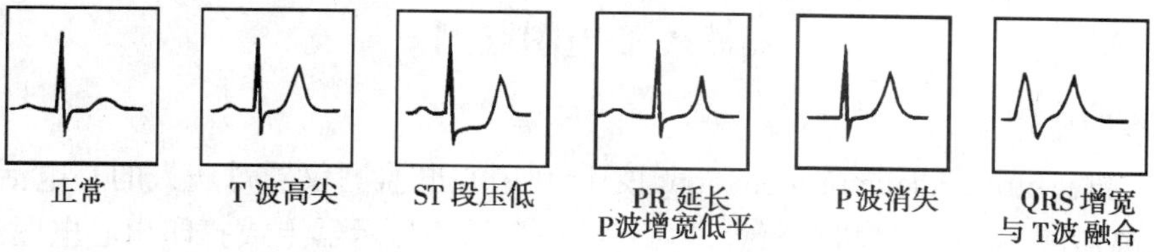

图 6-51　高钾血症心电图改变示意图

2. 低钾血症(hypokalemia)　心电图改变为 S-T 段压低、T 波低平或倒置以及 U 波增高。血清钾浓度 <3mmol/L，U 波开始增高，尤其Ⅱ、V_3 导联最明显；血钾浓度 <2.5mmol/L，U 波振幅可与 T 波等高，呈驼峰状；血钾进一步降低时，U 波完全与 T 波融合，S-T 段开始压低，Q-T 间期或 Q-T-U 间期明显延长，亦可出现频发或多源性室性期前收缩、房性心动过速伴房室传导阻滞、室性心动过速等(图 6-52)。

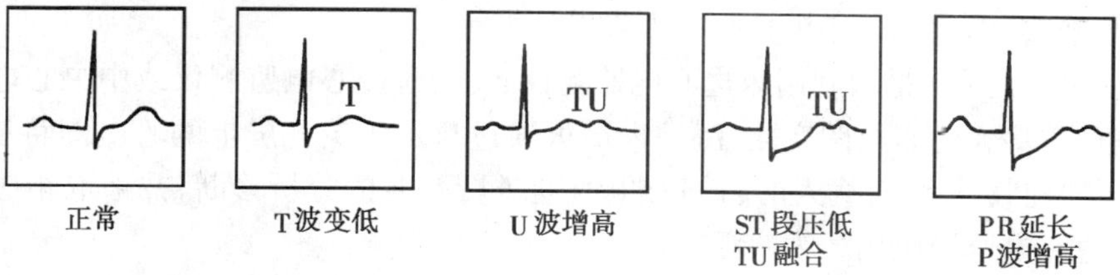

图 6-52　低钾血症心电图改变示意图

(二) 药物影响

1. 洋地黄效应(digitalis effect)　心电图特征为 S-T 段下斜型压低，T 波呈低平或倒置，ST-T 呈“鱼钩型”，这些变化以 R 波为主的导联中表现较明显；Q-T 间期缩短(图 6-53)。此时，心电图的改变是洋地黄在体内起作用的表现，并不意味着洋地黄中毒。

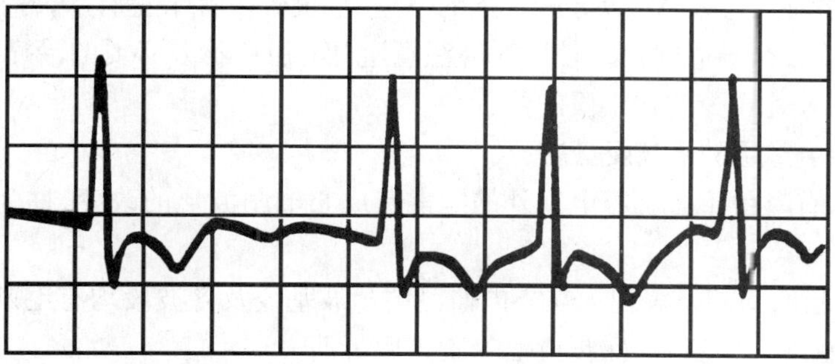

图 6-53　洋地黄效应心电图

2. 洋地黄中毒(digitalis toxicity)　心电图主要表现为各种心律失常。①室性期前收缩二联律：以室性期前收缩最多见，如用药前无期前收缩，用药过程出现室性期前收缩二联律，为洋地黄中毒证据；②室性心动过速：多在频发、多源、成对出现的室性期前收缩后发生；③心室颤动：一旦发生可引起猝死，室性心动过速往往为其先兆，应予密切注意；④房性心律失常：可引起房性心动过速伴房室传导阻滞。偶可出现心房扑动和心房颤动；⑤加速的交界性逸搏心律(非阵发性交界性心动过速):心房颤动合并有加速的交界性逸搏心律对诊断洋地黄中毒具有很高特异性。

（余　薇　周佩玲）

第四节　心电监测及心电图相关检查

一、心电图监测

（一）心电图监测

心电图监测(electrocardiogram monitoring)是指利用心电监测仪器对病人的心电活动进行长时间和(或)远距离监测,通过计算机分析处理后将结果显示于显示器上或打印出心电图波形及数据,为临床诊断治疗疾病提供帮助的一种方法。近几年来,此项技术发展迅速,为心血管危重病人的诊治提供了可靠的依据,大大提高了危重症的救治成功率。

（二）心电监测的分类及特点

1. 动态心电图监测　又称为Holter监测(holter monitoring),可提供受检者全日(常规记录时间为24h,必要时可记录48 ~72h)的动态心电活动信息,有效弥补常规心电图仅能做短暂静息记录的不足,结合病人的日常活动的记录,可明确病人的活动状态、症状及服药前后与其心电变化的关系,为诊断心肌缺血、捕捉心律失常提供了有力的依据,其记录可通过电脑回放系统或实时记录技术进行分析、编辑与修改,由激光打印机打印出报告单。

2. 床边心电图监测　是指利用床边心电监测仪、无线遥控心电监测仪或中央心电监测系统连续不断地监测危重病人的心电图变化,医护人员可通过显示于荧光屏上的心电图特征(如心率、心律、ST-T改变、期前收缩等)对病人的瞬间心电改变进行及时的分析诊断,并采取相应紧急治疗措施。目前以床边心电监测应用最为广泛。

3. 电话传输心电图监测　是指利用电话传输技术和心电信号-声波信号转换显示系统,远距离监测各种状态下的人体心电活动改变,心脏BB机(微型心电发送器)将心电信号调制为声波信号并通过电话传送到医院的中央处理系统,声波信号再转化为心电信号并将结果显示于荧光屏上或打印出心电图波形,供医生做出临床分析诊断。

（三）监测导联

是一种双极监测导联。多在心脏监护病房、危重症监护病房、手术及麻醉中观察心脏情况时使用。正极根据需要放在V_1、V_5、V_6等导联正极的位置上,负极多置于左肩部,称为CL_1、CL_5、CL_6导联。每次可选择1或2个导联使用。使用时应注意避开心脏听诊及必要的治疗部位。如需要还可选用肋弓下、剑突下等处作为放置正极的位置。

（四）心电监测中常见的干扰及伪差

在心电监测中,有时由于心脏心电以外的因素造成心电图波形的改变,称为干扰及伪差,常见的有以下几种:

1. 肌肉颤动引起的伪差　表现为在心电监测的示波基线及各波段均有毛刺状颤动波,可因精神紧张或脱衣后接触冷空气所致,保暖或消除紧张后可消失。

2. 基线不稳引起的伪差　监测时应先将基线调至中央,有时候因受到电极下皮肤电流或者电极片的分极化影响,可使基线发生上下大幅度的摆动。评估对象过度呼吸也会使基线摇曳不稳。导线的接触部分发生松脱的时候,基线也会突然移位。为避免基线不稳,操作前应将电极片与皮肤接触部分保持紧密,进行波形观察或记录、打印时,嘱病人尽量避免大的呼吸动作。

3. 交流电干扰　交流电干扰表现为心电图呈规律性、频率与交流电相等(大约每秒50次)的细小波纹而影响观察。周围环境中有交流电电器工作、监测仪器接地不良均可引起,应注意避免。

4. 杂波　不规则杂波最常见的原因是皮肤准备不周到。安放监测导联处的皮肤可用乙醇或乙醚脱脂,并使电极片与皮肤紧密接触则可避免杂波的产生。

(五)心电监测的临床应用

1. 对急性心肌梗死的监测　对急性心肌梗死病人进行持续的心电监测,不但能反应急性心肌梗死的动态演变过程,更重要的是可以早期发现其并发的致命性心律失常,及时处理。在溶栓治疗过程中,可以监测再灌注心律失常,降低溶栓的并发症及死亡率。急性心肌梗死心律失常的发生多在起病后24h以内,所以病人入院后即行心电监测,最少连续监测3~5天。

2. 对不稳定型心绞痛的监测　不稳定型心绞痛往往呈自发性,与心肌耗氧量的增加无明显关系,发作无规律性,且易演变为心肌梗死、不稳定型心绞痛的发作可伴有致命性心律失常,故心电监测的应用有较大价值。监测时应动态观察缺血性ST-T改变、心率变化及有无并发心律失常、心肌梗死。

3. 对洋地黄制剂使用过程的监测　洋地黄制剂是治疗室上性心律失常及心功能不全的常用药物,治疗剂量和中毒剂量较接近。洋地黄中毒时主要表现为各种心律失常,尤其是室性期前收缩呈二联律、房室传导阻滞、非阵发性交界性心动过速、室性心动过速及心室颤动等,应结合其临床表现来加以判断。

4. 抗心律失常药物治疗时的监测　抗心律失常药物通过影响心肌细胞的电生理活动而发挥其作用。在抗心律失常的同时本身可引起心律失常,如静脉推注维拉帕米、三磷腺苷、心律平等可致严重心动过缓甚至心脏停搏,应注意观察。

5. 安装心脏起搏器的监测　心脏起搏器在安装过程中,可因导管电极插入心室时的机械性刺激而引发心律失常,有时甚至是致命性心律失常。术后病人可通过心电监测而观察心脏起搏器的效果,及时发现心脏起搏器故障并纠治。

6. 其他方面的应用　心电监测除了以上应用外,临床上还可应用于麻醉、手术过程中以及对神经系统危重症的监测,还可对电解质紊乱、酸中毒及多脏器功能衰竭时监测,其应用范围已深入到临床各科室,尤其是在ICU/CCU的应用显得尤为重要。

二、动态心电图

动态心电图(dynamic electrocardiography,DCG)于1949年由美国Holter首创,故又称Holter心电图。这是一种应用磁带连续记录24~72h的心电图。方法是将磁带记录盒与病人胸部导联电极相连,供患者随身携带。另有一回放系统,通过它医生可于数分钟内将磁带所记录的心电图波形全部查阅,并报出心搏总数,异常心律的类型与次数,最终将心肌缺血的情况展现在图纸上。记录期间病人除洗澡外可进行各种活动。动态心电图能够发现常规心电图不易发现的心律失常和心肌缺血,是临床分析病情、确立诊断、判断疗效的重要客观依据。

(一)仪器装置

动态心电图仪器主要包括记录器、分析系统和打印系统。记录器通过导线与病人胸部的电极相连,能记录并储存受检者的心电信号。记录结束后将所获的信息输入计算机分析系统进行分析。打印系统可按需要编辑好的资料打印出图形和文字报告。

(二)导联系统

动态心电图的电极一般固定在胸部。目前多采用双极导联,常用导联及电极放置部位如下:

1. CM5导联　正极位于左腋前线第5肋间处;负极置于胸骨柄处。该导联记录的QRS波振幅高,对缺血性ST段下降最敏感。

2. CM1导联　正极置于胸骨右缘第4~6肋间;负极置于胸骨柄左侧。该导联P波清晰,有利于心律失常的分析。

3. CMF导联　将CM1导联正极置于左下腹部。该导联有利于左室下壁心肌缺血的检出。无关电极通常放在右锁骨中线第5肋间处。

（三）临床应用

1. 心律失常的定性、定量诊断　①检出隐匿性心律失常：DCG 可以捕捉到短暂的异常心电变化，了解心律失常的起源、持续时间、频率、发生与终止规律；②监测快速性心律失常：了解其发生与终止规律，是否伴有 SSS 综合征或预激综合征(尤其间歇性)及其分型；③观察缓慢性心律失常：了解其主要表现形式及有无窦房结功能不全；④ 协助判断不同类型异位节律或传导阻滞的临床意义：通过 DCG 监测其发生频度与严重程度和生活或活动的相应关系，确定治疗方针；⑤抗心律失常及抗心肌缺血药物的疗效评定。

2. 发现猝死的潜在危险因素　心性猝死最常见的原因是室速或室颤，发生前常有心电活动不稳的室性心律失常，仅能依靠 DCG 才易发现其发生规律。DCG 可及时并比较全面地发现猝死危险因素，有助于及时采取有力的治疗措施。

3. 晕厥、心悸的鉴别诊断　查出严重心律失常所引起的晕厥和心悸。

4. 对缺血性心脏病的诊断　DCG 连续监测 12 导联的 ECG，对心肌缺血的检出率高，还可进行定位诊断，尤其对症状不典型的心肌缺血、心肌梗死或无症状心肌缺血具有无可代替的临床价值。

5. 检测心脏起搏器的功能　DCG 可监测患者在活动或休息时的起搏心电图变化，了解起搏器的脉冲发放与感知功能，以及有无心律失常的发生。

6. 心肌梗死患者的随访及预后评估。

三、心电图运动负荷试验

心电图运动负荷试验(exercise electrocardiography)是心电图负荷试验中最常用的一种，通过让受检者进行一定量的体力活动，使心肌耗氧量增加，用以发现冠心病的一种诊断方法。

由于有些冠状动脉供血不足的患者，不仅无症状或症状不典型，且平静时心电图可表现正常。因此，为早期发现这些隐匿型或可疑冠状动脉粥样硬化性心脏病病例，临床上常采用心电图负荷试验。通过增加心肌耗氧量的方法诱发心电图的改变，用以判断是否有冠状动脉供血不足。这种通过运动增加心脏负荷而诱发心肌缺血，从而出现缺血性心电图改变的试验方法，叫心电图运动试验。目前采用的有二级梯运动试验、活动平板试验(treadmill test)和踏车运动试验(bicycle ergometer test)。近年来，已少用二级梯运动试验，而常用踏车及活动平板运动试验。后两者的优点是运动中便可观察心电图和血压的变化，运动量可按预计目标逐步增加。

（一）运动负荷量

运动负荷量分为极量与亚极量两种。极量是指运动使受检者的心率达到生理极限的负荷量。极限运动量一般多以统计所得的各年龄组预计最大心率为指标。粗略计算最大心率为“220 - 年龄数”。亚极量指使受检者的心率达到 85% ~90% 最大心率的负荷量。

（二）常用心电图运动负荷试验

1. 踏车运动试验　让受检者在装有功率计的踏车上做蹬车运动，负荷量可以分级依次递增，直至使受检者心率达到所需水平。踏车前、中、后多次描记心电图，逐次分析，做出判定。其优点是可根据受检者个人情况达到所需水平，符合运动试验原理和要求，结果较可靠。

2. 平板运动试验　让受检者在一活动的平板上走动，以平板坡度和运动速度调节负荷量，并分级依次递增，直到受检者心率达到所需水平。这一运动形式达到最大耗氧能力比踏车运动大，易达到最大心率，也更符合生理运动。运动前应描记受检者卧位和坐位 12 导联心电图，并测量血压作为对照。运动中通过监视器对心率、心律及 ST-T 改变进行检测，并按预定的方案每分钟记录心电图和测量血压一次。在达到预期亚极量负荷后，使预期最大心率保持 1 ~2min 再停止运动。运动终止后，每 2min 记录 1 次心电图，一般至少观察 6min。如果 6min 后 ST 段缺血性改变仍未恢复到运动前图形，需继续观察直至恢复。分析运动前、中、后的心电图变化来判定结果。

（三）心电图运动负荷试验的临床应用

1. 协助诊断冠心病，并对无症状者进行筛选，判断有无隐性冠心病。

2. 估计冠状动脉狭窄的严重程度，筛选高危病人以便进行手术治疗。

3. 测定冠心病病人心脏功能和运动耐量，以便客观地安排病人的活动范围和劳动强度，为康复锻炼提供可靠的依据。

4. 观察冠心病患者治疗(药物或手术)的效果。

由于本试验主要根据受检者的年龄、性别及体重选定运动量，未必符合其本身的基础生理条件，故可产生假阳者或假阴性结果。

（四）心电图运动负荷试验的禁忌证

患者如有下列任一情况不能做本试验。

1. 急性心肌梗死。

2. 初发型和恶化型心绞痛。

3. 严重的心律失常：室性心动过速、完全性房室传导阻滞、频发多源性室性早搏和顽固性室上性心动过速等。

4. 严重的急性心肌炎或心包炎、亚急性感染性心内膜炎和急性风湿热。

5. 中度至重度高血压。

6. 梗阻型心肌病。

7. 严重运动障碍性疾病，如严重关节炎、肢体残疾。

8. 同时有急性或严重全身疾病，如急性肝炎、肾功能衰竭和肺炎、严重贫血、发热等。

9. 衰弱和高龄。

（五）心电图运动负荷试验前、后的护理

1. 试验前首先询问病史，凡已有心肌梗死、不稳定性心绞痛、心功能不全、严重心律失常、严重高血压及其他严重心肺疾患、心电图已有心肌缺血改变者应列为禁忌。

2. 试验应安排在进餐前或餐后 2h 以上进行。

3. 登走时应交替向左及向右转，避免单向转身引起眩晕。

4. 试验过程中如受检者出现胸痛、气闷、面色苍白及其他不适，应立即平卧休息。

（余 薇 周佩玲）

附：脑电图、肌电图检查

一、脑电图检查

脑电图(electroencephalogram,EEG)检查是在头部按一定部位放置 8 ~ 16 个电极，经脑电图机将脑细胞固有的生物电活动放大并连续描记在纸上的图形。正常情况下，脑电图有一定的规律性，当脑部尤其是皮层有病变时，规律性受到破坏，波形即发生变化，对其波形进行分析，可辅助临床对脑部疾病进行诊断。

脑波按其频率分为：δ 波(1 ~ 3c/s)、θ 波(4 ~ 7c/s)、α 波(8 ~ 13c/s)、β 波(14 ~ 25c/s)及 γ 波(25c/s 以上)。δ 波和 θ 波称为慢波，β 和 γ 波称为快波。依年龄不同其基本波的频率也不同，如 3 岁以下小儿以 δ 波为主，3 ~ 6 岁以 θ 波为主，随年龄增长，α 波逐渐增多，到成年人时以 α 波为主，但年龄之间无明确的严格界限，如有的儿童 4、5 岁枕部 α 波已很明显。正常成年人在清醒、安静、闭眼时，脑波的基本节律是枕部 α 波为主，其他部位则是以 α 波间有少量慢波为主。判断脑波是否正常，主要是根据其年龄，对脑波的频率、波幅、两侧的对称性以及慢波的数量、部位、出现方式及有无病理波等进行分析。许多脑部病变可引起脑波的异常。如颅内占位性病变(尤其是皮层部位者)可有限局性慢波；散发性脑炎绝大部分脑电图呈现弥漫性高波幅慢波；此外脑血管病、炎症、外伤、代谢

性脑病等都有各种不同程度的异常，但脑深部和线部位的病变阳性率很低。需加指出的是，脑电图表现没有特异性，必须结合临床进行综合判断。然而对于癫痫则有决定性的诊断价值，在癫痫发作间歇期，脑电图可有阵发性高幅慢波、棘波、尖波、棘-慢波综合等所谓“痫性放电”表现。为了提高脑电图的阳性率，可依据不同的病变部位采用不同的电极放置方法。如鼻咽电极、鼓膜电极和蝶骨电极，在开颅时也可将电极置于皮层(皮层电极)或埋入脑深部结构(深部电极)。此外，还可使用各种诱发试验，如睁闭眼、过度换气、闪光刺激、睡眠诱发、剥夺睡眠诱发以及静脉注射美解眠等。但蝶骨电极和美解眠诱发试验等方法，可给病人带来痛苦和损害，须在有经验者指导下进行。随着科技的日益发展，近年来又有了遥控脑电图和24h监测脑电图。

检查前注意事项：应在饭后检查，以免低血糖影响结果。任何患者检查前24h宜停镇静药或抗癫痫药；难以停药者，应说明药名、剂量、日数。头皮不洁者，应于检查前1天洗头。儿童或精神异常估计合作困难者，应由经治医师酌予镇静剂或其他适当措施。

二、肌电图检查

肌电图(electromyography，EMG)是用肌电图仪记录神经和肌肉的生物电活动，并对其波形进行测量分析，以了解神经、肌肉的功能状态，协助对下运动神经元或肌肉疾病的诊断。目前常用的方法有三种：①针极肌电图：亦称普通肌电图，是将特制的针电极刺入肌腹，或用表面电极置于肌肉表面皮肤，在示波器上或记录纸上观察肌肉在静止、轻收缩、重收缩三种状态下的电位变化，以帮助判断疾病系神经源性或肌源性损害。②神经传导速度测定：即运动神经传导速度和感觉神经传导速度测定。系在神经干的近端或远端给以脉冲刺激，在远端效应肌肉或近端神经走行部位接收波形，测量两点之间的潜伏期和距离，即可计算出运动神经或感觉神经传导速度，主要用于了解神经传导功能情况。③其他：如重复频率试验、F波、H反射、牵张反射等检查以及单纤维肌电图检查等，可进一步了解神经、肌肉、神经-肌接头以及脊髓反射弧的功能状态。

肌电图检查是根据神经肌肉电生理改变，来确定病损来自哪个系统或来自何部位，因而对病理过程不同的各类疾病做出区别，结合临床做出诊断。

肌电图检查适用于神经源性疾病、肌源性疾病、神经肌肉接头疾病、锥体系及锥体外系疾病的诊断。

（余　薇　周佩玲）

Summary

ELECTROCARDIOGRAM

An electrocardiogram-often abbreviated as ECG-is a noninvasive test that produces a graphic record of the electrical activity of the heart.In a addition to determining cardiac rhythm pattern variations may reveal pathologic processes such as myocardial infarction,ischemia,and so on.

An electrical picture of the heart represented by positive and negative deflections on a graph labeled with the letters P,Q,R,S,and T,corresponding to events of the cardiac cycle.

P wave is produced by atrial depolarization,indicates sinoatrial node function.

P-R interval indicates atrioventricular conduction time or the time it takes an impulse to travel from the atria down and through the atrioventricular node.It is measured from beginning of P wave to beginning of QRS complex.Normal is 0. 12 to 0. 20 seconds.

QRS complex indicates ventricular depolarization.It consists of Q wave,R wave,and S wave.The time of QRS complex is 0. 06 to 0. 10 seconds measured from onset of Q wave go end of S wave.

S-T segment indicates time interval between complete depolarization of ventricles and repolarization of ventricles.It is measured after QRS complex to beginning of T wave.

T wave represents ventricular repolarization and follows S-T segment.

An ECG gives two major kinds of information.First,by measuring time intervals on the ECG,a doctor can determine how long the electrical wave takes to pass through the heart.Finding out how long a wave takes to travel from one part of the heart to the next shows if the electrical activity is normal or slow,fast or irregular. Second, by measuring the amount of electrical activity passing through the heart muscle,a cardiologist may be able to find out if parts of the heart are too large or are overworked.Several

Sensors called electrodes will pick up the electrical activity of the heart.You will lie down,and technicians will put several patches (electrodes) on the chest, arms and legs. Usually the electrodes are soft and don't cause any discomfort when they're put on or taken off by the technician.The electrodes are connected to wires called leads,which are connected to the ECG machine.The electrical activity of the heart then is recorded on a moving strip of paper in the EKG machine. During the ECG recording, you must lie quietly for 10 ~ 20 seconds, because the electrocardiograph will detect any muscle or body movement.There's no pain or risk associated with having an electrocardiogram.The machine only records the ECG.It doesn't send electricity into the body.

Electrocardiogram is an important tool for detecting heart disease and helping pinpoint exactly what's wrong.An ECG records these electrical signals.Many different diseases and conditions affect your heart's electrical signals and change the rhythm of your heartbeats.Your doctor can diagnose some heart problems by interpreting the patterns of heartbeats and rhythms recorded during your ECG.

HOLTOR MONITOR

Portable recorder (Holtor monitor) provides continuous recording of ECG for up to 24 hours.A client keeps a diary noting presence of symptoms or any unusual activities.

EXERCISE ECG

Exercise ECG (stress test) is recorded during prescribed exercise such as climbing a set of stairs, walking a treadmill,or riding a stationary bicycle.Stress tests may show heart disease when resting ECG does not.

CARDIAC MONITORING

The cardiac monitor provides continuous information regarding the cardiac rhythm and understanding of the basic electrocardiogarphic system is imperative to avoid/treat arrhythmias.

ELECTROENCEPHALOGRAM

An electroencephalogram (EEG) is a record of the minute electrical impulses of the brain, used to identify neurologic conditions that affect brain function and level of consciousness.

ELECTROMYOGRAPHY

Electromyography (EMG)is a test that assesses the health of the muscles and the nerves controlling the muscles.

（马秀芬）

第七章　常用实验室检查

Laboratory test

实验室检查是运用各种物理学、化学、生物化学、分子生物学、微生物学、细胞学、免疫学及遗传学等学科的实验技术，对病人的血液、体液、骨髓、排泄物、分泌物等标本进行检测，以获得反应机体功能状态及与疾病相关的病理变化或病因等有关资料，对协助诊断、推测预后、制订治疗方案等有重要的作用。护士必须掌握常用实验室检查的目的、标本采集要求、方法以及结果的临床意义。

Laboratory test is experimental technique by physics,chemistry,biochemistry,molecule biology,microbiology,cytology,immunology and genetics,and examine the patient's blood,body fluid,marrow,excreta,secretion etc speciment,so that gain data what reflect body's function state and pathology change about the disease or pathogeny etc.It is important about helping diagnose,conjectureprognosis,working-out cure project.Nurse must know well the clinic meaning about in common use laboratory test order, collecting speciment way require,method and result.

Learning this chapter,request emphases masting collecting speciment method,consult value and clinic meaning.

第一节　常用血液检查

血液(blood)由血细胞和血浆组成。血细胞包括红细胞(red blood cell or erythrocyte)、白细胞(white blood cell or leukocyte)及血小板(platelet or thrombocyte)。临床上常常通过检验血液，根据血液成分的变化，帮助判断机体的病理生理变化。

一、血细胞检查(complete blood count)

【标本采集】

1. 血液分析仪法　用乙二胺四乙酸二钠(EDTA-Na_2)抗凝静脉血 1ml。

2. 手工法　用非抗凝毛细血管血 1 滴。

(一) 红细胞计数(red blood count, RBC)及血红蛋白测定(hemoglobin test)

【参考值】

	红细胞计数	血红蛋白
成年男性	$(4.0 \sim 5.5) \times 10^{12}/L$	120～160g/L
成年女性	$(3.5 \sim 5.0) \times 10^{12}/L$	110～150g/L
新生儿	$(6.0 \sim 7.0) \times 10^{12}/L$	170～200g/L

【临床意义】

1. 红细胞及血红蛋白减少

(1)生理性减少：①从出生 3 个月的婴幼儿起至 15 岁以前的儿童，因生长发育迅速，血容量急剧增加而致造血原料相对不足，红细胞及血红蛋白一般比正常成人低 10%～20%；②部分老年人骨髓造血组织逐渐减少，其造血功能明显减退；③妊娠中、晚期为适应胎盘血液循环的需要，血容量剧增而引起血液稀释。这些均可使红细胞数及血红蛋白减少，称为生理性贫血。

(2)病理性减少：见于各种原因所致贫血，如缺铁性贫血、再生障碍性贫血、溶血性贫血和失血性贫血等；其他疾病如慢性炎症性疾病、霍奇金病、器官衰竭等。

2. 红细胞及血红蛋白增多

(1)相对性增多：常见于剧烈呕吐、严重腹泻、大面积烧伤、多汗、多尿等，由于体内水分丧失过多而致血液浓缩，多为暂时性。

(2)绝对性增多

1)生理性增多：胎儿、新生儿、高原地区居民、剧烈的体力劳动、体育活动及情绪激动时，红细胞可一过性增多。

2)病理性增多：严重的慢性心、肺疾患，如阻塞性肺气肿、肺源性心脏病、某些发绀型先天性心脏病等，引起机体缺氧，机体代偿反应性引起红细胞及血红蛋白增多；此外，骨髓增生性疾病中的真性红细胞增多症；某些肿瘤和肾脏疾患使促红细胞生成素增加也可引起红细胞及血红蛋白增多，常见于肾癌、肝癌、肾脏肿瘤、肾盂积水、多囊肾等。

（二）白细胞计数(white blood count, WBC)

【参考值】

1. 白细胞计数

成人　$(4\sim10)\times10^9/L$

新生儿　$(15\sim20)\times10^9/L$

6个月~2岁　$(11\sim12)\times10^9/L$

2. 白细胞分类计数　见表7-1。

表7-1　5种白细胞正常百分数和绝对值

细胞类型	百分数(%)	绝对值($\times10^9/L$)
中性粒细胞(N)		
杆状核(st)	0~5	0.04~0.05
分叶核(sg)	50~70	2~7
嗜酸性粒细胞(E)	0.5~5	0.05~0.5
嗜碱性粒细胞(B)	0~1	0~0.1
淋巴细胞(L)	20~40	0.8~4
单核细胞(M)	3~8	0.12~0.8

【临床意义】

白细胞总数高于正常值(成人为$10\times10^9/L$)称白细胞增多(leukocytosis)；低于正常值(成人为$4\times10^9/L$)称白细胞减少(leukopenia)。白细胞总数的增减主要受中性粒细胞的影响，因此，白细胞增多或减少与中性粒细胞的增多或减少具有相同意义。

1. 中性粒细胞(neutrophil, N)

(1)中性粒细胞增多(neutrophilia)：中性粒细胞增多常伴有白细胞总数的增多。

1)生理性增多：新生儿、妊娠及分娩时，高温或严寒、饱餐或淋浴后，剧烈运动或劳动后，可使其暂时性升高。

2)病理性增多：①急性感染：尤其是化脓性球菌(如金黄色葡萄球菌、溶血性链球菌、肺炎链球菌等)感染，为最常见原因。感染局限而又轻微时，白细胞总数仍可正常，但中性粒细胞百分数增高；中等程度感染时，白细胞总数常大于$20\times10^9/L$，中性粒细胞进一步增多，常伴有明显核左移和中毒性改变，甚至出现类白血病反应。应注意，在某些极重度感染时，白细胞总数可以不高，甚至减低。②严重的组织损伤及大量血细胞破坏：严重外伤、较大手术后；大面积烧伤；急性心肌梗死及严重的血管内溶血后 12～36h，白细胞总数及中性粒细胞可增多。急性心肌梗死时白细胞增多，借此可与心绞痛鉴别。③急性大出血：在急性大出血后 1～2h 内，特别是内出血时，白细胞可高达 20×10^9/L。④急性中毒：代谢紊乱所致的代谢性中毒，如糖尿病酮症酸中毒、尿毒症和妊娠中毒症；急性化学药物中毒，如急性铅、汞中毒及安眠药中毒等，白细胞及中性粒细胞均可增多。⑤白血病及恶性肿瘤：大多数白血病患者外周血中白细胞数量呈不同程度的增多，可达数万甚至数十万。各类恶性肿瘤，特别是消化道恶性肿瘤，可引起白细胞及中性粒细胞增多。

(2)中性粒细胞减少(neutropenia)：中性粒细胞绝对值低于 1.5×10^9/L 称粒细胞减少症；中性粒细胞绝对值低于 0.5×10^9/L 称粒细胞缺乏症(agranulocytosis)。

1)感染：尤其是革兰阴性杆菌感染，如伤寒、副伤寒杆菌感染；某些病毒感染性疾病，如流感、淋病、病毒性肝炎、水痘、风疹等；某些原虫感染，如疟疾和黑热病。

2)血液系统疾病：常见于再生障碍性贫血、粒细胞缺乏症、部分急性白血病(非白细胞性白血病)、恶性组织病、巨幼细胞贫血、严重缺铁性贫血、阵发性睡眠性血红蛋白尿以及骨髓转移癌等。白细胞减少同时常伴血小板及红细胞减少。

3)理化损伤：放射线、化学物质如苯、铅、汞等，以及化学药物如氯霉素、磺胺类药物、抗肿瘤药、抗糖尿病及抗甲状腺药物等，均可引起白细胞及中性粒细胞减少。

4)单核-巨噬细胞系统功能亢进：各种原因引起的脾脏肿大，如门脉性肝硬化、淋巴瘤等常见白细胞及中性粒细胞减少。这与脾脏的单核巨噬细胞系统吞噬破坏有关。

5)自身免疫性疾病：如系统性红斑狼疮等一些自身免疫性疾病，产生自身抗体导致白细胞减少。

(3)中性粒细胞的核象变化：正常人周围血液的中性粒细胞以分叶核细胞占绝大多数，以 2～3 叶为最多，而不分叶或分叶过多的较少。在病理情况下，中性粒细胞核象可发生变化，出现核左移或核右移现象(图 7-1)。

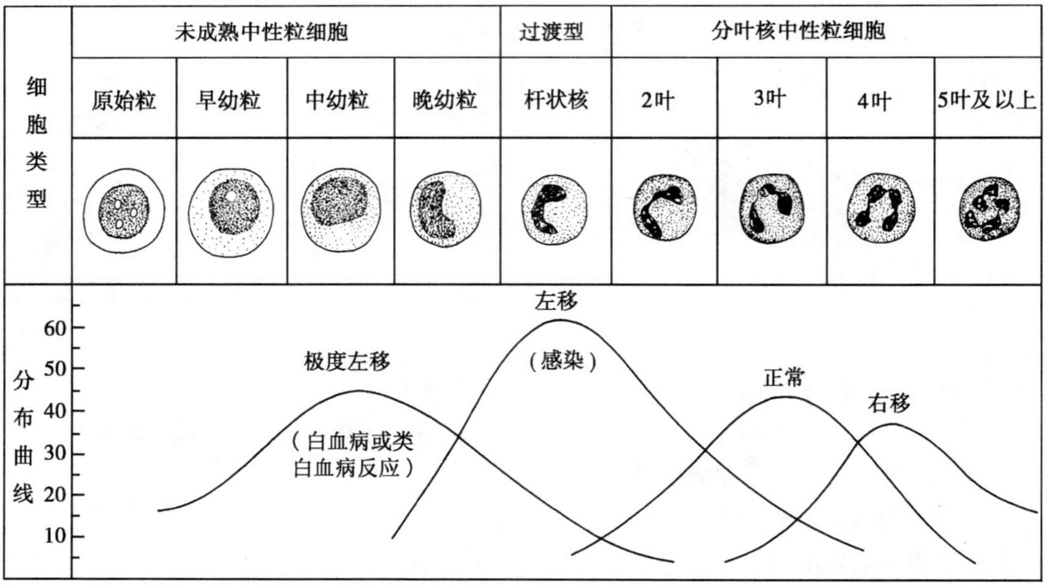

图 7-1　中性粒细胞核象变化示意图

1)核左移：周围血中出现不分叶核粒细胞(包括杆状核粒细胞、晚幼粒、中幼粒或早幼粒细胞等)的百分率增高(超过 5%)时，称为核左移。常见于各种病原体所致的感染，特别是急性化脓性感染时。其次见于急性失血、急性中毒及急性溶血反应等。

2)核右移：周围血中若中性粒细胞核出现 5 叶或更多分叶，其百分率超过 3% 者，称为核右移。

此时常伴白细胞总数的减少。主要见于巨幼细胞贫血及造血功能衰退，也可见于应用抗代谢药物，如阿糖胞苷或6-巯基嘌呤等之后。

(4)中性粒细胞的中毒性改变：在严重传染性疾病(如猩红热)、各种化脓性感染、败血症、恶性肿瘤、中毒及大面积烧伤等病理情况下，中性粒细胞可发生中毒性和退行性变化。下列改变可单独出现，亦可同时出现。

1)细胞大小不均：表现为细胞胞体增大，细胞大小悬殊。见于病程较长的化脓性炎症或慢性感染时。

2)中毒颗粒：中性粒细胞胞质中出现粗大、大小不等、分布不均匀、染色呈深紫红或紫黑色颗粒，称为中毒颗粒。

3)空泡形成：中性粒细胞胞质或胞核中可见单个或多个大小不等空泡，可能是因严重感染时细胞质发生脂肪变性所致。

4)核变性：是中性粒细胞胞核出现固缩、溶解及碎裂的现象。细胞核发生固缩时，核染色质凝集呈深紫色粗大凝块状；核溶解时，则胞核膨胀增大，常伴核膜破碎，核染色质结构松散或模糊，着色浅淡。

2. 嗜酸性粒细胞(eosinophil,E)

(1)嗜酸性粒细胞增多(eosinophilia)

1)过敏性疾病：支气管哮喘、药物过敏反应、荨麻疹、食物过敏、血管神经性水肿、血清病等，外周血嗜酸性粒细胞增多，可达10%以上。

2)寄生虫病：血吸虫病、肺吸虫病、蛔虫病、钩虫病等寄生虫感染时，常见血中嗜酸性粒细胞增多，常达10%或更多。

3)皮肤病：某些皮肤病如湿疹、剥脱性皮炎、天疱疮、银屑病等可见外周血中嗜酸性粒细胞轻、中度增高。

4)血液病：某些血液病如慢性粒细胞白血病、嗜酸粒细胞白血病、淋巴瘤、多发性骨髓瘤、嗜酸性粒细胞肉芽肿等，外周血嗜酸性粒细胞增高。

5)其他：某些恶性肿瘤如肺癌等可引起嗜酸性粒细胞增高；传染病血中嗜酸性粒细胞大多减少，但猩红热时增多。

(2)嗜酸性粒细胞减少(eosinopenia)：见于伤寒、副伤寒初期，大手术，烧伤等应激状态，或长期应用肾上腺皮质激素后。

3. 嗜碱性粒细胞(basophil,B)

(1)嗜碱性粒细胞增多(basophilia)：可见于某些过敏性疾病，如结肠炎、药物、食物、吸入物超敏反应及类风湿关节炎等。某些血液病，如慢性粒细胞白血病、嗜碱性粒细胞白血病以及骨髓增生性疾病的骨髓纤维化等均见外周血嗜碱性粒细胞增多。某些内分泌疾病如糖尿病，可见嗜碱性粒细胞增多。

(2)嗜碱性粒细胞减少：无临床意义。

4. 淋巴细胞(lymphocyte,L)

(1)淋巴细胞增多(lymphocytosis)：从出生后4～6天婴儿到6～7岁儿童阶段淋巴细胞百分率均较成人为多，属生理性增多。病理性增多常见于：

1)感染性疾病：病毒感染如风疹、麻疹、流行性腮腺炎、传染性单核细胞增多症、传染性淋巴细胞增多症、病毒性肝炎及流行性出血热等，淋巴细胞明显增多。此外，某些杆菌，如百日咳杆菌、结核分枝杆菌、布氏杆菌及梅毒螺旋体、弓形体等的感染也可引起淋巴细胞增多。

2)淋巴细胞性恶性疾病：急性和慢性淋巴细胞白血病、淋巴肉瘤和毛细胞白血病等淋巴细胞显著增多，并伴幼稚型淋巴细胞增多。

3)其他：自身免疫性疾病、肿瘤、慢性炎症、移植物抗宿主反应或移植物抗宿主病等均可引起淋巴细胞增多。

(2)淋巴细胞减少(lymphocytopenia):主要见于接触放射线及应用肾上腺皮质激素、烷化剂、抗淋巴细胞球蛋白后。先天性免疫缺陷性疾病和获得性免疫缺陷综合征患者,外周血淋巴细胞亦减少。

5. 单核细胞(monocyte,M)

(1)单核细胞增多(monocytosis):婴幼儿及儿童单核细胞可增多,属生理性增多。病理性增多可见于某些感染,如感染性心内膜炎、疟疾、黑热病、急性感染的恢复期、活动性肺结核等。某些血液病,如单核细胞白血病、粒细胞缺乏恢复期、多发性骨髓瘤、恶性组织细胞病、淋巴瘤、骨髓增生异常综合征等。

(2)单核细胞减少(monocytopenia):无临床意义。

(三)血小板计数(platelet count, PLT)

【参考值】

$(100 \sim 300) \times 10^9/L$

【临床意义】

1. 血小板减少(thrombocytopenia)　血小板低于 $100 \times 10^9/L$ 称血小板减少。引起血小板减少的原因有:

(1)造血功能障碍:见于再生障碍性贫血、白血病、放射线损伤、骨髓纤维化等。

(2)血小板破坏过多:如特发性血小板减少性紫癜、脾功能亢进。

(3)血小板消耗过多:如弥散性血管内凝血。

2. 血小板增多(thrombocytosis)　血小板数超过 $400 \times 10^9/L$ 称血小板增多。可见于①骨髓增生性疾病,如慢性粒细胞白血病、真性红细胞增多症、特发性血小板增多症;②反应性增多,如急性或慢性炎症、急性失血或溶血等。

二、网织红细胞及血细胞比容测定

(一)网织红细胞测定(reticulocyte, Ret)

网织红细胞是介于晚幼红细胞到成熟红细胞之间未完全成熟的红细胞。

【标本采集】

EDTA抗凝全血或毛细血管采血(手工法:新亚甲蓝或煌焦油蓝活体染色法);网织细胞计数仪法或血液分析仪法。

【参考值】

百分数　成人:0.005 ~0.015(0.5% ~1.5%,平均1%)
　　　　新生儿:0.03 ~0.07(3% ~7%)
绝对值　成人:$(24 \sim 84) \times 10^9/L$
　　　　新生儿:$(96 \sim 288) \times 10^9/L$

【临床意义】

网织红细胞计数是反应骨髓造血功能较敏感的指标,对贫血的诊断、鉴别诊断及疗效观察等具有重要意义。

1. 网织红细胞增多:表示骨髓红细胞系造血旺盛。常见于溶血性贫血,可高达40%以上;其次为急性失血性贫血,网织红细胞明显增高;营养性巨幼红细胞性贫血和缺铁性贫血可因造血物质缺乏,仅轻度增加或正常或减少;网织红细胞持续上升,常提示慢性失血,如痔疮。

2. 网织红细胞减少:表示骨髓红细胞生成减弱。常见于①再生障碍性贫血,一般网织红细胞值常低于0.5%,其绝对值低于 $15 \times 10^9/L$,可作为急性再生障碍性贫血的诊断指标之一;②骨髓病性贫血(如急性白血病、骨髓瘤),因骨髓中异常细胞大量浸润,红系细胞增生受抑制所致;③化疗、放疗所致骨髓抑制时网织红细胞也减少。

***(二)血细胞比容测定**(Hematocrit, Hct)*

【标本采集】

抽取静脉血 2ml,取下注射器针头,将血液沿试管壁注入含双草酸盐抗凝剂的带盖试管内,充分混匀。

【参考值】

男性:0.40～0.50L/L(40～50Vol%)

女性:0.37～0.48L/L(37～48Vol%)

【临床意义】

血细胞比容除了受血浆容量影响外,主要与红细胞的大小和数量有关。

1. 血细胞比容增高　相对性增高主要见于各种原因所致血液浓缩,如脱水、腹泻、烧伤等;绝对性增高主要见于真性红细胞增多症。

2. 血细胞比容减低　主要见于各种原因所致贫血。

三、红细胞沉降率测定

红细胞沉降率(erythrocyte sedimentation rate,ESR)是指红细胞在一定条件下沉降的速率。

【标本采集】

先用注射器抽取 3.8% 枸橼酸钠抗凝剂 0.4ml,然后抽取静脉血 1.6ml,充分混匀后,取下注射器针头,将血液沿血沉管壁注入管内,室温直立于血沉架上 1h 读取红细胞下沉后暴露出的血浆段高度。

【参考值】

Westergen 法:男性　0～15mm/1h 末

女性　0～20mm/1h 末

【临床意义】

1. 血沉增快

(1)生理性增快:12 岁以下的儿童、60 岁以上的高龄者、妇女月经期、妊娠 3 个月以上血沉可加快,其增快可能与生理性贫血或纤维蛋白原含量增加有关。

(2)病理性增快

1)各种炎症性疾病:急性细菌性炎症时,血中反应物质迅速增多,于炎症发生后 2～3 天即可见血沉增快。风湿热、结核病时,也因其纤维蛋白原及免疫球蛋白含量增加,血沉明显加快,临床上最常用血沉来观察结核病及风湿热有无活动以及其动态变化。疾病活动期血沉加快,病变渐趋静止,血沉亦逐渐正常。

2)组织损伤及坏死:较大的组织损伤或手术创伤,或脏器梗死后造成的组织坏死均可引起血沉加快。

3)恶性肿瘤:增长迅速的恶性肿瘤血沉增快,血沉可用来鉴别良性和恶性肿瘤。恶性肿瘤病人治疗有效时,血沉渐趋正常,复发或转移时可增快。

4)各种原因导致血浆球蛋白相对或绝对增高时,血沉均可增快。如慢性肾炎、肝硬化、多发性骨髓瘤、巨球蛋白血症、淋巴瘤、系统性红斑狼疮、亚急性感染性心内膜炎、黑热病等。

5)其他:部分贫血患者,血沉可轻度增快。

2. 血沉减慢　一般临床意义较小。

四、止血功能检查

***(一)出血时间测定**(bleeding time, BT)*

观察皮肤毛细血管刺破后，血液自然流出到自然停止所需的时间称为出血时间。BT 的长短主要反应血小板的数量、功能以及血管壁的通透性、脆性的变化。

【标本采集】

用采血针在指端刺出约 3mm 小伤口，从血液自然流出时开始计时，每隔 30s 用干燥滤纸或棉球吸去流出的血液直至流血自然停止。注意所刺伤口不要太深，伤口切勿挤压。

【参考值】

Duke 法：1 ~ 3min，超过 4min 为异常，现已弃用；Ivy 法：2 ~ 6min，超过 7min 为异常，现已少用；出血时间测定器法：6.9 ± 2.1min，超过 9min 为异常，现被推荐使用。

【临床意义】

BT 延长见于：①血小板明显减少，如原发性或继发性血小板减少性紫癜；②血小板功能异常，如血小板无力症和巨大血小板综合征；③严重缺乏血浆某些凝血因子，如血管性血友病、弥散性血管内凝血；④血管异常，如遗传性出血性毛细血管扩张症；⑤药物影响，如服用乙酸水杨酸、双嘧达莫(潘生丁)等。

（二）凝血时间测定(clotting time, CT)

测定离体的血液发生凝固所需的时间，了解内源性凝血机制有无异常。

【标本采集】

(1)试管法：抽取静脉血 3ml，除去针头后将血沿试管壁缓慢注入 3 个试管，每试管 1ml，记录即刻时间后送检。

(2)玻片法：毛细血管采血。

【参考值】

试管法：4 ~ 12min

玻片法：2 ~ 5min

【临床意义】

凝血时间延长见于血友病、严重的肝脏损害，阻塞性黄疸，弥散性血管内凝血，应用肝素、双香豆素等抗凝药物。

（三）活化的部分凝血活酶时间测定(activated partial thromboplastin time, APTT)

在受检血浆中加入 APTT 试剂(接触因子激活剂和部分磷脂)和 Ca^{2+} 后，观察其凝血时间。本试验是内源性凝血系统较灵敏和常用的筛选试验。

【参考值】

手工法为 32 ~ 43s，也可用血液凝固分析仪检测。与正常对照比较，延长 10s 以上为异常。

【临床意义】

1. APTT 延长　见于因子Ⅻ、Ⅺ、Ⅸ、Ⅷ、Ⅹ、Ⅴ、Ⅱ、PK、HMWK 和纤维蛋白原缺乏。APTT 是监测肝素和诊断狼疮抗凝物质的常用试验。

2. APTT 缩短　见于血栓性疾病和血栓前状态。

（四）血浆凝血酶原时间测定(prothrombin time, PT)

在被检血浆中加入 Ca^{2+} 和组织因子(组织凝血活酶)，观察血浆的凝固时间。它是外源性凝血系统较为灵敏和常用的筛选试验。

【标本采集】

手工或血液凝固仪法：抽取静脉血 1.8ml，注入含 3.8% 枸橼酸钠溶液 0.2ml，置入塑料试管，充分但轻轻颠倒混匀 3 次。

【参考值】

1. 凝血酶原时间　11 ~ 13s，应设正常对照。被检者测定值超过正常对照 3s 以上有病理意义。

2. 凝血酶原时间比值(prothrombin ratio, PTR)　即被检血浆的凝血酶原时间(s)/正常血浆的凝血酶原时间(s)。参考值为1.0±0.05。

【临床意义】

1. PT延长　①先天性凝血因子Ⅰ、Ⅱ、Ⅴ、Ⅶ、Ⅹ缺乏；②后天性凝血因子缺乏，如严重肝病、维生素K缺乏、纤溶亢进、弥散性血管内凝血、使用抗凝药物(如口服抗凝剂)和异常凝血酶原增加等。

2. PT缩短　见于先天性因子Ⅴ增多、口服避孕药、血液高凝状态及血栓性疾病如弥散性血管内凝血早期、心肌梗死、脑血栓形成、多发性骨髓瘤等。

***(五) 血浆硫酸鱼精蛋白副凝试验**(plasma protamine paracoagulation test, PPPT)*

又称3P试验，为检验血液中可溶性纤维蛋白单体复合物和纤维蛋白降解产物的试验。主要了解有无纤维蛋白溶解亢进现象。

【参考值】

阴性。

【临床意义】

1. 阳性　见于DIC的早、中期。但在恶性肿瘤、上消化道出血、外科大手术后、败血症、肾小球疾病、人工流产、分娩等也可出现假阳性。

2. 阴性　见于正常人、晚期DIC和原发性纤溶症。

本试验是原发性纤溶和继发性纤溶的鉴别试验之一。

五、常用血液生化检查

***(一) 血清电解质测定**(serum electrolyte)*

【标本采集】

抽取空腹静脉血3ml(单项测定时为2ml)，注入干燥试管中送检。测定前应避免引起电解质非自然改变的因素，如大量饮水、剧烈运动、服用利尿剂等。

1. 血清钾、钠、氯测定(serum potassium, sodium and chloride)

【参考值】

血清钾：成人　4.1~5.6mmol/L(4.1~5.6mEq/L)

　　　　儿童　3.4~4.7mmol/L(3.4~4.7mEq/L)

血清钠：135~145mmol/L(135~145mEq/L)

血清氯化物：98~106mmol/L(570~620mg/L，以氯化钠计)

【临床意义】

(1)血清钾：

1)血清钾减低：①摄取不足：见于饥饿、营养不良、吸收不良及手术后长期禁食等情况。②丢失过度：严重呕吐、腹泻及胃肠引流使液体从胃肠道丢失；肾脏疾病使大量的钾随尿丢失等。③钾的细胞内转移：碱中毒、胰岛素治疗等。

2)血清钾升高：①摄入过多：输入大量库存血液、补钾过多过快及含钾药物的过度使用；②排泄障碍：肾功能障碍的少尿或无尿使钾的排出减少及长期大量使用潴钾利尿剂等；③细胞内钾的移出：重度溶血反应、大量输入陈旧库血后、挤压综合征、组织破坏、烧伤、运动过度等大量钾从细胞内释出。

3)血浆pH的影响：血浆pH值可十分迅速地改变血钾水平，血浆pH值降低0.1单位，血钾水平约升高0.6~0.8mmol/L。

(2)血清钠：

1)血清钠降低：①摄取不足：长期低盐饮食、饥饿、营养不良及不适当的输液等；②胃肠道失钠：幽门梗阻、呕吐、腹泻、肠胆造瘘等都可丢失大量的消化液而缺钠；③肾失钠：肾小管病变及反复使用利尿剂等；④皮肤失钠：如大面积烧伤；⑤大量浆膜腔积液引流；⑥酸中毒时钠从细胞外液转移到细胞内液。

2)血清钠升高：①摄入过多：进食过量钠盐或注射高渗盐水等；②体内水分摄入过少或丢失过多时均可使血钠升高。

(3)血清氯：

1)血清氯降低：①摄入不足：饥饿、营养不良、出汗过多、低盐治疗后；②丢失过多：严重的呕吐、腹泻、胃肠道引流引起胃液、胰液、胆汁的大量丢失等；③转移过多：急性肾炎、肾小管疾病及酸中毒等，Cl^- 向细胞内转移。

2)血清氯升高：①摄入过多：过量补充 NaCl 液、$CaCl_2$ 液、NH_4Cl 液等；②排泄减少：泌尿道阻塞、急性肾小球肾炎无尿者；③脱水：腹泻、呕吐、出汗等导致血氯浓缩性升高。

2. 血清钙、磷测定(serum calcium,phosphorus)

【参考值】

血清总钙：成人　2.1～2.6mmol/L

　　　　　儿童　2.25～2.8mmol/L

血清离子钙：1.12～1.23mmol/L(约占总钙的 50%)

血清磷：成人　1.0～1.6mmol/L

　　　　儿童　1.3～1.9mmol/L

【临床意义】

(1)血钙：

1)血钙增高：①摄入过多：静脉用钙过量、大量饮用牛奶、结节病等由于肠道过量吸收钙引起血钙过高；②溶骨作用增强：原发性甲状旁腺功能亢进、甲状腺功能亢进、多发性骨髓瘤等，使钙从破坏的骨组织中释放出来，血钙升高；③钙吸收作用增加：维生素 A 或维生素 D 摄入过多，使肠道、肾小管吸收钙增加。

2)血钙降低：①摄入不足或吸收不良：在严重乳糜泻时，饮食中的钙与不吸收的脂肪酸生成钙皂排除；阻塞性黄疸因脂肪消化不良，可使脂溶性的维生素 D 吸收障碍，导致钙的吸收不良。②成骨作用增加：如甲状旁腺功能减退，甲亢患者手术后、恶性肿瘤骨转移。③钙吸收减少：在佝偻病和软骨病时，体内缺乏维生素 D，使钙吸收障碍。④肾脏疾病：急慢性肾衰竭、肾性佝偻病、肾病综合征、低蛋白血症、肾小管性酸中毒。⑤其他：坏死性胰腺炎、妊娠、大量输血。

(2)血清无机磷：

1)血清无机磷减低：①摄入不足或吸收不良：吸收不良(佝偻病、脂肪泻)及长期服用含铝的制酸剂等；②磷的丢失：呕吐和腹泻、血液透析、肾小管性酸中毒、急性痛风等；③磷转入细胞内：在静脉注射葡萄糖或胰岛素时和甲状旁腺功能亢进；④酒精中毒、糖尿病酮症酸中毒等。

2)血清无机磷升高：①内分泌疾病：甲状旁腺功能减退症；②肾排泄受阻：肾衰竭或慢性肾炎晚期等磷酸盐排泄障碍；③维生素 D 过多时血清钙磷均可升高；④肢端肥大症、多发性骨髓瘤、继发性骨癌等。

(二)血清铁及其相关检测

血清铁测定(serum iron,SI)即检测血清中游离铁含量。

血清总铁结合力测定(serum total iron binding capacity,STIBC)是测定 100ml 血液中转铁蛋白能结合铁的最大能力。正常情况下，血清铁仅能与 1/3 的转铁蛋白结合，大约 2/3 的转铁蛋白未与铁结合。未与铁结合的转铁蛋白称为未饱和铁结合力，其数值等于总铁结合力减去血清铁。

血清铁蛋白测定(serum ferritin,SF)，血清铁蛋白是体内铁的贮存形式之一，测定铁蛋白是判断体内贮存铁最敏感的指标之一，即是诊断缺铁的敏感指标。

血清转铁蛋白测定(serum transferring,STF)，转铁蛋白是一种能结合 Fe^{3+} 的糖蛋白，主要由肝细胞和吞噬细胞合成。临床上以转铁蛋白饱和度(transferrin saturation,TS)与转铁蛋白浓度两项指标表示。转铁蛋白饱和度是血清铁与总铁结合力的百分比。

【标本采集】

空腹静脉血 4ml,注入干燥试管中及时送检。注意采血时避免溶血。

【参考值】

血清铁:成年男性 11 ~ 30μmol/L

成年女性 9 ~ 27μmol/L

儿童 9 ~ 22μmol/L

血清总铁结合力:亚铁嗪显色法 成年男性 40 ~ 70μmol/L

女性 54 ~ 77μmol/L

铁饱和度 33% ~ 34%

血清铁蛋白:男性 15 ~ 200μmol/L

女性 12 ~ 150μmol/L

血清转铁蛋白:转铁蛋白(TF) 2 ~ 4g/L

转铁蛋白饱和度(TS) 33% ~ 35%

【临床意义】

1. 血清铁测定

(1)生理性变化:①女性比男性低;②6 周内的新生儿因溶血有暂时性血清铁升高,1 岁内比成人低,老年人血清铁趋向降低;③铁的需要量增加时,血清铁常降低,如生长快速的婴儿、青少年,月经或妊娠、哺乳期妇女。

(2)病理性变化:

1)血清铁增高:①红细胞产生或成熟障碍,如再生障碍性贫血、巨幼红细胞性贫血;②铁的利用降低,如铅中毒、维生素 B_6 缺乏、铜缺乏、慢性酒精中毒;③红细胞破坏增加,如溶血,尤其是血管内溶血;④铁的吸收增加,如白血病、含铁血黄素沉着症、经常反复输血;⑤肝脏贮存铁释放和转运铁蛋白合成障碍,如急性病毒性肝炎、慢性活动型肝炎、肝硬化。

2)血清铁降低:①缺铁性贫血;②感染或炎症;③真性红细胞增多症。

2. 血清总铁结合力测定

(1)生理性变化:新生儿减低,2 岁以后与成人相同,女青年和妊娠期增高。

(2)病理性变化:

1)增高:①转铁蛋白合成增加,如缺铁性贫血、妊娠后期;②铁蛋白从单核-巨噬系统释放增加,如急性肝炎、肝细胞坏死。

2)降低:①铁蛋白减少,如肝硬化、血色病;②转铁蛋白丢失,如肾病、脓毒症;③转铁蛋白合成不足,如遗传性运铁蛋白缺乏症;④肿瘤、非缺铁性贫血、珠蛋白合成障碍性贫血、慢性感染。

3. 血清铁蛋白测定

(1)生理性变化:血清铁蛋白在出生 1 个月最高,3 个月后开始减低,9 个月时最低,10 多岁时开始女性低于男性。

(2)病理性变化:

1)血清铁蛋白增高:①体内贮存铁增加,如原发性血色病、依赖输血的贫血患者;②铁蛋白合成增加,如炎症、急性粒细胞白血病、肝肿瘤、胰腺癌、甲状腺功能亢进;③组织铁蛋白释放增加,如肝坏死、慢性肝病等。

2)血清铁蛋白减低:①体内贮存铁减少,如缺铁性贫血、妊娠;②铁蛋白合成减少、维生素 C 缺乏等。

4. 血清转铁蛋白测定

(1)转铁蛋白:

1)增高:见于妊娠中、晚期,口服避孕药,反复出血,缺铁性贫血等。

2)减低:见于营养不良、严重蛋白质缺乏、腹泻、肾病综合征、溶血性贫血等。

(2)转铁蛋白饱和度:

1)减低:血清铁饱和度小于15%结合病史可诊断缺铁。其准确性仅次于铁蛋白,较总铁结合力和血清铁测定敏感。

2)增高:见于血色病、摄入过量铁、珠蛋白生成障碍性贫血等。

(三)血脂测定*(Serum lipid)*

血脂是总胆固醇、甘油三酯、磷脂(phospholipid,PL)、脂蛋白等的总称。

【标本采集】

空腹(通常禁食12h以上)静脉采血2ml,注入干燥试管中送检。

【参考值】

总胆固醇(TC):2.84~5.17mmol/L

甘油三酯(TG):男性 0.45~1.81mmol/L

女性 0.40~1.53mmol/L

低密度脂蛋白胆固醇:2.1~3.1mmol/L

高密度脂蛋白胆固醇:男性 1.14~1.76mmol/L

女性 1.22~1.91mmol/L

载脂蛋白:$ApoA_1$ 男性0.96~1.76g/L 女性1.03~2.03g/L

$ApoB_{100}$ 男性0.43~1.28g/L 女性0.42~1.12g/L

$ApoA_1/ApoB_{100}$ 1.9±0.4

【临床意义】

1. 总胆固醇(total cholesterol,TC)

(1)总胆固醇增高:①高胆固醇和高脂肪饮食;②胆道梗阻,如胆结石、肝脏肿瘤、胰头癌等;③冠心病、动脉粥样硬化;④其他如糖尿病、肾病综合征、甲状腺功能减退症、脂肪肝等。

(2)总胆固醇降低:①严重肝病如肝细胞性黄疸、门脉性肝硬化晚期等;②慢性消耗性疾病、营养不良、甲状腺功能亢进等。

2. 甘油三酯(triglycerides,TG)

(1)甘油三酯升高:①食物中摄入脂肪过多;②肝脏疾病时从糖和游离脂肪中产生过多;③遗传性家族性高脂血症;④肥胖症、体力活动减少、酗酒后等;⑤血中甘油三酯以乳糜微粒和前β-脂蛋白中含量最高,与动脉粥样硬化有关;脑血管血栓、心肌梗死;⑥其他如肾病综合征、甲状腺功能减退、糖尿病、胰腺炎和妊娠、口服避孕药等。

(2)甘油三酯降低:见于甲状腺功能亢进、营养不良、先天性无β-脂蛋白血症等。

3. 脂蛋白(lipoprotein)

(1)低密度脂蛋白胆固醇(low density,LDL-Ch):

低密度脂蛋白胆固醇是动脉粥样硬化发生、发展的主要脂类危险因素。

1)低密度脂蛋白胆固醇增高:见于甲状腺功能减退、肾病综合征、糖尿病、慢性肾衰竭、库欣病等。

2)低密度脂蛋白胆固醇减低:见于甲状腺功能亢进、贫血等。

(2)高密度脂蛋白胆固醇(high density,HDL-Ch):

1)生理性:①高密度脂蛋白胆固醇增高见于少量饮酒、长期足量运动;②高密度脂蛋白胆固醇减低见于高糖及素食饮食、肥胖、吸烟、运动不足。

2)病理性:①高密度脂蛋白胆固醇增高见于原发性胆汁性肝硬化;②高密度脂蛋白胆固醇减低

见于动脉粥样硬化、糖尿病、肾病综合征、急性心肌梗死、肝损害等。

4. 载脂蛋白测定

(1) $ApoA_1$ 和 $ApoB_{100}$：冠心病时，$ApoB_{100}$ 增高比 TC、LDL-Ch 增高更有意义；脑血管病时，以 $ApoA_1$ 和 HDL-Ch 减低更为明显，而 $ApoB_{100}$ 多正常；脑出血时 $ApoB_{100}$ 可能偏低。

(2) $ApoA_1$：①增高见于肝脏疾病、肝外胆道阻塞、人工透析；②减低见于酒精性肝炎、高 α-脂蛋白血症。

(3) $ApoB_{100}$：①增高见于高脂血症、胆汁淤积、肾病、甲状腺功能减退；②减低见于肝脏疾病和甲状腺功能亢进。

（四）空腹血糖测定(*serum fasting glucose*)

【标本采集】

清晨空腹静脉血 1ml，注入干燥试管中立即送检。

注意：患者应在采血前 8h 内禁止饮食、吸烟，停用胰岛素和降血糖药物，避免精神紧张、剧烈运动等。标本避免溶血，应尽快送检。

【参考值】

酶法：3.9 ~ 6.1mmol/L

邻甲苯胺法：3.9 ~ 6.4mmol/L

【临床意义】

1. 血糖增高　血糖增高水平可分为：①轻度增高：7.0 ~ 8.4mmol/L；②中度增高：8.4 ~ 10.1mmol/L；③重度增高：>10.1mmol/L。

(1)生理性：如餐后、高糖饮食、情绪激动等。

(2)病理性：Ⅰ型或Ⅱ型糖尿病，巨人症，肢端肥大症，皮质醇增多症，甲状腺功能亢进，嗜铬细胞瘤等内分泌代谢性疾病；颅脑损伤、脑卒中、心肌梗死等应激状态；应用噻嗪类利尿剂、大剂量肾上腺糖皮质激素及口服避孕药；严重肝病、胰腺病变、妊娠呕吐、脱水、缺氧等。

2. 血糖降低　指血糖低于 3.9mmol/L。

(1)生理性：饥饿或剧烈运动时。

(2)病理性：胰岛素过多，缺乏肾上腺皮质激素、生长激素等抗胰岛素激素；肝糖原缺乏性疾病，如重症肝炎、肝硬化、肝癌等肝脏疾病；长期营养不良、不能进食等。

（五）口服葡萄糖耐量试验(*oral glucose tolerance test, OGTT*)

正常人服用定量葡萄糖后，血糖浓度可暂时增高，同时胰岛 β 细胞分泌胰岛素增多，血葡萄糖被合成肝糖原贮存，使血糖于短时间内即恢复至空腹水平，此为正常人葡萄糖耐受性。病理状态下，口服或注射一定量葡萄糖后，血糖急剧增高，但在与正常人相应的短时间内不能恢复至原有水平，此即糖耐量减低。

【标本采集】

患者按规定禁食后，先采取空腹血糖标本，然后一次饮完 200 ~ 300ml 的葡萄糖液(按葡萄糖 1.75g/kg 体重计，最多不超过 75g)，在服葡萄糖后 0.5h、1h、2h 及 3h，采集静脉血标本各 1ml 和各时间的尿标本，分别测定血糖和尿糖。

【参考值】

血糖浓度：空腹 <6.1mmol/L；服糖后：0.5 ~ 1h 为 7.8 ~ 9.0mmol/L；2h 为 ≤7.8mmol/L；3h 时应恢复至空腹血糖水平。各时间尿糖测定结果均为阴性。

【临床意义】

1. 诊断糖尿病　2 次空腹血糖均 ≥7.0mmol/L，或服糖后 2h 血糖值 ≥11.1mmol/L，随机血糖 ≥11.1mmol/L，或有临床症状者，可诊断为糖尿病。

2. 糖耐量减低　指空腹血糖 <7.0mmol/L；服糖后 2h 血糖值为 7.8 ~ 11.1mmol/L；血糖达高峰

时间可延至1h后，血糖恢复正常时间延至2~3h后，且有尿糖阳性。多见于Ⅱ型糖尿病、痛风、肥胖、甲状腺功能亢进、肢端肥大症及皮质醇增多症等。

3. 葡萄糖耐量曲线低平　见于胰岛β细胞瘤、腺垂体功能减退症、肾上腺皮质功能减退症等。糖耐量曲线为空腹血糖水平减低，服糖后血糖水平增高不明显，服糖后2h血糖仍处于低水平。

4. 低血糖

(1)功能性：表现为空腹血糖正常，服糖后血糖高峰时间及峰值在正常范围内，但服糖后2~3h出现低血糖，见于特发性餐后低血糖症等。

(2)病理性：见于暴发性病毒性肝炎、中毒性肝炎、肝肿瘤等肝脏疾病，表现为空腹血糖低于正常，服糖后血糖水平超过正常，2h后仍不能降至正常，尿糖阳性。

六、常用免疫学检查

【标本采集】

以下各项检查均取静脉血3ml注入干燥试管中送检。

（一）血清免疫球蛋白测定(*Serum Immunoglobulin*)

免疫球蛋白(immunoglobulin，Ig)存在于人体的血液、体液、分泌液及某些细胞(B淋巴细胞)的膜上。应用免疫电泳和超速离心等方法，可将免疫球蛋白分为5种，即IgG、IgA、IgM、IgD、IgE。

【参考值】

免疫比浊法：血清 IgG　7.0~16.0g/L

IgA　0.57~4.14g/L

IgM　0.5~2.7g/L

ELISA法：血清 IgE　0.0001~0.0009g/L

【临床意义】

免疫球蛋白是由浆细胞分泌的，凡浆细胞增多或B淋巴细胞增生活跃的疾病均可导致Ig增高；先天或后天原因引起的免疫缺陷和使用免疫抑制剂，则可导致免疫球蛋白降低。

1. 免疫球蛋白增高

(1)单克隆性免疫球蛋白增高：即仅某一种Ig增高，见于免疫增殖性疾病，如多发性骨髓瘤、巨球蛋白血症等，可分别见到IgG、IgA、IgM、IgD、IgE增高，病人血中出现大量的单克隆Ig，由于上述引起Ig增高的疾病病名的英文词首均为M，故这些Ig又称M蛋白。多发性骨髓瘤以IgG、IgA、IgM型较常见，IgD、IgE型较罕见。M蛋白属异常Ig，活性极低，其增高多见于恶性疾病，也有部分良性疾病可引起M蛋白增高，因此还需结合临床和其他检查结果加以鉴别。

(2)多克隆性免疫球蛋白增高：即机体受抗原刺激后，引起多株浆细胞过度增生而引起多种Ig同时增高，见于慢性感染、自身免疫病、慢性肝病、淋巴瘤等。

(3)IgE增高：IgE是血清中含量最少的Ig，主要由消化道、呼吸道黏膜下的浆细胞产生。IgE是亲细胞抗体，与变态反应、寄生虫病及皮肤过敏有关，亦见于肝炎、系统性红斑狼疮、类风湿性关节炎、肾病综合征、IgE型多发性骨髓瘤等。

2. 免疫球蛋白减少　当IgG<6.0g/L、IgA和IgM均<0.4g/L时称免疫球蛋白减少症，见于各类先天性或获得性体液免疫缺陷病，如先天性无丙球蛋白血症，亦可见于长期使用免疫抑制剂时。

（二）血清补体测定(*Serum Complement*)

补体(complement，C)是人体体液中具有酶原活性的糖蛋白。

【参考值】

总补体溶血活性：试管法　50 000~100 000U/L

C_3 含量：免疫比浊法　0.83~1.77g/L

C_4 含量：免疫比浊法　0.12~0.36g/L

【临床意义】

1. 总补体溶血活性测定(hemolytic complement assay) 血清总补体活性亦称 50% 总补体溶血活性(CH_{50})。补体 C_1 ~ C_9 能使经抗体致敏的绵羊红细胞溶解，其溶血程度与补体量呈正相关，并呈 S 形曲线关系。检测时一般以 50% 溶血作为终点，借此反应血清总补体活性，该法较为灵敏、准确。

(1)CH_{50}增高：见于急性炎症、组织损伤和某些恶性肿瘤及妊娠等。

(2)CH_{50}降低：对临床诊断更有意义，主要见于肾小球肾炎、各种自身免疫性疾病、感染性疾病、慢性肝病等。

2. C_3 含量测定

(1)C_3 增高：见于急性炎症、传染病早期、某些恶性肿瘤和移植排斥反应。

(2)C_3 降低：对急性肾小球肾炎有诊断和鉴别诊断的意义，如①急性肾小球肾炎，6W 内有 70% 的病人 C_3 降低，故测定 C_3 对本病的诊断有一定意义，对轻型和不典型病例尤有价值；②对链球菌感染后或病毒感染后肾炎进行鉴别诊断，前者 C_3 降低，后者正常；③78% 的狼疮性肾炎病人 C_3 降低，病情缓解后可恢复。因此，C_3 亦可作为判断病程转归的指标。

3. C_4 含量测定

(1)C_4 增高：见于急性风湿热、结节性动脉周围炎、皮肌炎、心肌梗死和各种类型的关节炎。

(2)C_4 降低：见于自身免疫性肝炎、系统性红斑狼疮、类风湿性关节炎、IgA 型肾病。在系统性红斑狼疮时，C_4 降低常早于其他补体成分，而缓解时又较其他成分回升迟。

(三) 自身抗体测定(Auto-antibody)

当机体免疫调节紊乱时，对自身成分可产生免疫应答并生成自身抗体。

【参考值】

抗核抗体：阴性(血清 1∶10 稀释)

抗脱氧核糖核酸抗体：阴性

类风湿因子：免疫比浊法 2 ~ 20IU/L

【临床意义】

1. 抗核抗体(autinuclear antibody,ANA)

(1)ANA 是自身免疫性疾病的筛选试验。血清稀释度高于 1∶40 为阳性，小于 1∶80 为弱阳性，1∶80 ~ 320 为中等阳性，大于 1∶320 为强阳性。ANA 阳性见于系统性红斑狼疮、混合性结缔组织病、自身免疫性肝炎、桥本甲状腺炎、重症肌无力、类风湿性关节炎、皮肌炎等。

(2)服用抗心律失常药物，如普鲁卡因胺，或服用降压药如肼苯达嗪等可出现阳性。

2. 抗脱氧核糖核酸抗体(antibody to DNA, anti-DNA) 主要有抗双链 DNA 抗体(antibody to double stranded-DNA, anti-ds-DNA)和抗单链 DNA 抗体(antibody to single stranded-DNA, anti-ss-DNA)两种。Anti-ds-DNA 抗体是一个对系统性红斑狼疮高度特异的指标，70% ~ 90% 的系统性红斑狼疮活动期病人可呈阳性。

3. 类风湿因子(rheumatoid factor, RF) 主要存在于类风湿性关节炎患者的血清和关节液内，包括 IgG、IgA、IgM、IgE 5 种类型。IgG 类类风湿因子与类风湿关节炎病人的滑膜炎和关节外症状密切相关。IgA 类类风湿因子见于类风湿性关节炎、系统性硬化病和系统性红斑狼疮，是类风湿关节炎活动性的一个指标。在病人血清中存在高效价的类风湿因子，并有严重的关节功能受损时，常提示预后不良。

(四) 艾滋病血清学检查

艾滋病全称为获得性免疫缺陷综合征(acquired immunodeficiency syndrome, AIDS)，是由艾滋病病毒(human immunodeficiency virus, HIV)感染所致的一种严重的传染病。人感染 HIV 数周至半年后，绝大多数在血清中产生抗 HIV 抗体，检测抗 HIV 抗体是确定 HIV 感染的主要手段。

【参考值】

阴性。

【临床意义】

抗 HIV 阳性，并有临床症状时，可诊断为艾滋病。抗 HIV 阳性，无任何症状者，为 HIV 携带者，抗体可持续数年、数十年，甚至终生。

(五) 血清C-反应蛋白测定(serum C-reactive protein)

C-反应蛋白(CRP)是由肝脏合成的糖蛋白，可于肺炎链球菌菌体 C 多糖起沉淀反应而得名。CRP 是一种急性时相反应蛋白，具有激活补体，促进吞噬作用。CRP 测定对炎症、组织坏死、恶性肿瘤等诊断和疗效观察有重要的参考价值。

【参考值】

免疫比浊法：<0.008g/L

【临床意义】

1. 增高　见于各种急性化脓性感染、菌血症、重症结核、急性风湿热、类风湿性关节炎、系统性红斑狼疮、恶性肿瘤等。慢性炎症期偶见增高。

2. 用于风湿热的疗效观察　急性或活动期 CRP 可达 0.2g/L，静止期恢复正常。

3. CRP 水平是判断组织损伤较敏感的指标　组织损伤后 6～8h 内迅速增高，48～72h 达高峰，并在组织坏死持续情况下保持高水平。

4. 作为移植疗效观察的指标　发生排斥反应时 CRP 增高。

七、血型鉴定与交叉配血试验

血型(blood group)是血液各种成分以抗原为表现形式的遗传多态性标志。红细胞、白细胞、血小板及某些血浆蛋白均有同种抗原。由相互关联的抗原、抗体组成的血型体系，称为血型系统。与人类输血关系最密切的是 ABO 血型系统，其次是 Rh 血型系统。

(一) 血型鉴定和交叉配血试验

1. 血型鉴定

(1)ABO 血型鉴定：鉴定 ABO 血型原则是根据红细胞上是否存在 A 和(或)B 抗原，血清中是否存在抗 A 和(或)抗 B 抗体而决定(表 7-2)。

表 7-2　ABO 血型鉴定结果

血型	红细胞表面的抗原	血清中抗体
A	A	抗 B
B	B	抗 A
AB	AB	无抗体 A 和 B
O	无抗原 A 和 B	抗 A 和抗 B

【标本采集】

静脉血。注意避免标本溶血，任何情况下需保证血标本的标记准确无误。

【参考值】

见表 7-3。

(2)Rh 血型鉴定：Rh 血型系统的重要性仅次于 ABO 血型系统。

1)Rh 系统的抗原：目前发现的 Rh 抗原主要有 C、c、D、E 和 e 5 种，以 D 的抗原性最强。临床上称含 D 抗原的红细胞为 Rh 阳性，否则为 Rh 阴性。我国汉族人中，Rh 阴性率<1%。

表 7-3　ABO 血型鉴定结果判断

正向定型(血清)			反向定型(细胞)			血型判断
抗 A	抗 B	抗 AB(O)型	A	B	O	
-	-	-	+	+	-	O 型
+	-	+	-	+	-	A 型
-	+	+	+	-	-	B 型
+	+	+	-	-	-	AB 型

注:"+"为凝剂;"-"为不凝集

2)Rh 系统的抗体:天然抗体极少,主要是由 Rh 血型不合输血或通过妊娠产生的免疫性抗体,这些抗体均为 IgG,可以通过胎盘而引起新生儿溶血病。

2. 交叉配血试验(cross-match compatibility test)

临床上必须同型输血。输血前必须进行交叉配血试验,目的是检查受血者与供血者血型是否一致,避免严重的输血性溶血反应。试验原理为供血者红细胞与受血者血清反应(主侧)和受血者红细胞与供血者血清反应(次侧)。

【标本采集】

供血者和受血者静脉血。

【临床意义】

见表 7-4。

表 7-4　交叉配血结果和输血判断

主侧	次侧	输血判断
凝集(溶血)	凝集(溶血)	不能输血
凝集(溶血)	不凝集(不溶血)	不能输血
不凝集(不溶血)	不凝集(不溶血)	可输血
不凝集(不溶血)	凝集(溶血)	紧急时可少量输血

(二)血型鉴定的临床意义

1. 输血　输血是治疗循环血量不足或血细胞减少的重要措施。

2. 新生儿溶血病　主要原因是母婴血型不合,母亲的抗体通过胎盘进入胎儿体内,与胎儿红细胞结合,在分娩前后,胎儿致敏的红细胞破坏加速,发生溶血。在我国最多见的是 ABO 系统引起,常见于第一胎;其次为 Rh 系统引起,常见于第二胎。典型者为胎儿的父亲为 Rh 阳性,母亲为 Rh 阴性,胎儿为 Rh 阳性。

3. 器官移植　受者与供者 ABO 血型必须相符才能移植,否则,易引起急性排斥反应,导致移植失败。

4. 其他　亲子鉴定、法医学鉴定、某些疾病相关性研究等。

八、动脉血液气体分析

血液气体分析(blood gas analysis)简称为血气分析,通常指分析血液中所含的氧和二氧化碳气体的状态。血气分析是判断患者呼吸、氧化及酸碱平衡状态的必需指标,对临床急、重症患者的监护和抢救尤为重要。血气分析的标本有采自动脉和静脉两种,但临床常用动脉血,即临床常做动脉血液气体分析(arterial blood gases,ABGs)。

【标本采集】

1. 采血部位　常选用易于触及、表浅和相对固定的动脉，如股动脉、桡动脉、肱动脉等。

2. 采血方法　先将2ml无菌注射器用1000U/ml浓度的肝素充分湿化抗凝，然后排尽注射器内的气体，消毒皮肤后垂直进针，让血液自动流入注射器，采血1ml，再将注射器和针头从血管处拔出，并立即将针头插入小橡皮塞，以杜绝空气混入标本，随后双手搓动注射器，使肝素与血液彻底混匀后送检。

3. 注意事项　选择合理的采血部位(理想部位为桡动脉)；严格隔绝空气进入标本；患者应处于安静状态；用肝素充分抗凝；抽血后立即送检，宜在10min内完成测定，如不能及时测定，则标本置于冰水中或4℃冷藏，于2h内完成检测；正在给氧的患者，如病情许可应停止吸氧30min后再采血，否则应注明给氧浓度与氧流量。

（一）动脉血氧分压测定

动脉血氧分压测定(partial pressure of oxygen，PaO_2)是测定动脉血液中物理溶解的氧分子所产生的压力。

【参考值】

95mmHg～100mmHg (12.6～13.3kPa)

【临床意义】

PaO_2 测定的主要临床意义是判断机体有无缺氧及其程度。PaO_2 低于8.0kPa(60mmHg)时以下，为诊断呼吸衰竭的标准。PaO_2 <2.67kPa(20mmHg)时生命难以维持。

（二）动脉血氧饱和度测定

动脉血氧饱和度(O_2 saturation，SaO_2)指动脉血氧与血红蛋白结合的程度，是单位血红蛋白含氧百分数，即

SaO_2 = 血氧含量/血氧结合量×100%。

【参考值】

95%～98%

【临床意义】

SaO_2 与 PaO_2 测定的意义相同，均是反映机体有无缺氧的指标。不同的是前者受血液血红蛋白量的影响，如贫血、红细胞增多、血红蛋白变性等，而后者不受影响。

（三）动脉血二氧化碳分压测定

动脉血二氧化碳分压(partial pressure of carbon dioxide，$PaCO_2$)是指动脉血液中物理溶解的 CO_2 所产生的压力。

【参考值】

35～45mmHg(4.7～6.0kPa)

【临床意义】

$PaCO_2$ 可用于判断：①有否呼吸性酸碱失衡及其代偿反应：$PaCO_2$ <4.65kPa(35mmHg)提示通气过度，存在呼吸性碱中毒；$PaCO_2$ >6.65kPa(50mmHg)提示存在呼吸性酸中毒；代谢性酸中毒时，如 $PaCO_2$ 减低，或代谢性碱中毒时，$PaCO_2$ 增高，均提示已通过呼吸进行代偿。②判断肺泡通气状况：因 CO_2 弥散能力很强，$PaCO_2$ 与肺泡二氧化碳分压接近，可反映其平均值，增高提示肺泡通气不足，减低提示肺泡通气过度。

（四）实际碳酸氢和标准碳酸氢测定

实际碳酸氢(actual bicarbonate，AB)是人体血浆中实际的 HCO_3^- 含量，其值受呼吸性和代谢性双重因素的影响。标准碳酸氢(standard bicarbonate，SB)是指动脉血在体温37℃、$PaCO_2$ 5.32kPa、SaO_2 100%条件下所测得的 HCO_3^- 含量，此指标是计算值，避免了呼吸因素的影响，为反映代谢性酸碱平衡的指标。

【参考值】

AB:22 ~27mmol/L

SB:21 ~25mmol/L。

【临床意义】

代谢性碱中毒和代偿性呼吸性酸中毒时,AB 可增高;代谢性酸中毒和代偿性呼吸性碱中毒时,AB 可减低。临床上常将 AB 与 SB 两个指标结合起来分析,判断有否血液酸碱失衡。呼吸性酸中毒时,因肾的代偿性调节影响,HCO_3^- 增加,AB > SB;呼吸性碱中毒时,经肾代偿调节后,HCO_3^- 减低,AB < SB;相反,代谢性酸中毒时,HCO_3^- 减少,AB = SB < 正常值;代谢性碱中毒时,HCO_3^- 增加,AB = SB > 正常值。

(五)缓冲碱测定

缓冲碱(buffer base,BB)是全血或血浆中所有具有缓冲作用的碱(负离子)的总和,包括 HCO_3^-、血浆蛋白、血红蛋白和 HPO_4^{2-}。

【参考值】

45 ~55mmol/L(血浆)。

【临床意义】

BB 能反应机体对酸碱平衡紊乱时总的缓冲能力,它不受呼吸因素和 CO_2 的影响。BB 增高时,提示有代谢性碱中毒;反之则提示有代谢性酸中毒。

(六)剩余碱测定

剩余碱(base excess,BE)是指在 37℃时、$PaCO_2$ 5.32kPa、SaO_2 100%条件下,将血液标本滴定至 pH 7.40 时所消耗的酸或碱的量,表示血液中碱储备增加或减少的情况。

【参考值】

-3 ~ +3mmol/L,均值为零。

【临床意义】

BE 为正值增加时,提示缓冲碱增加,为代谢性碱中毒;BE 负值增加时,则为缓冲碱减少,提示代谢性酸中毒。呼吸性酸碱中毒时,由于肾脏的代偿,也可使 BE 发生相应改变。

(七)血液酸碱度测定(pH 值)

【参考值】

7.35 ~7.45

【临床意义】

pH 值 >7.45 为失代偿性碱中毒,为碱血症;pH 值 <7.35 为失代偿性酸中毒,为酸血症。但 pH 测定①只能确定是否有酸血症或碱血症,pH 值正常不能排除有无酸碱失衡;②不能区别是代谢性还是呼吸性酸碱平衡失调。故应结合其他酸碱平衡检测指标,才可进行综合判断。

(八)血浆二氧化碳结合力测定

二氧化碳结合力(carbon dioxide combining power,CO_2CP)指来自 HCO_3^- 和 H_2CO_3 两者所含的 CO_2 的总量,因此受代谢性和呼吸性两方面因素的影响。现已为更准确的血浆二氧化碳总量测定所代替。

【参考值】

22 ~31mmol/L。

【临床意义】

CO_2CP 减少提示代谢性酸中毒或呼吸性碱中毒,增加可能是代谢性碱中毒或呼吸性酸中毒。

(九)血浆二氧化碳总量测定

血浆二氧化碳总量(total plasma carbon dioxide content,TCO_2)指存在于血浆中各种形式的 CO_2 的总和。其中 95%是结合形式的 HCO_3^-,少量为物理溶解的 CO_2,还有少量以碳酸、氨基甲酸酯化合物等形式存在。TCO_2 在体内主要受代谢因素影响。

【参考值】

22～31mmol/L。

【临床意义】

TCO_2 增高见于代偿性呼吸性酸中毒、呼吸中枢抑制、代谢性碱中毒；TCO_2 减低见于代偿性呼吸性碱中毒、代谢性酸中毒。

第二节 尿液检查

尿液检查(urine test)又称尿液分析(urinalysis)，是应用物理和化学方法对尿液的物理性状及化学成分进行监测以及在显微镜下对尿液的有形成分观察和计数。尿液检查不仅可以直接了解泌尿系统的生理功能和病理变化，也可间接反应全身多脏器和多系统的功能，是临床常用的检查项目。

近年来，单向、多联尿试纸条和尿液自动化分析仪器的应用，使得尿液检查变得简便易行，结果准确可靠。

一、尿常规检查(urine routine test)

【标本采集】

1. 容器　收集尿常规检查标本应使用清洁、干燥的广口容器。24h尿量测定标本收集前应加入防腐剂(如甲醛、甲苯等)。

2. 标本采集　收集新鲜尿液10～100ml。女性应避开月经期以免阴道分泌物混入尿中，男性应避免精液及前列腺液的污染。清晨空腹中段尿液在膀胱内存留时间长，各种有形成分检出率高。餐后2h尿对糖尿和蛋白尿检测较敏感。

3. 注意事项　取样后应立即送检。从留尿至开始检测的时间最好不超过30min，夏季最长不能超过1h，冬季最长不能超过2h，以避免尿成分变性、腐败或细菌污染等。尿液存放过久伴细菌污染或混有白带等，尿蛋白测定可呈假阳性；尿中维生素C浓度增高者，尿糖检查班氏法可出现假阳性，尿试纸条法可出现假阴性；尿久置细菌可分解酮体，使尿酮体出现假阴性；尿胆红素与尿胆原测定不使用防腐剂，需避光冷藏。

(一)尿液一般性状检查

1. 尿量

【参考值】

成人为1～2L/24h。

【临床意义】

(1)尿量增多：24h尿量超过2.5L称为多尿(polyuria)。见于①水摄入过多：大量饮水、输液、应用利尿剂等所致暂时性多尿；②抗利尿激素(ADH)性多尿：因垂体分泌ADH不足或肾小管对ADH反应性降低，造成持续性低比重尿，尿量常超过4L/24h；③溶质性利尿：尿中含过多的葡萄糖、电解质、尿素等溶质，如糖尿病、使用利尿剂或脱水剂等，导致高比重或正常比重性多尿。

(2)尿量减少：成人尿量低于0.4L/24h或低于0.017L/h称为少尿(oliguria)；低于0.1L/24h称为无尿(anuria)。常见于①肾前性少尿：休克、心衰、失水及其他有效血容量减少可导致肾小球滤过不足性少尿；②肾性少尿：各种肾实质性病变；③肾后性少尿：因尿路结石、尿路狭窄、肿瘤压迫所致尿路梗阻，或排尿功能障碍所致，后者又称假性少尿。

2. 尿液外观

【参考值】

正常新鲜尿液多呈淡黄色至深黄色，清澈透明。但可受食物成分、尿色素或药物等的影响。

【临床意义】

(1)无色:见于尿量增多,如尿崩症、糖尿病,或饮水、输液过多。

(2)淡红色或红色:为肉眼血尿(hematuria),此时尿液中血量超过1ml/L。尿液外观可呈淡红色、洗肉水样或血样尿。主要见于泌尿系统炎症、肾和尿路结石、肾结核、泌尿系统肿瘤以及出血性疾病等。

(3)茶色或酱油色:为血红蛋白尿(hemoglobinuria),见于血型不合的输血反应、阵发性睡眠性血红蛋白尿、急性溶血性贫血等。

(4)深黄色:尿液的泡沫也呈黄色为胆红素尿(bilirubinuria),见于阻塞性或肝细胞性黄疸。服用呋喃唑酮(痢特灵)、大黄、核黄素等药物也可使尿呈黄色,但尿泡沫不黄。

(5)乳白色:①脓尿(pyuria)和菌尿(bacteriuria):见于泌尿系感染性疾病,如肾盂肾炎、膀胱炎、尿道炎或前列腺炎等;②脂肪尿(lipiduria):见于肾病、挤压伤、骨折、肾病综合征、肾小管变性等;③乳糜尿(chyluria):见于丝虫病、肿瘤、腹部创伤等所致淋巴回流受阻。

(6)混浊:上述尿颜色改变可同时伴有混浊沉淀,引起尿液混浊沉淀的主要原因有:①白色混浊:脓尿、菌尿、乳糜尿、磷酸盐结晶等,可用加酸、加热等方法初步鉴别;②红色混浊:血尿、尿酸盐结晶等。

3. 尿液气味

【参考值】

正常尿液为挥发性芳香味,可受食物、饮料等影响,久置后有氨臭味。

【临床意义】

新鲜尿即有氨臭味多见膀胱炎或尿潴留;蒜臭味见于有机磷农药中毒;烂苹果味见于糖尿病酮症酸中毒;鼠臭味见于苯丙酮酸尿。

4. 尿液酸碱度

【参考值】

新鲜尿pH多在6.0~6.5。肉食为主者尿液偏酸,素食者尿液则偏碱。久置的尿可变碱性。

【临床意义】

(1)病理性酸性尿:见于酸中毒,高热,脱水,痛风,服用氯化胺、维生素C等及低钾性代谢性碱中毒。

(2)病理性碱性尿:见于碱中毒、尿潴留、肾小管性酸中毒及应用噻嗪类或碳酸氢钠等药物后。

5. 尿液比重

尿比重(specific gravity,SG)是指在4℃时同体积尿与纯水的重量比。目前尿比重测定多用尿试纸条进行筛检,其他方法包括比重计法、折射仪法等。

【参考值】

1.015~1.025,晨尿最高,一般>1.020。

【临床意义】

(1)尿比重增高(晨尿>1.020):见于高热、脱水、出汗过多、周围循环衰竭等致血容量不足的肾前性少尿;尿量多而比重高见于糖尿病。

(2)尿比重减低(<1.015):见于急性肾衰竭少尿期及多尿期、慢性肾衰竭、尿崩症等。

(二)尿液化学检查

1. 尿蛋白检查(urine protein test)

【参考值】

定性为阴性;定量为0.02~0.08g/24h。

【临床意义】

尿蛋白定性试验阳性或定量试验超过0.15g/24h称蛋白尿(proteinuria)。尿蛋白阳性程度与尿蛋白含量的大致变化见表7-5。

表 7-5　尿蛋白定性结果与定量关系

定性结果	试验反应	尿蛋白含量	
		一次尿(g/L)	24h 尿
(-)	无混浊	0～0.08	0.02～0.08g/24h
(±)	微混浊	<0.1	<0.1g/24h
(+)	混浊	0.1～0.5	<0.5g/24h
(++)	颗粒状混浊	0.5～2.0	<3.0g/24h
(+++)	絮状混浊	2.0～5.0	<10.0g/24h
(++++)	块状混浊	>5.0	>10.0g/24h

(1)生理性蛋白尿：又称功能性蛋白尿，见于剧烈运动、发热、紧张等应激状态，为一过性蛋白尿，尿蛋白定性多不超过(+)。

(2)病理性蛋白尿：①肾小球性蛋白尿(glomerular proteinuria)：见于肾小球肾炎、肾病综合征等原发性肾小球疾病以及糖尿病、高血压、系统性红斑狼疮、妊娠高血压综合征等继发性肾小球疾病。②肾小管性蛋白尿(tubular proteinuria)：多为轻度蛋白尿，以 α_1-微球蛋白、β_2-微球蛋白等小分子蛋白为主，清蛋白低于 25%。见于肾盂肾炎等间质性肾炎，氨基糖甙类抗生素、解热镇痛药、重金属盐及木通、马兜铃等中毒，肾移植后排斥反应等。③混合性蛋白尿(mixed proteinuria)：见于同时累及肾小球和肾小管的疾病，如糖尿病、系统性红斑狼疮等。④溢出性蛋白尿(overflow proteinuria)：因血浆中低分子量蛋白异常增多，超过肾小管重吸收阈值所致。其中血红蛋白尿、肌红蛋白尿见于溶血性贫血和挤压综合征等；凝-溶蛋白尿(本周蛋白尿)见于多发性骨髓瘤等。

2. 尿糖检查(urine glucose test)

【操作方法】

(1)试纸法：用特定的葡萄糖氧化物试纸浸入尿液，根据试纸出现的颜色改变与标准比色板比较确定结果。

(2)班氏(Benedict)试剂法：取班氏试剂 1ml(约 20 滴)注入透明试管中，试管夹夹持住在酒精灯上加热至沸腾，颜色无改变再加入被检尿液 0.1ml(约 2 滴)继续煮沸，观察颜色变化，确定结果。

尿糖定性试验结果见表 7-6。

表 7-6　尿糖定性试验结果

	结　果	尿糖含量(mmol/L)		结　果	尿糖含量(mmol/L)
试纸法	(-)杏黄色	<2.2	班氏试剂法	(-)　蓝色	<5.0
	(+)淡灰色	<5.5		(+)　蓝绿色	<11.2
	(++)灰色	<11.1		(++)黄绿色	28～56
	(+++)灰蓝色	<22.2		(+++)土黄色	56～112
	(++++)紫蓝色	>56.0		(++++)砖红色	>112

【参考值】

定性试验为阴性；定量为 0.56～5.0mmol/24h 尿。

【临床意义】

尿糖定性阳性或定量增高称为糖尿(glucosuria)。当血浆葡萄糖浓度增高，原尿中葡萄糖超过肾小管重吸收阈值(8.88mmol/L)，或肾小管重吸收阈值减低时，终尿中均可出现尿糖。

(1)血糖增高性糖尿:见于糖尿病、内分泌疾病(如库欣病、甲状腺功能亢进、肢端肥大症或巨人症、嗜铬细胞瘤等)及肝功能不全、胰腺癌、胰腺炎等。

(2)血糖正常性糖尿:也称肾性糖尿。见于慢性肾小球肾炎、肾病综合征、间质性肾炎或家族性糖尿等。

(3)暂时性糖尿:①摄入性糖尿:大量食糖或输注葡萄糖;②应激性糖尿:系肾上腺素、肾上腺糖皮质激素等大量分泌所致,见于情绪激动、颅脑外伤、脑血管意外等;③新生儿糖尿;④妊娠性糖尿;⑤药物性糖尿:如应用肾上腺糖皮质激素、茶碱、咖啡因、大剂量阿司匹林等。

(4)非葡萄糖性糖尿:当乳糖、半乳糖、果糖、戊糖等非葡萄糖摄入过多或代谢紊乱时,可出现相应的糖尿。见于哺乳期妇女的乳糖尿、肝功能不全者的果糖尿和(或)半乳糖尿以及大量进食水果后的果糖尿等。

3. 尿酮体检查

酮体(ketone body)是β-羟丁酸、乙酰乙酸和丙酮的总称,是脂肪代谢的中间产物。尿中出现酮体称为酮尿(ketonuria)。

【参考值】

定性(手工或尿液分析仪法)为阴性。

【临床意义】

(1)糖尿病性酮尿:尿酮体测定是糖尿病酮症酸中毒昏迷的早期指标;酮尿时多伴有高糖血症和糖尿;糖尿病肾损害时,有时虽有酮血症,而尿酮体可减少或阴性。

(2)非糖尿病性酮尿;见于高热、严重呕吐、腹泻、长期饥饿、禁食、妊娠呕吐、酒精性肝炎、肝硬化、嗜铬细胞瘤等。

4. 尿胆红素测定(urine bilirubin test)与尿胆原测定(urobilinogen test)

【参考值】

尿胆红素定性为阴性;尿胆原为阴性或弱阳性(尿1:20稀释后应为阴性)。

【临床意义】

(1)尿胆红素:尿胆红素增加见于肝细胞性黄疸或阻塞性黄疸。

(2)尿胆原:尿胆原增加见于肝细胞性黄疸或溶血性黄疸。尿胆原减少见于阻塞性黄疸。

(三)尿液显微镜检查

指用显微镜对新鲜尿液标本的沉渣进行检查,寻找有无细胞、管型、结晶等有形成分。传统使用显微镜检查,而尿沉渣分析仪检查法使检查更简便、快速而准确。

【参考值】

红细胞:玻片法0~3个/HP;定量板法0~5个/μl

白细胞:玻片法0~5个/HP;定量板法0~10个/μl

肾小管上皮细胞:无

移行上皮细胞:少量

鳞状上皮细胞:少量

透明管型:0~1个/HP

结晶:可见磷酸盐、草酸钙、尿酸等结晶

【临床意义】

1. 细胞

(1)红细胞:正常尿液中见不到或偶见红细胞。每高倍视野中红细胞数超过3个,尿外观正常者,称为镜下血尿。肾性红细胞常见于急、慢性肾小球肾炎,急性肾盂肾炎等;非肾性红细胞常见于泌尿系统结石和肿瘤。

(2)白细胞:正常尿液中只有少量白细胞。如发现每高倍视野中白细胞超过5个即为增多,称为镜下脓尿。主要见于泌尿系统感染，如急性肾盂肾炎、膀胱炎、尿道炎等，也可见于各种肾脏疾病、肾移植后。

(3)肾小管上皮细胞：尿中出现肾小管上皮细胞提示肾小管已有损害，如急性肾小管坏死、肾病综合征、肾小管间质性炎症等；肾移植后若肾小管上皮细胞持续增多或重新出现，则为排斥反应的表现。

(4)移行上皮细胞：移行上皮细胞有不同形态，主要有大圆上皮细胞、小圆上皮细胞、尾形上皮细胞。尿中出现较多或成片脱落的移行上皮细胞，揭示肾盂至尿道有炎性或坏死性病变。

(5)鳞状上皮细胞：又称扁平上皮细胞，来自尿道前段或女性阴道分泌物污染。大量出现且伴白细胞、脓细胞，见于尿道炎。

2. 管型(cast)　是蛋白质等物质在肾小管和集合管腔中形成的圆管状体。下面简要介绍一下常见管型及临床意义。

(1)透明管型(hyaline cast)：主要由蛋白质构成。剧烈运动后、高热、心力衰竭等可见少量增加。大量出现见于肾小球肾炎、肾病综合征、肾盂肾炎、恶性高血压、应用氨基甙类抗生素等所致肾实质性病变。

(2)颗粒管型(granular cast)：为细胞碎片、血浆蛋白崩解的颗粒凝聚于透明管型中且颗粒总量超过1/3表面积的管型。粗颗粒主要为白细胞碎片、细颗粒则多为上皮细胞碎片。少量细颗粒管型可见于运动后、发热或脱水时；大量出现见于肾小球肾炎、肾病综合征及药物毒性等所致肾脏病变，并提示病变较重。

(3)细胞管型(cellular cast)：为细胞成分超过总面积1/3的管型。按细胞种类可进一步分为肾小管上皮细胞管型、红细胞管型、白细胞管型、混合管型(同时含有上皮细胞、红细胞、白细胞及颗粒物)。与尿中出现的各种细胞临床意义基本一致，但出现管型，为肾实质损害的最可靠的试验诊断依据之一。白细胞管型出现为肾盂肾炎的表现。

(4)蜡样管型(waxy cast)：为颗粒管型、细胞管型进一步衍化或直接由淀粉样变性的上皮细胞溶解后形成。尿中出现此类管型多提示有严重的肾小管变性、坏死，预后不良。见于肾小球肾炎晚期、慢性肾衰竭、肾淀粉样变性等。

3. 结晶(crystal)　尿结晶的形成与各种物质溶解度、尿pH值、温度及胶体(主要是黏蛋白)浓度有关，用普通或偏振光显微镜可鉴别其种类。

(1)生理性尿结晶：①磷酸盐及碳酸钙结晶：少量出现无临床意义，持续大量出现应排除甲状旁腺功能亢进、肾小管性酸中毒、骨脱钙等病理情况，并警惕形成结石的可能；②尿酸盐结晶：无特殊临床意义；③尿酸结晶：正常人尤其进食富含嘌呤的食物后，尿中可偶见，若新鲜尿中持续出现尿酸结晶，应警惕形成尿酸结石；④草酸钙结晶：正常人尤其进食植物性食物后尿中可出现，如持续出现在新鲜尿中，应警惕形成结石(占尿路结石90%左右)。

(2)病理性结晶：指在正常人尿中不存在的结晶。①胆红素结晶：见于阻塞性黄疸和肝细胞性黄疸。②酪氨酸和亮氨酸结晶：见于急性肝坏死、白血病、急性磷中毒等。③胱氨酸晶体：仅出现于遗传性胱氨酸尿症患者。④胆固醇晶体：多见于肾淀粉样变性、尿路感染及乳糜尿患者。⑤磺胺及其他药物晶体：见于大量服用磺胺药物、解热镇痛药及使用造影剂等。

二、尿沉渣细胞计数

准确收集、测定一定时间内的全部尿量后，取出一定量的尿液，离心后用血细胞计数板计数红细胞、白细胞和管型数，最后换算成单位时间内的数量。

【标本采集】

1. 1小时尿沉渣有形成分计数　准确留取晨5:30～8:30内3h全部尿液(不必加防腐剂)。不必限制饮食，但患者不能大量饮水。

2. Addis 计数(Addis count)　需收集 12h 尿，此试验因耗时，且由于尿放置过久易导致有形成分破坏或结晶形成而影响测定准确性，现已少用。

【参考值】

红细胞：男性 <30 000/h

女性 <40 000/h

白细胞：男性 <70 000/h

女性 <140 000/h

管型 <3 400 个/h。

【临床意义】

同尿显微镜检查。

三、尿细菌培养(urine bacteria culture)

【标本采集】

1. 留取标本前用肥皂水清洗外阴部，不宜使用消毒剂。

2. 宜在使用抗生素前或停药 5 天后收集标本，不宜多饮水，并保证尿液在膀胱内停留 6 ~ 8h，以提高阳性率。

3. 指导病人排尿并留取中间一段置于无菌容器内。于 1h 内做培养和菌落计数，以防杂菌生长。

【参考值】

菌落计数 $<10^7$/L。

【临床意义】

1. 菌落计数 $>10^8$/L 为阳性，见于泌尿系统感染。

2. 菌落计数介于 10^7/L ~ 10^8/L 之间，应结合病情考虑其价值，或者重新检查。

第三节　粪便检查

粪便(feces or stool)是由食物残渣、胃肠道分泌物、脱落物、细菌和水分混合而成。粪便检查(fecal test)对了解消化道及肝、胆、胰等器官的功能及病变有重要价值。

【标本采集】

1. 容器　一般检查用清洁、干燥、不透水的一次性容器。做细菌学检验时则使用经灭菌后封口的容器。

2. 标本采集　一般检查至少留取大拇指样大小(约 5g)的粪便量，应选取含有脓、血、黏液处的粪便，若无明显脓、血、黏液，则应在粪便的多个部位各取一点后混合，以提高检出率。做血吸虫毛蚴孵化、计数寄生虫虫卵或成虫等应留取全部 24h 粪便，量至少在 30g 以上。

3. 送检时间　粪便标本采集后，应尽早送检，一般不应超过 1h。

4. 寄生虫检验　3 天前应停用抗生素，并应采取三送三检方法。检验阿米巴滋养体应立即送检，室温低于 20℃时，送检前载玻片应加温，送检途中要注意保温(以载玻片不烫手背为宜)，以提高阳性检出率。蛲虫虫卵检验应使用透明薄膜拭子于清晨排便前自肛门周围的皱襞外拭取标本，然后送检。

5. 粪便隐血试验　为避免出现假阳性，病人应禁食铁剂、动物血、肝类、瘦肉及大量绿叶蔬菜 3 天，然后再留取粪便送检。有牙龈出血者应嘱其勿下咽。应连续 3 天做检查。

6. 标本来源　粪便标本宜采用自然排便法。如无法自然排便，而用肛门指检、开塞露通便或灌肠得到的粪便，则须加以说明。

一、一般性状检查

【参考值】

正常人每天排便1～2次，排便量约100～300g，为黄褐色圆柱状成形便，有臭味，无寄生虫。

【临床意义】

（一）颜色与性状

1. 糊状或汁状稀便　因感染或非感染因素刺激使肠蠕动增快及分泌物增多所致，最常见于急性肠炎。假膜性肠炎可出现含有膜状物的黄色稀便，便量在0.3L以上。艾滋病伴肠道隐孢子虫感染时可见大量稀水便。胃炎、消化不良时可见粗糙的粥状便。

2. 黏液便　一般指肉眼黏液便，多由炎症时肠道分泌增加所致。黏液多呈无色黏稠状，若混有脓细胞则呈黄白色。黏液如均匀混在粪便中提示其来自小肠，来自大肠的黏液不易与粪便混合，而直肠黏液一般多附于粪便表面。

3. 米泔样便　粪便呈白色淘米水状，含黏液片块，便量大。见于霍乱、副霍乱。

4. 胶冻样便　粪便呈胶冻状或膜状，常见于过敏性肠炎，也可见于慢性菌痢。

5. 柏油样便　粪便呈暗褐色或黑色，富有光泽，如柏油状，便秘时可呈黑色球状，见于上消化道出血。服用活性炭、铋剂、铁剂时粪便也可呈黑色，但无光泽且隐血试验阴性。

6. 白陶土样便　粪便呈黄白色陶土状，因粪便中粪胆素减少或缺如所致。见于阻塞性黄疸或钡餐造影术后。

7. 脓血便　指粪便中有脓性分泌物或脓血，提示肠道下段病变。见于痢疾、溃疡性结肠炎、局限性肠炎、结肠及直肠癌等。

8. 鲜血便　多附着于粪便表面，或排便后滴落在粪便上，呈鲜红色。见于痔疮、肛裂以及直肠下部癌症破溃。

9. 细条状便　粪便呈细条状或扁条状，多见于直肠癌及肠道狭窄。

（二）气味

正常粪便中含有蛋白质分解产物如吲哚及粪臭素等，因而具有臭味，食肉者加重，慢性肠炎、胰腺疾病及直肠癌溃烂继发感染时呈恶臭。

（三）寄生虫体

肠道寄生虫病者在寄生虫多或使用驱虫药后粪便中可出现寄生虫体，蛔虫、蛲虫、绦虫等较大虫体及片段混在粪便中肉眼即可辨认，钩虫体则须将粪便冲洗过滤后查验才能发现。

二、显微镜检查

【参考值】

1. 细胞　无红细胞、白细胞、吞噬细胞、肠黏膜上皮细胞及肿瘤细胞。

2. 食物残渣　偶见淀粉及脂肪颗粒、少许肌肉纤维、植物细胞、植物纤维等，亦可见少量磷酸盐、草酸钙、碳酸钙等结晶。

3. 细菌　有正常菌群。如婴幼儿粪便中主要有双歧杆菌、肠杆菌、肠球菌、少量芽孢菌及葡萄球菌等；成人粪便中主要有双歧杆菌、大肠埃希菌、厌氧菌及葡萄球菌等。正常菌群约占80%，而产气杆菌、变形杆菌、铜绿假单孢菌等多为过路菌，不超过10%。此外，尚有少量芽孢菌和酵母菌。球菌(革兰阳性)和杆菌(革兰阴性及革兰阳性)的比值约为1∶10。

4. 寄生虫卵和原虫：无。

【临床意义】

（一）细胞检查

1. 红细胞　见于肠道下段炎症或出血，如息肉、细菌性痢疾、阿米巴痢疾、溃疡性结肠炎、

Crohn 病、下消化道肿瘤等。

2. 白细胞　中性粒细胞增多常见于细菌性痢疾、溃疡性结肠炎；嗜酸性粒细胞增多可见于过敏性肠炎、肠道寄生虫。

3. 吞噬细胞　见于细菌性痢疾和溃疡性结肠炎等。

4. 肠黏膜上皮细胞　见于肠道炎症。

5. 肿瘤细胞　见于大肠癌。

（二）食物残渣

粪便中食物残渣增多见于慢性胰腺炎、胰腺功能不全、胰头癌、吸收不良综合征及小儿腹泻等。

（三）细菌检查

正常菌群突然消失或比例失调称肠道菌群失调症。主要见于长期使用广谱抗生素、免疫抑制剂以及慢性消耗性疾病和伪膜性肠炎。此时粪便中除球菌/杆菌比值变大外，有时还可见白色假丝酵母菌。

（四）寄生虫卵或原虫检查

1. 寄生虫卵　粪便中查到寄生虫卵是诊断肠道寄生虫感染最可靠、最直接的依据。常见的寄生虫卵有蛔虫卵、钩虫卵、鞭虫卵、蛲虫卵；较少见的有华枝睾吸虫卵、血吸虫卵、姜片虫卵等。

2. 肠道寄生原虫　主要有阿米巴滋养体和包囊、隐孢子原虫等。

三、化学和免疫学检查

（一）粪胆色素检查 *(fecal urobilinogen test)*

【参考值】

粪胆红素阴性；粪胆素阳性。

【临床意义】

粪胆素减少或消失见于胆道梗阻，不完全梗阻时呈弱阳性，完全梗阻时呈阴性。粪胆红素阳性见于婴幼儿粪便或成人腹泻。

（二）粪便隐血试验 *(fecal occult blood test, FOBT)*

粪便隐血是指胃肠道少量出血，粪便外观无变化，用肉眼和显微镜检查均不能证实的出血。

【参考值】

阴性。

【临床意义】

1. 诊断消化道出血　消化性溃疡活动期、药物致胃肠黏膜损伤、肠息肉、钩虫病、消化道恶性肿瘤等隐血试验常呈阳性反应。

2. 鉴别消化道出血的性质　如消化道恶性肿瘤多呈持续阳性，良性病变多为间断阳性。

第四节　痰液、脑脊液及浆膜腔穿刺液检查

一、痰 液 检 查

痰(sputum)是由呼吸道黏膜的分泌物或肺泡的渗出物等形成。正常人一般不形成痰液或痰量极少。病理情况下，当呼吸道黏膜受到刺激时，痰量及其性状发生改变。痰液检查(sputum test)对诊断呼吸道疾病有一定价值。

【标本采集】

留痰前先漱口，避免混入唾液或鼻腔分泌物，然后要求患者咳出气管深处的痰液，及时送检。对痰少或咳痰困难者，可用喉拭子、化痰药物等法取痰，必要时可用支气管镜抽取，昏迷者用吸痰法

取痰。留取痰液标本的具体要求包括：①一般检查应取清晨第一口痰；②做细菌培养需用无菌容器留取，抗酸杆菌应留24h痰液；③细胞学检查：用上午9～10点的痰液，并尽可能留取含血的痰液；④检查24h痰量，应将痰咯于无色广口瓶中，并加少许石炭酸防腐。

（一）一般性状检查

【参考值】

正常人无痰或仅有极少量无色透明或灰白色黏液痰。

【临床意义】

1. 量　痰量增多见于肺水肿、肺脓肿、支气管炎、支气管扩张、支气管哮喘及肺结核等。

2. 颜色　无色透明或灰白色黏液痰见于支气管黏膜轻度炎症者；黄色痰见于化脓性感染；绿色痰见于铜绿假单孢菌感染；红色痰见于肺癌、肺结核、支气管扩张等；铁锈色痰见于大叶性肺炎；咖啡色痰见于阿米巴肺炎；灰色或黑色痰见于肺尘埃沉着病。

3. 性状　①黏液性痰：黏稠外观呈灰白色，见于支气管炎、支气管哮喘、早期肺炎等；②脓性痰：见于支气管扩张、肺脓肿或脓胸向肺内破溃等，带臭味的脓性痰常提示厌氧菌感染；③浆液性痰：稀薄而有泡沫，见于肺淤血及肺水肿；④血痰：痰内混有血丝或血块，常见于肺癌、肺结核、肺梗死、支气管扩张及急性肺水肿等。

（二）显微镜检查

【参考值】

有少量白细胞及正常呼吸道上皮细胞、正常上呼吸道细菌。

【临床意义】

1. 非染色痰标本　病理情况下可出现：①红细胞：同血痰。②大量白细胞：中性粒细胞增多见于呼吸系统化脓性炎症；嗜酸性粒细胞增多见于支气管哮喘、过敏性支气管炎、肺吸虫等；淋巴细胞增多见于肺结核。③上皮细胞：增多常见于呼吸系统炎症等。④肺泡巨噬细胞：吞噬含铁血黄素颗粒的称心力衰竭细胞，见于心力衰竭引起的肺淤血；吞噬炭粒的称炭末细胞，见于各种肺尘埃沉着病或吸入较多烟尘者。⑤寄生虫及寄生虫卵：肺吸虫患者常可找到肺吸虫卵，阿米巴肺脓肿患者常可找到阿米巴滋养体。

2. 染色痰标本　①脱落细胞检测：常用苏木精-伊红染色或巴氏染色检查癌细胞，找到癌细胞有助于肺癌的诊断。②细菌检测：抗酸染色用于检测结核杆菌；荧光染色用于检测真菌和支原体；革兰染色用于大多数细菌的检查。

3. 细菌培养　痰中培养出细菌并做药物敏感试验可对呼吸道感染做出病因诊断及选择敏感的抗生素。

二、脑脊液检查

脑脊液(cerebrospinal fluid，CSF)主要产生于脑室脉络丛，分布于脑室及蛛网膜下腔内，对脑组织起着营养、代谢、保护、调节等多重作用。血液和脑脊液之间存在血-脑脊液屏障，对血浆中各种物质的通透性具有选择性，以此维持脑内环境的稳定。当神经系统发生病变时，血-脑脊液屏障通透性增加，导致脑脊液成分的改变。脑脊液检查(cerebrospinal fluid test)对神经系统的诊断及预后具有重要意义。

【标本采集】

脑脊液标本一般由临床医生采集。腰椎为常用穿刺部位，必要时还可以采用小脑延髓池穿刺或侧脑室穿刺。无菌法取脑脊液，分别收集于已编序的3支小试管中，每管1～2ml，第1管做细菌学检查；第2管做化学和免疫学检查；第3管作一般性状检查和显微镜检查。注意：标本采集后必须立即送检，一般不能超过1h。

（一）一般性状检查

【参考值】

正常脑脊液无色、透明，静置24h不凝结。

【临床意义】

1. 颜色　①红色：主要见于脑及蛛网膜下腔出血或由穿刺损伤引起。3管标本的颜色前者红色均匀一致，后者红色逐渐变淡。②黄色：见于脑及蛛网膜下腔陈旧性出血、蛛网膜下腔梗阻、重症黄疸。③乳白色：常见于各种化脓菌引起的化脓性脑膜炎。

2. 透明度及凝块　静置1～2h后混浊呈脓样，并出现凝块，见于化脓性脑膜炎；静置12～24h后可见表面有膜状物或纤维凝块，见于结核性脑膜炎；基本无色透明可见于病毒性脑膜炎。

（二）化学检查

【参考值】

1. 蛋白质测定　定性为阴性；定量为0.2～0.4g/L。新生儿偏高，6个月后接近成人水平。

2. 葡萄糖测定　成人为2.5～4.5mmol/L(45～80mg/dl)；儿童为2.8～4.5mmol/L(50～80mg/dl)。

3. 氯化物测定　120～130mmol/L(700～760mg/dl)

【临床意义】

1. 蛋白质增高　可见于下列情况。

(1)神经系统感染性疾病：化脓性脑膜炎增加最显著，多在+ + +以上，定量可达50g/L；结核性脑膜炎时中度增高，可达10g/L；病毒性脑膜炎、流行性乙型脑炎轻度增高，定量小于10g/L。

(2)脑血管病：脑及蛛网膜下腔出血时蛋白可轻度增高。见于高血压合并动脉硬化、脑血管畸形、动脉瘤、脑肿瘤等。

(3)其他：脑部肿瘤、脊髓肿瘤或转移癌引起椎管梗阻或蛛网膜下腔粘连时，由于异常蛋白漏出增多，脑脊液中蛋白含量明显增高。

2. 葡萄糖减低　脑脊液中葡萄糖含量约为血糖的60%。其含量减低见于神经系统感染性疾病，如化脓性脑膜炎、结核性脑膜炎、新型隐球菌脑膜炎等，尤以化脓性脑膜炎早期最明显，结核性、真菌性脑膜炎葡萄糖含量降低多发生在中晚期，葡萄糖含量越低预后越差。病毒性脑膜炎多无明显变化。

3. 氯化物减低　见于化脓性脑膜炎、结核性脑膜炎、真菌性脑膜炎，以结核性脑膜炎最明显。病毒性脑膜炎多无明显变化。

4. 酶学检查　脑脊液酶学检查及其临床意义见表7-7。

表7-7　脑脊液酶学检查及其临床意义

酶测定	参考值	临床意义
乳酸脱氢酶	活性相当于血清的1/10	神经系统细菌感染性疾病，脑血管疾病、脑肿瘤
肌酸激酶	活性接近于血浆的1/50	脑血管疾病如脑及蛛网膜下腔出血活性增高。化脓性脑膜炎增高最明显，结合性脑膜炎次之，病毒性脑膜炎轻度增高
天冬氨酸氨基转移酶	活性约为血清的1/4	临床意义同肌酸激酶
腺苷脱氨酶	0～8U/L	结核性脑膜炎时明显增高

（三）显微镜检查

【参考值】

细胞计数：红细胞　无

白细胞　成人$(0\sim10)\times10^6$/L；儿童$(0\sim15)\times10^6$/L

白细胞分类计数　淋巴细胞为主，少数为单核细胞

细菌学检查：无细菌

【临床意义】

1. 神经系统感染　化脓性脑膜炎细胞数显著增加，以中性粒细胞为主；结核性、真菌性脑膜炎细胞数中度增加，早期以中性粒细胞为主，以后淋巴细胞为主；病毒性脑膜炎细胞数轻度增加，以淋巴细胞为主；脑寄生虫病嗜酸性粒细胞增加。

2. 脑和蛛网膜下腔出血　出现大量红细胞，白细胞以中性粒细胞为主。

3. 神经系统肿瘤　细胞数可正常或轻度增加，以淋巴细胞为主，但以找到肿瘤细胞为诊断依据。

4. 发现细菌均有病理意义　革兰染色诊断化脓性脑膜炎，抗酸染色诊断结核性脑膜炎，墨汁染色诊断新隐球菌脑膜炎。

三、浆膜腔穿刺液检查

浆膜腔积液(serous membrane fluid)以下简称“积液”，是指胸腔、腹腔、心包腔和关节腔的病理性积液。根据积液的特点将其分为两大类：①漏出液(transudate)，为非炎症性积液，主要由血浆胶体渗透压降低或毛细血管内流体静水压升高或淋巴管阻塞等原因引起。②渗出液(exudate)，为炎症性积液，内含大量从炎症病灶血管中渗出的大分子物质和细胞成分，主要由感染性或非感染性(如外伤、化学性刺激、恶性肿瘤、风湿性疾病等)原因所致。积液检查的目的主要是鉴别积液的类型(漏出液或渗出液)和性质(良性或恶性)。

【标本采集】

浆膜腔积液标本由临床医生分别经胸腔、腹腔、心包腔等以无菌穿刺术采集。标本分 4 管留取，每管 1 ~ 2ml，第 1 管做细菌学检查(如做结核杆菌检查，留 10ml)；第 2 管做化学(生化检查用肝素抗凝)及免疫学检查；第 3 管做细菌学检查(用 EDTA-K_2 抗凝)；第 4 管不加抗凝剂，以观察有无凝集现象。

【临床意义】

(一) 一般检查

1. 颜色与透明度　漏出液多为淡黄色半透明；渗出液多为深黄色，根据病因不同，颜色可有改变。

(1)黄色脓样见于化脓性感染。

(2)红色见于恶性肿瘤、结核病。

(3)黄绿色见于铜绿假单胞菌感染。

(4)乳白色见于淋巴管阻塞等。因细胞、细菌、蛋白质含量较多，常呈不同程度的混浊。

2. 凝块　漏出液一般不易凝固；渗出液含有纤维蛋白及组织裂解产物，易出现凝固。

3. 比重　漏出液比重多 < 1. 018；渗出液含有多量蛋白及细胞，比重多 > 1. 018。

(二) 化学检查

1. 黏蛋白定性试验(rivalta test)　漏出液黏蛋白含量少，多呈阴性反应；渗出液中含有大量黏蛋白多呈阳性反应。

2. 蛋白定量　漏出液蛋白总量多 < 25g/L，渗出液的蛋白总量多 > 30g/L，介于二者之间，则难以判明类型。癌性积液时蛋白质可介于 25 ~ 30g/L 之间。蛋白电泳时漏出液中 α_2 和 γ 球蛋白低于血浆；渗出液中大分子蛋白显著高于漏出液，电泳谱与血浆相似。

3. 葡萄糖定量　漏出液中葡萄糖含量与血糖相似；渗出液中葡萄糖常因细菌或细胞酶的分解而减少，甚至无糖；癌性积液葡萄糖含量减少，若明显减少提示肿瘤广泛浸润，积液中易找到癌细胞，预后不良；类风湿性积液葡萄糖含量多 < 3. 33mmol/L；红斑狼疮性积液葡萄糖含量基本正常。

4. 酶学测定 浆膜腔积液中有价值的酶见表 7-8。

表 7-8 浆膜腔积液酶学检查及其临床意义

酶测定	临床意义
乳酸脱氢酶(LD)	漏出液 LD 活性与正常血清相近；渗出液 LD 活性 >200U/L；化脓性积液 LD 活性显著增高，癌性积液中度增高，结核性积液略高于正常
溶菌酶(Lys)	结核性积液 Lys/血清 Lys >1.0；癌性积液 Lys/血清 Lys <1.0
腺苷脱氨酶(ADA)	结核性积液 ADA 活性常 >40U/L，癌性次之，漏出液最低
淀粉酶(AMY)	积液 AMY/血清 AMY >1.0 为 AMY 活性增高，常见于急性胰腺炎、食管破裂；恶性肿瘤积液 AMY 活性可增高
碱性磷酸酶(ALP)	积液中 ALP 活性增高常见于小肠扭转穿孔，积液 ALP/血清 ALP >2.0；浆膜表面癌积液 ALP/血清 ALP >1.0；其他癌性积液 ALP/血清 ALP <1.0

（三）显微镜检查

1. 细胞总数 漏出液细胞较少，$<100\times10^6/L$；渗出液细胞较多，常 $>500\times10^6/L$。

2. 细胞分类 漏出液主要为淋巴细胞和间皮细胞，渗出液因病因不同而异。化脓性积液或结核性积液早期以中性粒细胞为主；慢性炎症如结核性、梅毒性及肿瘤性积液等多以淋巴细胞为主；过敏性疾病或寄生虫病、淋巴瘤等所致的积液常见嗜酸性粒细胞增多。

3. 细胞病理检查 为积液必做项目，找到恶性细胞即可确诊，多次送检可提高阳性检出率。

（四）病原体检查

包括形态检查、细菌培养和药敏试验。漏出液时该检查无意义。

漏出液与渗出液的鉴别见表 7-9。良性与癌性积液的鉴别见表 7-10。

表 7-9 漏出液与渗出液的鉴别

指标	漏出液	渗出液
颜色	淡黄	不一定，可为黄色、血色、脓样、乳糜样
透明度	透明、偶见微混	多为混浊
比重	<1.018	>1.018
凝固	不自凝	常凝固
黏蛋白定性	阴性	阳性
pH	>7.4	<6.8
蛋白质定量	<25g/L	>30g/L
积液/血清总蛋白比值	<0.5	>0.5
葡萄糖定量	>3.3mmol/L	可变化，常 <3.3mmol/L
乳酸脱氢酶(LD)	<200U/L	>200U/L
积液/血清 LD 比值	<0.6	>0.6
细胞总数	常 $<100\times10^6/L$	常 $>500\times10^6/L$
白细胞分类	以淋巴细胞及间皮细胞为主	不一定，急性期以中性粒细胞为主，慢性期以淋巴细胞为主
癌细胞	不一定	可找到癌细胞或病理性核分裂
细菌	未找到	可找到病原菌

表 7-10 良性与癌性积液的鉴别

检查项目	良性	癌性
外观	血性少见	血性多见
总蛋白(total protein)	炎性多>40g/L	20~40g/L
铁蛋白(ferritin,Ft)	<500μg/L	>500μg/L
纤维连接蛋白(fibronectin,FN)	137.9±65.9μg/ml	13.4±6.8μg/ml
纤维蛋白降解产物(fibrin degradation products,FDP)	≤1g/L	≥1g/L
癌胚抗原(CEA)积液/血浆比值	<1.0	>1.0
腺苷脱氨酶(ADA)	>40U/L	<40U/L
细胞学检查	仅为炎症细胞	可找到癌细胞

第五节 脏器病变检查

脏器病变在临床上很常见,实验室检查是评估脏器生理功能和病理变化的重要方法,本节主要介绍肝脏、肾脏、心肌、胰腺等的实验室检查的原理、标本采集方法和注意事项、正常参考值及异常的临床意义。

一、肝脏病常用检查

(一)肝功能检查(Liver Function Test)

【标本采集】

抽取空腹静脉血 5ml 注入干燥不抗凝试管中送检。注意采血前避免剧烈运动,标本切勿溶血。

以下多项肝功能检查的标本采集在临床上往往一次完成,如做单项检查,也用同样方法采集标本 2ml 注入干燥不抗凝试管中送检。

1. 蛋白质代谢检查

(1)血清总蛋白(serum total protein,STP)和清蛋白(albumin,A)、球蛋白(globulin,G)及清蛋白球蛋白比值(A/G)测定:

【参考值】

STP	60g~80g/L	A	40g~55g/L
G	20g~30g/L	A/G	1.5~2.5:1

【临床意义】

1)血清总蛋白及清蛋白增高:主要由于血清水分减少,使单位容积总蛋白浓度增加,而全身总蛋白量并未增加,如各种原因导致的血液浓缩(严重脱水、休克、饮水量不足)、肾上腺皮质功能减退等。

2)血清总蛋白及清蛋白降低:见于①肝细胞损害如:亚急性重症肝炎、慢性肝炎、肝硬化、肝癌等。当 STP<60g/L 或清蛋白<25g/L 称为低蛋白血症,临床上常出现严重浮肿及胸、腹水。②营养不良:如蛋白质摄入不足或消化吸收不良。③蛋白质丢失过多:如肾病综合征、急性大失血、严重烧伤、蛋白丢失性肠病等。④消耗增加:见于慢性消耗性疾病,如重症结核、甲状腺功能亢进及恶性肿瘤等。⑤血清水分增加:如水钠潴留或静脉补充过多的晶体溶液。亦见于肝硬化腹水、水中毒、充血性心力衰竭等。

3)血清总蛋白及球蛋白增高:总蛋白增高主要是因球蛋白增高,其中又以 γ 球蛋白增高为主,常见原因有①慢性肝脏疾病:包括自身免疫性慢性肝炎、慢性活动性肝炎、肝硬化、慢性酒精性肝病、原发性胆汁性肝硬化等；球蛋白增高程度与肝脏病严重性相关。②M球蛋白血症：如多发性骨髓瘤、淋巴瘤等。③自身免疫性疾病：如系统性红斑狼疮、风湿热、类风湿关节炎等。④慢性炎症与慢性感染：如结核病、疟疾、黑热病及血吸虫病等。

4)A/G倒置：清蛋白降低和(或)球蛋白增高均可引起A/G倒置，见于严重肝功能损伤及M蛋白血症，如慢性中度以上持续性肝炎、肝硬化、原发性肝癌、多发性骨髓瘤等。

(2)血清蛋白电泳(serum protein electrophoresis)：在碱性环境中，血清蛋白均带负电荷，在电场中均会向阳极泳动。因各种蛋白质粒子大小、等电点及所带的负电荷多少不同，分子量小，带负电荷多者泳动最快；分子量大、带负电荷较少者泳动较慢。因此，电泳后可分出至少五个区带，从阳极开始依次为清蛋白、α_1球蛋白、α_2球蛋白、β球蛋白和γ球蛋白。

【参考值】

醋酸纤维膜法

清蛋白	0.62～0.71(62%～71%)
α_1球蛋白	0.03～0.04(3%～4%)
α_2球蛋白	0.06～0.10(6%～10%)
β球蛋白	0.07～0.11(7%～11%)
γ球蛋白	0.09～0.18(9%～18%)

【临床意义】

1)肝脏疾病：急性及轻症肝炎时电泳多无异常；慢性肝炎、肝硬化、肝细胞癌(常合并肝硬化)时α_1、α_2、β球蛋白有减少倾向；γ球蛋白增加在慢性活动性肝炎和失代偿性肝硬化时尤为明显。

2)M蛋白血症：如骨髓瘤、原发性巨球蛋白血症等，清蛋白浓度降低，单克隆γ球蛋白明显升高，也有β球蛋白升高，偶有α球蛋白升高。大部分病人在γ区带、β区带或与γ区带之间可见结构均一、基底窄、峰高尖的M蛋白。

3)肾病综合征、糖尿病肾病：由于血脂增高，可致α_2和β球蛋白(是脂蛋白的主要成分)增高，清蛋白及γ球蛋白降低。

4)其他：结缔组织疾病常伴有γ球蛋白增高；先天性低γ球蛋白血症γ球蛋白降低；蛋白丢失性肠病表现为清蛋白及γ球蛋白降低，α_2球蛋白则增高。

(3)血清前清蛋白测定：前清蛋白(prealbumin，PAB)由肝细胞合成，分子量为62 000，比清蛋白小，醋酸纤维膜电泳速度比清蛋白快，在电泳图谱上于清蛋白前方可以看到一条染色很浅的区带。它比清蛋白更能早期反映肝细胞损害，被视为肝脏损害的早期灵敏指标。

【参考值】

1岁	100mg/L
1～3岁	168～281mg/L
成人	280～360mg/L

【临床意义】

1)降低见于：①营养不良、慢性感染、恶性肿瘤晚期。②肝胆系统疾病如肝炎、肝硬化、肝癌及胆汁淤积性黄疸。对早期肝炎、急性重症肝炎有特殊诊断价值。

2)增高见于：Hodgkin病。

2. 胆红素代谢检查

(1)血清总胆红素(serum total bilirubin，STB)和结合胆红素(conjugated bilrubin，CB)、非结合胆红素(unconjugated bilirubin，UCB)测定：

【参考值】

成人	STB	3.4～17.1μmol/L
	CB	0～6.8μmol/L

UCB 1.7～10.2μmol/L

【临床意义】

1)判断有无黄疸及黄疸的程度:STB 17.1～34.2μmol/L 为隐性黄疸或亚临床黄疸;STB 34.2～171μmol/L 为轻度黄疸;STB 171～342μmol/L 为中度黄疸;STB＞342μmol/L 为重度黄疸。

2)根据黄疸的程度推断黄疸的病因:溶血性黄疸通常＜85.5μmol/L;肝细胞性黄疸为 17.1～171μmol/L;不完全梗阻性黄疸为 171～265μmol/L;完全梗阻性黄疸通常＞342μmol/L。

3)根据 CB 及 UCB 增高情况及 CB/STB 比值判断黄疸类型:如 CB/STB＜20% 提示为溶血性黄疸;20%～50% 常为肝细胞性黄疸;比值＞50% 为胆汁淤积性黄疸。CB 的测定可有助于某些肝胆疾病的早期诊断,肝炎的黄疸前期、无黄疸型肝炎、失代偿期肝硬化、肝癌等,30%～50% 患者表现为 CB 增加,而 STB 正常。

(2)尿胆红素及尿胆原测定

见本章第二节。

3. 血清酶学检查

(1)血清转氨酶测定:血清中转氨酶有很多种,作为肝功能检查的转氨酶主要有 2 种。①血清丙氨酸氨基转移酶(alamine aminotransferase,ALT),主要存在于肝细胞中,肝细胞稍有损伤,即增高,为最敏感的肝功能检测指标;②血清天门冬氨酸氨基转移酶(aspartate aminotransferase,AST),在心肌中含量最高,肝脏中含量占第二位。

【参考值】

	Karmen 法	速率法(37℃)
ALT	5～25 卡门单位	10～40U/L
AST	8～28 卡门单位	10～40U/L
ALT/AST	≤1	

【临床意义】

1)急性病毒性肝炎:ALT 与 AST 均显著增高,可达正常上限的 20～50 倍,甚至 100 倍,但 ALT 增高更明显,ALT/AST＞1。在肝炎病毒感染后 1～2 周,转氨酶达高峰,3～5 周逐渐下降,ALT/AST 比值逐渐恢复正常。在急性肝炎恢复期,如转氨酶活性不能降至正常或再上升,提示急性病毒性肝炎转为慢性。急性重症肝炎时,病程初期转氨酶升高,以 AST 升高显著,如在症状恶化时,黄疸进行性加深,酶活性反而降低,即出现“胆酶分离”现象,提示肝细胞严重坏死,预后不佳。

2)慢性病毒性肝炎:转氨酶轻度增高或正常 ALT/AST＞1,若 AST 增高较 ALT 显著,即 ALT/AST＜1 提示慢性肝炎转为活动期。

3)非病毒性肝病:药物性肝炎、脂肪肝、肝癌等血清转氨酶轻度增高或正常,ALT/AST＜1。

4)肝硬化:血清转氨酶活性取决于肝细胞坏死的程度,转氨酶可正常或降低。

5)急性心肌梗死后 6～8 小时,AST 增高,18～24 小时达高峰,4～5 天后恢复。若再次增高提示梗死范围扩大或新的梗死发生。

6)其他:如骨骼疾病(皮肌炎、进行性肌萎缩)、肺梗死、肾梗死、胰梗死、休克及传染性单核细胞增多症,转氨酶轻度增高。

(2)血清碱性磷酸酶(alkaline phosphatase,ALP)测定:ALP 主要分布在肝脏、骨骼、肾、小肠及胎盘中,常作为肝病检查指标之一,胆道疾病时 ALP 也升高。

【参考值】

成人 40～110U/L

儿童 ＜250U/L

【临床意义】

1)肝胆系统疾病:各种肝内、外胆管阻塞性疾病如胰头癌、胆道结石引起的胆管阻塞、原发性胆汁性肝硬化、肝内胆汁淤积等，ALP 明显升高，且与胆红素升高平行。累及肝实质细胞的肝胆疾病(如肝炎、肝硬化)，ALP 轻度增高。

2)黄疸的鉴别诊断：ALP 和血清胆红素、转氨酶同时测定有助于黄疸的鉴别诊断。①胆汁淤积性黄疸，ALP 和血清胆红素明显升高，转氨酶仅轻度增高；②肝细胞性黄疸，血清胆红素中度增加，转氨酶活性很高，ALP 正常或稍高；③肝内局限性胆道阻塞(如原发性肝癌、转移性肝癌、肝脓肿等)，ALP 明显增高，ALT 无明显增高，血清胆红素大致正常。

3)骨骼疾病：纤维性骨炎、佝偻病、骨软化症、成骨细胞瘤及骨折愈合期 ALP 增高。

(3)血清 γ-谷氨酰转移酶(γ-glutamyl transferase，γ-GT)测定：血清中 γ-GT 主要来自肝胆系统，当肝内合成增多或胆汁排出受阻时，血清中 γ-GT 增高。

【参考值】

连续监测法(37℃) < 50U/L

【临床意义】

1)胆道阻塞性疾病：原发性胆汁淤积性肝硬化、硬化性胆管炎等所至的慢性胆汁淤积以及肝癌时由于肝内阻塞，诱使肝细胞产生多量 γ-GT，同时癌细胞也会合成 γ-GT，均可使 γ-GT 明显升高。

2)急、慢性病毒性肝炎、肝硬化：急性肝炎时，γ-GT 呈中等度升高；慢性肝炎、肝硬化的非活动期，酶活性正常；若 γ-GT 持续升高，提示病变活动或病情恶化。

3)急、慢性酒精性肝炎、药物性肝炎：γ-GT 可明显或中度以上升高，ALT 和 AST 仅轻度增高，甚至正常。

4)其他：脂肪肝、胰腺炎、胰腺肿瘤、前列腺肿瘤等 γ-GT 可轻度增高。

(4)单氨氧化酶(monoamine oxidase，MAO)测定：

【参考值】

中野法 成人 23 ~ 49U

【临床意义】

1)肝脏病变：80% 以上的重症肝硬化病人及伴有肝硬化的肝癌患者 MAO 活性增高，但对早期肝硬化反应不敏感。急性肝炎和轻度慢性肝炎 MAO 大多正常，伴有肝坏死时则 MAO 增高。临床上常用 MAO 活性测定来观察肝脏纤维化程度。

2)肝外疾病：慢性充血性心力衰竭、糖尿病、甲状腺功能亢进等 MAO 也可增高。

(二)病毒性肝炎标志物检查

1. 甲型肝炎病毒(hepatitis A virus，HAV)抗体检测(anti-HAV)

【标本采集】

多同乙型肝炎检测同时采集标本。

【参考值】

阴性

【临床意义】

目前多以血清抗甲型肝炎病毒抗体(抗-HAV)测定作为依据，包括抗 HAV-IgG 和抗 HAV-IgM。①抗 HAV-IgM 在急性期早期即出现，是诊断甲型肝炎的特异性指标；②抗 HAV-IgG 阳性表示曾感染过 HAV 或接种过甲肝疫苗而获得免疫力。

2. 乙型肝炎病毒血清标志物检测　乙型肝炎病毒(hepatitis B virus，HBV)标志物共有 3 对：①乙肝病毒表面抗原(hepatitis B virus surface antigen，HBsAg)及表面抗体(hepatitis B virus surface antibody，Anti-HBs 或抗-HBs)；②乙肝病毒核心抗原(hepatitis B virus core antigen，HBcAg)及核心抗体(hepatitis B virus core antibody，Anti-HBc 或抗-HBc)；③乙肝病毒 e 抗原(hepatitis B virus e antigen，HBeAg)及 e 抗体(hepatitis B virus eantibody，Anti-HBe 或抗-HBe)。其中核心抗原全部存在于肝细胞核中，释放时抗原周围常被 HBsAg 包裹，故很难检测，所以临床上只对标志物中的两对半(乙肝五项指标)进

行检测。

【标本采集】

抽取空腹静脉血 5ml，注入干燥不抗凝试管中送检。注意采血前避免剧烈运动，标本切勿溶血。HBsAg、HBeAg、抗-HBs、抗-HBc、抗-HBe 的单项检查，只需抽血 2ml 即可。

乙型肝炎病毒主要通过血液传播。因此，抽取静脉血时必须严格无菌操作，同时应严格执行消毒隔离制度，对用过的注射器及污染物应严格消毒后才可丢弃。其次还应防止医源性交叉感染。

【参考值】

非 HBV 感染者检测结果除抗-HBs 可为阳性(+)外，其余均为阴性(-)。

【临床意义】

(1)HBsAg 阳性：是 HBV 感染的标志，提示感染过 HBV(如乙型肝炎潜伏期或急性期、慢性乙型肝炎、肝硬化)，或为 HBV 携带者。

(2)抗-HBs 阳性：见于曾感染过 HBV、急性乙型肝炎恢复后、注射乙肝疫苗后。抗-HBs 阳性是机体对 HBsAg 产生免疫力的标志，也是乙型肝炎好转康复的标志。

(3)HBeAg 阳性：是 HBV 复制、传染性强的指标。①HBeAg 持续阳性易转为慢性乙型肝炎；②慢性活动性肝炎、肝硬化、肝癌病人 HBeAg 阳性率高，可提示病情的发展和转归；③HBsAg、HBeAg 阳性的孕妇可将 HBV 垂直传播给胎儿，其感染阳性率为 70%～90%。

(4)抗-HBe 阳性：提示 HBV 复制减少，传染性降低，见于急性乙型肝炎的恢复期，也可见于部分慢性乙型肝炎、肝硬化和肝癌病人。

(5)抗-HBc 阳性：抗-HBc 主要包括 IgM、IgG 和 IgA 三型。①抗-HBc IgM 是机体感染 HBV 后在血液中最早出现的特异性抗体，在肝炎的急性期滴度高，是诊断急性乙型肝炎和判断病毒复制活跃的指标，并提示病人血液有强传染性。抗-HBc IgM 还见于慢性活动性肝炎。②抗-HBc IgG 在机体感染 HBV 后 1 个月左右开始升高。临床上测定的总抗-HBc 主要反应的是抗-HBc IgG，其阳性高滴度，表明患有乙型肝炎，且指正在感染；抗-HBc IgG 低滴度则是既往感染过 HBV 的指标，在体内持续时间长，具有流行病学的意义。

乙型病毒性肝炎标志物五项指标检测结果及临床意义见表 7-11。

表 7-11　HBV 标志物检测与分析

HBsAg	抗-HBs	HBeAg	抗-HBe	抗-HBc	检测结果分析
-	-	-	-	-	过去及现在均未感染 HBV
-	-	-	-	+	曾感染 HBV,急性 HBV 感染恢复期
-	-	-	+	+	曾感染 HBV、急性 HBV 感染恢复期
-	+	-	-	-	HBV 感染恢复或接种疫苗后
-	+	-	+	+	曾感染 HBV、急性 HBV 感染恢复期
+	-	-	-	+	急性 HBV 感染、慢性 HBV 携带者
+	-	-	+	+	急性 HBV 感染趋向恢复(小三阳)
+	-	+	-	+	急性或慢性乙肝，传染性强(大三阳)
+	-	-	-	-	急性 HBV 感染早期
+	-	+	-	-	急性 HBV 感染中期
-	-	+	-	-	急性 HBV 感染趋向恢复
+	-	+	+	+	急性 HBV 感染趋向恢复

续表

HBsAg	抗-HBs	HBeAg	抗-HBe	抗-HBc	检测结果分析
+	-	-	+	-	急性 HBV 感染趋向恢复
-	-	-	+	-	HBV 感染已恢复
-	+	-	+	-	HBV 感染已恢复

(6)乙型肝炎病毒 DNA 测定:乙型肝炎病毒 DNA 测定阳性是诊断乙型肝炎的直接诊断依据,表明 HBV 复制并有传染性。

3. 丙型肝炎病毒(hepatitis C virus,HCV)标志物检测

【标本采集】

多同乙型肝炎检测同时采集标本。

【参考值】

阴性

【临床意义】

血清抗-HCV 检查是诊断丙肝的主要依据。连续监测血清抗-HCV 有助于鉴别慢性抑或自限性 HCV 感染。抗 HCV-IgM 阳性可确诊 HCV 早期感染。

4. 丁型肝炎病毒(hepatitis D virus,HDV)标志物检测

【标本采集】

多同乙型肝炎检测同时采集标本。

【参考值】

阴性

【临床意义】

丁肝抗原阳性表示有 HDV 感染,见于急、慢性丁型肝炎。抗 HDV-IgM 阳性表示急性或近期感染 HDV。慢性活动期滴度较低。

5. 戊型肝炎病毒(hepatitis E virus,HEV)抗体检测

【标本采集】

多同乙型肝炎检测同时采集标本。

【参考值】

阴性

【临床意义】

抗 HEV-IgM 阳性见于戊肝急性期,恢复期效价降低或消失。

6. 庚型肝炎病毒(hepatitis G virus,HGV)标志物检测

【标本采集】

多同乙型肝炎检测同时采集标本。

【参考值】

阴性

【临床意义】

抗-HGV 阳性表示曾感染过 HGV,多见于输血后肝炎或使用血液制品引起的 HGV 合并 HCV 感染的病人。

(三)肝癌标志物检查

【标本采集】

抽取空腹静脉血 2ml 注入干燥不抗凝试管中送检。注意采血前避免剧烈运动,标本切勿溶血。

1. 甲胎蛋白测定(alpha-fetoprotein,AFP)　AFP 是胎儿发育早期,由肝脏和卵黄囊合成的一种

血清糖蛋白，胎儿出生后不久即逐渐消失。肝细胞癌患者血清中 AFP 升高。目前，血清中 AFP 升高是临床上诊断肝癌的重要指标。

【参考值】

ELISA 法为 <25μg/L

【临床意义】

(1)原发性肝癌：有 75% ~80% 的病人 AFP 明显增高，常 >300μg/L；约有 10% 的原发性肝癌患者 AFP 为阴性。

(2)病毒性肝炎、肝硬化：AFP 有不同程度的增高，常 <300μg/L。

(3)卵巢癌、睾丸癌、畸胎瘤：AFP 也可增高。

(4)妊娠 3 ~4 个月，孕妇 AFP 开始升高；7 ~8 个月达高峰，以后下降，但多低于 300μg/L。

2. α-L-岩藻糖苷酶测定(α-L-fucosidase，AFU)　AFU 在原发性肝癌患者血清中增高，是原发性肝癌的标志物之一。

【参考值】

ELISA 法为 234 ~414μmol/L

【临床意义】

(1)原发性肝癌：病人血清中 AFU 活性明显增高，即使 AFP 阴性者 AFU 也可增高，尤其对小结节肝癌病人，AFU 阳性率显著高于 AFP，两者组合检测可显著提高原发性肝癌的诊断，阳性率高达 90% 以上。

(2)血清 AFU 活性动态曲线对判断肝癌治疗效果，估计预后和预防复发有重要意义。

(3)慢性肝炎、肝硬化：AFU 可增高，随病情好转 AFU 降低，动态监测有助于肝癌的鉴别。

(4)妊娠期间 AFU 增高，分娩后迅速降低。

二、肾功能检查(renal function test)

(一) 肾小球功能检查(glomerular function test)

肾小球的功能是滤过，评估肾小球滤过功能最重要的参数是肾小球滤过率(glomerular filtration rate，GFR)，即单位时间内(分钟)经肾小球滤出的血浆液体的量。

1. 内生肌酐清除率(endogenous creatinine clearance rate，Ccr)测定　肌酐是肌酸的代谢产物，由肾排出。其来源有内、外源性两种，如在严格控制饮食条件和肌肉活动相对稳定的情况下，血肌酐的生成量和尿的排出量较恒定，其含量的变化主要受内源性肌酐的影响，而且肌酐大部分从肾小球滤过，不被肾小管重吸收，排泌量很少，故肾单位时间内能把若干毫升血液中的内生肌酐全部清除出去，称为内生肌酐清除率。

【标本采集】

(1)试验前连续低蛋白饮食 3 天，每天摄入蛋白质应 <40g 并禁食肉类(无肌酐饮食)，避免剧烈运动。

(2)第 4 天晨 8 时将尿液排净，然后收集 24 小时尿液(次晨 8 点尿必须留下)，并加入甲苯 5ml 防腐。

(3)留取当天抗凝血 2ml 同时送检。

测定尿液及血中肌酐的浓度，应用下列公式计算内生肌酐清除率。

$$\text{内生肌酐清除率(Ccr)} = \frac{\text{尿肌酐浓度}(\mu mol/L) \times \text{每分钟尿量}(ml/min)}{\text{血肌酐浓度}(\mu mol/L)}$$

矫正清除率 = 实际清除率 × 标准体表面积($1.73m^2$)/受试者体表面积

【参考值】

成人 80 ~120ml/min

【临床意义】

(1)判断肾小球损害的敏感指标:成人 Ccr < 80ml/min 为肾小球功能降低。急性肾小球肾炎 Ccr 降低,随病情好转而回升;慢性肾小球肾炎则进行性降低。

(2)判断肾小球功能损害的程度:轻度损害 Ccr 70 ~ 51ml/min;中度损害 Ccr 50 ~ 31ml/min;重度损害(肾衰竭):Ccr < 30ml/min,其中肾衰竭早期 Ccr 11 ~ 20ml/min;肾衰竭晚期 Ccr 6 ~ 10ml/min;肾衰竭终末期 Ccr < 5ml/min。

(3)指导治疗:Ccr < 40ml/min 时应限制蛋白质摄入;Ccr < 30ml/min 时,噻嗪类利尿剂无效;Ccr < 10ml/min时,应进行血液透析治疗。

(4)动态观察肾移植术效果:移植术后 Ccr 应回升,若回升后又下降,提示可能发生急性排异反应。

2. 血肌酐(creatinine,cr)测定

【标本采集】

血清标本:与血清尿素氮测定和血清尿酸测定同时采集,抽取空腹静脉血 3ml,注入干燥试管后送检。(标本应防止溶血,严重黄疸对测定影响也较大)。

全血标本:抽取空腹静脉血 3ml 后拔去针头,沿管壁将血缓缓注入含草酸钾抗凝管中,充分混匀后送检。注意不要用力振荡并及时送检。

【参考值】

全血肌酐(Bcr)　88.4 ~ 176.8μmol/L

血清肌酐(Scr)　男性　53 ~ 106μmol/L　女性　44 ~ 97μmol/L

【临床意义】

(1)血肌酐增高见于各种原因引起的肾小球滤过功能减退:①急性肾衰竭,血肌酐明显的进行性的升高为器质性损害的指标,可伴少尿或非少尿。②慢性肾衰竭血肌酐升高程度与病变严重性一致:肾衰竭代偿期 Scr < 178μmol/L;肾衰竭失代偿期 Scr > 178μmol/L;肾衰竭期 Scr > 445μmol/L。

(2)鉴别肾前性和肾实质性少尿:①器质性肾衰竭血肌酐常超过 200μmol/L;②肾前性少尿,如心力衰竭、脱水、肝肾综合征、肾病综合征等所致的有效血容量下降,使肾血流量减少,血肌酐浓度上升多不超过 200μmol/L。

(3)与血尿素氮的关系:①器质性肾衰竭,两者同时增高;②肾外因素所致的氮质血症,血尿素氮可较快上升,但 Scr 不相应上升。

(4)老年人、肌肉消瘦者血肌酐可能偏低,要注意。

3. 血尿素氮(blood urea nitrogen,BUN)测定

【参考值】

成人　3.2 ~ 7.1mmol/L

儿童　1.8 ~ 6.5mmol/L

【临床意义】

血清尿素氮增高见于:

(1)肾脏疾病所致的慢性肾衰竭:如慢性肾炎、慢性肾盂肾炎、肾结核、肾肿瘤、糖尿病肾病及狼疮性肾炎。肾衰竭代偿期 BUN < 9mmol/L,肾衰竭失代偿期 BUN > 9mmol/L,肾衰竭期 BUN > 20mmol。BUN 增高的程度与病情的严重程度成正相关。

(2)肾前或肾后因素引起的少尿或无尿:如严重脱水、大量腹水、休克、尿路结石、前列腺肥大等。此时 BUN 升高,但肌酐升高不明显,称为肾前性氮质血症。

(3)体内蛋白质分解过多:如急性传染病、上消化道出血、大面积烧伤、严重创伤、大手术后,其尿素生成增多使 BUN 一过性增高,但血肌酐一般不升高。病情控制后 BUN 下降。

4. 血尿酸(uric acid,UA)测定　血清尿酸来源于体内核酸中嘌呤分解代谢的最终产物和食物中核蛋白分解代谢的产物。嘌呤代谢紊乱或肾脏排泄功能下降时,血尿酸增高。肾脏病早期血尿酸增高较肌酐早,有利于肾损害的早期诊断。

【参考值】

男性 150～420μmol/L　　女性 90～360μmol/L

【临床意义】

增高见于:①急、慢性肾脏疾病,如肾炎、肾结核、肾盂肾炎、肾积水等引起的肾衰竭;②痛风;③核酸代谢增强,如白血病、多发性骨髓瘤等;④子痫。

(二)肾小管功能检查(Renal Tubules Function Test)

1. 尿液浓缩稀释试验(urine concentration dilution test)

【标本采集】

(1)昼夜尿比重试验:试验日正常饮食和活动,每餐饮水量不宜超过 500～600ml,除正常进餐外不再进食、进水。上午 8 时排尿弃去,10 时、12 时、下午 2 时、4 时、6 时、8 时及次晨 8 时各留尿 1 次,分别准确测定尿量及比重,要注意排尿间隔时间必须准确,尿须排净。

(2)3 小时比重试验:要求同上。晨 8 时排尿弃去,此后每隔 3h 排尿 1 次至次晨 8 时,分置于 8 个容器内,分别测量尿量和比重。

【参考值】

正常人 24h 尿量为 1000～2000ml;昼尿量与夜尿量之比为 3～4∶1;12h 夜尿量不应超过 750ml;尿液最高比重应在 1.020 以上;最高比重与最低比重之差不应少于 0.009。

【临床意义】

尿浓缩稀释试验主要是检测远端肾小管的功能。

(1)急性肾小球肾炎:肾小球滤过功能下降,肾小管浓缩功能正常,则尿量减少,尿比重增高。

(2)慢性肾小球肾炎:病变累及肾髓质时,肾小管浓缩功能差,则尿量增多,尿比重降低,晚期的低比重尿常固定在 1.010 左右,称为等张尿。

(3)慢性肾盂肾炎:肾小管功能损害较肾小球重,则先多尿,为低比重尿、夜尿增多,晚期常出现固定的低比重尿。

(4)高血压病:肾小管浓缩功能下降,常出现多尿、夜尿增多和低比重尿。

2. 酚磺酞排泌试验(PSP)　为检测近端肾小管排泌功能试验,目前临床很少应用。

三、心肌病变检查

心肌酶和心肌蛋白的检查对心肌损伤的诊断具有重要的价值。临床上常用的心肌酶有肌酸激酶(creatine kinase,CK)及其同工酶(CK-BB,CK-MB,CK-MM,其中 CK-MB 主要存在于心肌中)、天门冬氨酸氨基转移酶(AST)、乳酸脱氢酶(lactate dehydrogenase,LD)及其同工酶及 β-羟丁酸脱氢酶。常用的心肌蛋白有肌钙蛋白 T(troponin T,TnT)、肌钙蛋白 I(troponin I,TnI)、肌红蛋白(myoglobulin,MB)等。当心肌细胞损伤时,这些酶及心肌蛋白即可释放入血,使血液中相应的酶及心肌蛋白浓度升高。因此,通过测定血清中的这些心肌酶及心肌蛋白的浓度,可了解心肌损伤的有无及其损伤的程度。

【标本采集】

心肌酶和心肌蛋白常同时检测,抽取空腹静脉血 4ml 注入干燥不抗凝试管中送检。注意避免剧烈运动,标本切勿溶血。如单独检测则用同样方法取血 2ml 送检。

(一)肌酸激酶(creatine kinase,CK)及其同工酶测定

【参考值】

由于各地测定方法不同,参考值差别较大。

1. 酶偶联法(37℃) 男性 38～174 U/L 女性 26～140 U/L

2. 酶偶联法(30℃) 男性 15～105 U/L 女性 10～80 U/L

3. 肌酸显色法 男性 15～163 U/L 女性 3～135 U/L

4. 连续监测法 男性 37～174 U/L 女性 26～140 U/L

CK 同工酶 CK-MB＜0.05(5%)

CK-MM 0.94～0.96(94%～96%)

CK-BB 极少或无

【临床意义】

CK 主要存在于骨骼肌、心肌、脑组织与平滑肌等处。增高见于:

1. 心肌损害 急性心肌梗死时 CK 水平在 3～8h 即明显升高,一般 10～36h 达到高峰,3～4d 恢复正常。其同工酶中 CK-MM 的检出相对困难,所以临床上常只检验 CK-MB,其改变较心电图敏感。心内膜下心肌梗死及心肌缺血引起的损伤、病毒性心肌炎也可引起 CK 升高。

2. 肌肉疾病 多发性肌炎、进行性肌营养不良、骨骼肌损伤、手术、导管检验、电休克术后也可见 CK 升高。同工酶检验多以 CK-MM 升高为主,常无 CK-BB 同工酶的检出。

3. 脑组织受损 见于脑血管病变、长期昏迷等,CK 升高多以 CK-BB 为主。

4. 其他 见于肺部疾病(如急性肺炎、肺梗死、支气管哮喘)、出血性胰腺炎、子痫、甲状腺功能低下或体温过低等。正常人有时出现 CK 波动,如男性略高于女性,晚间略高于清晨,运动、分娩、新生儿等 CK 也可略高。

CK 降低偶见于甲状腺功能亢进、长期卧床休息不活动者。

(二)血清乳酸脱氢酶(lactate dehydrogenase,LD)及其同工酶测定

LD 根据亚基不同形成 5 种同工酶,即 LD_1、LD_2、LD_3、LD_4、LD_5。其中 LD_1、LD_2 主要来自心肌,LD_3 主要来自肺、脾组织,LD_4、LD_5 主要来自肝脏及骨骼肌。

【参考值】

连续监测法 104～245U/L

速率法 95～200U/L

同工酶 LD_1 (32.7±4.60)%

LD_2 (45.10±3.53)%

LD_3 (18.50±2.96)%

LD_4 (2.90±0.89)%

LD_5 (0.85±0.55)%

$LD_1/LD_2<0.7$

【临床意义】

1. 急性心肌梗死(AMI) AMI 发病后 12～24h 有 50% 的病人、48h 有 80% 的病人 LD_1、LD_2 明显增高,且 $LD_1/LD_2>1.0$。

2. 肝脏疾病 肝脏实质性损伤,如病毒性肝炎、肝硬化、原发性肝癌时 LD_5 升高,恶性肿瘤肝转移时 LD_4、LD_5 均升高。

3. 肿瘤 大多数恶性肿瘤病人以 LD_5、LD_4、LD_3 增高为主;生殖细胞恶性肿瘤和肾脏肿瘤则以 LD_1、LD_2 增高为主,白血病人以 LD_3、LD_4 增高为主。

4. 其他 骨骼肌疾病 LD_4、LD_5 升高;肺部疾病 LD_3 可增高;恶性贫血 LD 极度增高。

(三)肌钙蛋白(troponin,Tn)测定

【参考值】

TnT0.02～0.13μg/L;＞0.2μg/L 为临界值;＞0.5μg/L 可以诊断 AMI。

TnI＜0.2μg/L;＞1.5μg/L 为诊断临界值

【临床意义】

肌钙蛋白作为心肌损伤的指标，对急性心肌梗死、不稳定型心绞痛、围手术期心肌损伤等疾病的诊断、病情监测、疗效观察及预后评估有较高的临床价值，尤其对微小的、小灶性的心肌梗死的诊断更有价值。与肌酸激酶及其同工酶结合起来用于急性心肌梗死诊断是最灵敏、最特异的方法。二者均于发病后 3 ~ 6h 开始升高，TnT 于 10 ~ 24h 达高峰，恢复正常需 10 ~ 15d；TnI 于 14 ~ 20h 达到高峰，5 ~ 7 天恢复正常。相对 TnT，TnI 具有较低的初始灵敏度和较高的特异性。

四、胰腺病变检查

胰腺既有内分泌功能，又有外分泌功能。胰腺的外分泌物总称胰液，含有丰富的碳酸氢盐和消化酶。胰腺分泌的消化酶主要有胰淀粉酶、胰脂肪酶和胰蛋白酶。这些消化酶主要用于碳水化合物、脂肪及蛋白质类物质的消化和分解。正常情况下，胰腺分泌的这些消化酶几乎全部随胰液进入十二指肠，仅有少量进入血液。胰腺疾病可使这些消化酶进入血液循环，导致血中酶活性的升高，监测血液中这些酶的活性有助于胰腺疾病的诊断。

【标本采集】

以下项目常同时检测，抽取空腹静脉血 2ml 注入干燥不抗凝试管中送检。注意标本切勿溶血。

（一）淀粉酶（amylase，AMS）及其同工酶检测

血清和尿液淀粉酶的测定是胰腺疾病最常用的诊断方法。尿淀粉酶的波动较大，故对胰腺疾病的诊断采用血清淀粉酶的测定更好。

【参考值】

因测定方法不同，参考值差异较大。

AMS 总活性：Somogyi 法　800 ~ 1800 U/L

酶偶联法　760 ~ 1450 U/L

同工酶　S-AMS　45% ~ 70%　P-AMS　39% ~ 55%

尿淀粉酶　Somogyi 法 < 1000 U/L

【临床意义】

1. 血清淀粉酶增高见于胰腺疾病

(1)最常见于急性胰腺炎：是急性胰腺炎的重要指标之一。急性胰腺炎发病后 2 ~ 12h 血清淀粉酶的活性开始增高，12 ~ 72h 达到高峰，3 ~ 4d 后恢复正常。虽然淀粉酶活性增高的程度与胰腺的损伤程度不一定呈正相关，但淀粉酶增高越显著，患急性胰腺炎的可能性就越大。在怀疑急性胰腺炎时，应对病人的血清及尿淀粉酶的活性进行动态观察，亦可结合临床其他资料进行分析，以做出正确的评估。淀粉酶的测定对监测急性胰腺炎的并发症也有一定的价值。

(2)可见于慢性胰腺炎急性发作。

(3)可见于胰腺癌早期、胰腺囊肿。

2. 非胰腺疾病引起的胰腺淀粉酶的活性中度或轻度增高　如腮腺炎、急性腹部疾病(消化性溃疡、机械性肠梗阻、胆道梗阻及急性胆囊炎、肠系膜血管病变及上腹部手术后等)、乙醇中毒、服用镇静剂后、肾功能不全及巨淀粉酶血症等。

3. 尿淀粉酶增高　多见于急性胰腺炎，且下降较迟。

4. 同工酶的检测　当血清淀粉酶增高而又不能明确诊断时，应进一步测定其同工酶予以鉴别。P 型同工酶增高或降低，提示可能存在胰腺疾病；S 型同工酶的改变则提示腮腺炎、卵巢癌、肺癌或其他组织病变。

（二）脂肪酶（Lipase，LPS）测定

【参考值】

浊度法　0 ~ 160 U/L

滴度法 <1500 U/L

【临床意义】

1. LPS 升高

(1)急性胰腺炎:血 LPS 明显升高,但其升高较晚,病后 4 ~ 8h LPS 开始升高,24h 达到峰值。持续时间比 AMS 长(LPS 为 10 ~ 15 天,AMS 为 3 ~ 5 天),故急性胰腺炎后期测定血 LPS 意义更大。由于血清 LPS 来源比 AMS 少,所以对急性胰腺炎诊断的特异性(90%)大于 AMS(85%);LPS 与 AMS 同时测定可使灵敏度达 95%。慢性胰腺炎 LPS 也可增高,但增高的程度较急性胰腺炎为低。

(2)非胰腺疾病:如消化性溃疡穿孔、肠梗阻、急性胆囊炎等 LPS 亦可增高。

2. LPS 活性减低 胰腺癌或胰腺结石所致的胰腺导管阻塞时 LPS 活性减低。LPS 减低的程度与梗阻的部位、梗阻的程度和剩余胰腺组织的功能有关。LPS 活性减低也可见于胰腺囊性纤维化。

五、甲状腺功能检查

甲状腺激素为甲状腺素(thyroxin,T)即 3,5,3′,5′-四碘甲状腺原氨酸(3,5,3′,5′-tetraiodothyronine,T_4)和三碘甲状腺原氨酸(3,5,3′-triiodothyronine,T_3)的统称。甲状腺的主要产物是 T_4,大部分 T_3 是由 T_4 在外周组织脱碘而成。但是 T_3 的生理学活性是 T_4 的 3 ~ 4 倍。它们在血液中绝大部分与甲状腺球蛋白(TBG)结合。血清甲状腺激素测定包括总 T_4(tT_4)、总 T_3(tT_3)、游离 T_4(fT_4)、游离 T_3(fT_3)、反 T_3(rT_3)的测定。常用放射免疫法检测。

【标本采集】

抽取空腹静脉血 2ml,不抗凝分离血清进行测定。

(一)血清 tT_3、tT_4 及 fT_4、fT_3 测定

【参考值】

tT_3 1.6 ~ 3.0nmol/L

tT_4 65 ~ 155nmol/L

fT_4 10.3 ~ 25.7pmol/L

fT_3 6.0 ~ 11.4pmol/L

【临床意义】

在甲状腺功能亢进时 tT_3 和 tT_4 均增高,fT_3、fT_4 亦增高,且出现更早,可作为诊断甲状腺功能亢进的灵敏指标;甲状腺功能降低时均降低;fT_4 的诊断价值优于 fT_3。但在 T_3 型甲状腺功能亢进时仅见 tT_3 和 fT_3 增高,而 tT_4 和 fT_4 正常;在甲状腺功能亢进的早期或复发的初期,tT_3 可在 tT_4 尚未增高前增高;而在甲状腺全切除术后及地方性甲状腺肿病人,tT_4 有时可降低而 tT_3 正常或增高,但临床无明显甲状腺功能减退的表现。

(二)血清反 T_3(*Reverse Triiodothyronine*,rT_3)测定

【参考值】

0.2 ~ 0.8nmol/L

【临床意义】

1. rT_3 增高

(1)甲亢:rT_3 增高诊断甲亢的符合率为 100%。

(2)非甲状腺疾病:如 AMI、肝硬化、尿毒症、糖尿病、脑血管病、心力衰竭等 rT_3 也增高。

(3)药物影响:普萘洛尔、地塞米松等可致 rT_3 增高。

(4)其他:老年人、TBG 增高者 rT_3 也增高。

2. rT_3 减低

(1)甲状腺功能减低时 rT_3 明显减低。

(2)慢性淋巴细胞性甲状腺炎 rT_3 减低常提示发生甲减。

(3)药物影响:应用抗甲状腺药物治疗时,rT_3 减低较 T_3 缓慢,当 rT_3、T_4 低于参考值时,提示用药过量。

六、肾上腺功能检查

【标本采集】

尿17-羟类固醇与17-酮类固醇测定需留取早晨8点至次晨8点的24h全部尿液,并加入浓盐酸10ml送检;血清皮质醇与醛固酮测定需留取清晨空腹静脉血2ml送检。

(一)尿17-羟类固醇(17-hydroxycorticosteroids,17-OH)与17-酮类固醇(17-ketosteroids,17-KS)测定

【参考值】

尿17-羟类固醇	成人	男 8.3~27.6μmol/24h
		女 5.5~22.1μmol/24h
尿17-酮类固醇		
	成人	男 28.5~47.2μmol/24h
		女 20.8~34.7μmol/24h

【临床意义】

二者的意义相同:

1. 增高见于Cushing综合征、异位ACTH综合征、先天性肾上腺皮质增生症、甲状腺功能亢进、肥胖症等。

2. 降低可见于原发性肾上腺皮质功能减退、继发性肾上腺皮质功能减退、先天性肾上腺皮质增生、垂体功能减退、甲状腺功能减退、肝硬化等疾病。

(二)血清皮质醇测定

【参考值】

血清皮质醇荧光法	203~296 nmol/L
放射免疫法	210~342 nmol/L

【临床意义】

1. 肾上腺皮质功能亢进(如Cushing综合征)、双侧肾上腺皮质增生或肿瘤、异位ACTH综合征等疾病时血液皮质醇及尿液皮质醇水平升高。一些非肾上腺疾病,如慢性肝病、甲状腺功能紊乱、单纯性肥胖、应激情况和长期使用糖皮质激素类药物,均可影响皮质醇水平。

2. 肾上腺皮质功能减退者血液及尿液皮质醇水平均降低。

(三)醛固酮(Aldosterone,ALD)测定

【参考值】

0.22~0.34nmol/L

【临床意义】

1. 原发性醛固酮增多症,继发性醛固酮增多症(如特发性水肿、充血性心力衰竭、肾病综合征、肝硬化腹水、肾性高血压等)醛固酮水平增高。

2. 醛固酮减少症、腺垂体功能低下、肾上腺皮质功能不全、某些药物(如利血平、甲基多巴、β肾上腺素受体阻滞剂等)可引起血液醛固酮水平减低。

(唐　丽　张雅芬)

Summary

Laboratory test is important one of health assessment, and has quite closed connections with clinic nursing.One side, a majority of the sample of laboratory test require collecting by nurse; On the other hand the result of laboratory test is important objective data, can assist and coach nurse observing, judging state of an illness, working out nursing diagnosis.

The key word of this chapter: shift to the left: circumambience blood appear non-dispart leaf nucleus neutropHil rate over 5%. Shift to theright: circumambience blood neutropHil nucleus appear five leaf or more dispart leaf, the rate >3%. erythrocyte Sedimentation rate(ESR): erythrocyte sedimente speed in all to nothing condition. polyuria: urine quantity over 2.5L per 24 hour. oliguria: adult urine quantity under 0.4L/24h or under 0.017L/h. occult blood: stomach and enteron has a few bleeding, but dejecta appearance don't change, can't prove bleeding by naked eye and microscope.

In clinical site, the pathological change of internal organs of the body is very common. Laboratory test is an important method for evaluating physiology function and pathology change of the internal organs. This chapter mainly introduces the laboratory test principle, the specimen gathering methods including matters needing attention, the clinical reference value and its significance on liver, kidney, cardiac muscle, pancreatic and so on.

The chapter also tells about the commonly used test: liver function test, hepatitis sign test, liver cancer sign test; kidney function test: renal tubular and glomerular function test; the pathological change test of cardiac muscle; pathological change test of the pancreatic and the thyroid function test. Throughout this part of the studies, students need the skills to master each test on the specimen gathering method, the matters needing attention, the result analysis and the main clinical significance.

第八章　影像学检查

Imageology examination

影像学检查是临床常用的辅助检查方法，它是借助于不同的成像手段使人体内部结构显出影像，从而了解人体结构与功能状况及其病理变化，以达到诊断和治疗疾病的目的。本章内容包括 X 线检查、磁共振成像、放射性核素检查及超声检查。主要学习各种影像学检查原理、检查方法及其临床应用、检查前后的护理。

Imageology examination is one of common diagnostic tests. By using a variety of imaging techniques, it can gives information regarding the structures, functions and abnormalties of human body. And it can help to diagnose and treat the disease. The contents of this chapter include X-ray tests, magnetic resonance imaging, radionuclide studies, and ultrasonography. By studying this chapter students can learn the principle, methods, clinical practice and nursing care of these examinations.

第一节　X 线 检 查

一、X 线的特性及成像原理

(一) X 线的特性

X 线(X-ray)是由高速运行的自由电子群撞击某一特定物质后被突然阻止而产生的一种波长很短的电磁波，具有如下特性。

1. 穿透性　X 线对物质有很强的穿透力，能穿透普通光线所不能穿透的物质，如人体，从而显示人体内部的结构和病灶。穿透性是 X 线成像的基础。

2. 荧光效应　X 线能激发荧光物质(如硫化锌镉及钨酸钙等)产生肉眼可见的荧光，这一特性是进行透视检查的基础。

3. 感光效应　涂有溴化银的胶片，经 X 线照射后可以感光产生潜影，经显影、定影处理后形成黑白影像。感光效应是 X 线摄片的基础。

4. 电离效应　X 线通过任何物质都可产生电离效应，进入人体也一样使人体产生生物效应，使细胞生长受到影响甚至坏死，这是放射防护学和放射治疗学的基础。

(二) X 线成像的基本原理

X 线之所以能使人体在荧光屏上或胶片上形成影像，一方面是由于 X 线具有穿透性、荧光效应和感光效应的特性，另一方面是基于人体组织具有密度和厚度的差别。当 X 线穿过人体各种不同组织结构时，密度高、组织厚的部分吸收 X 线多；密度低、组织薄的部分吸收 X 线少。因此，到达荧光屏或胶片上的 X 线的量即有差异，从而形成明暗或黑白对比不同的影像。

根据组织密度的高低，人体组织可概括分为骨骼、软组织(包括液体)、脂肪以及存在于人体内的气体 4 类。利用人体组织和器官自然存在的密度差别来形成对比影像的，称为自然对比。对于缺乏自然对比的组织或器官，如腹部各脏器、肌肉、血管、软骨等因密度相仿不能形成自然对比，可以用人为的方法引入一定量的比脏器密度更高的物质如硫酸钡、碘剂等，或者比脏器密度更低的物质如空气等造成人为的密度差异，使被检部位显影，此称为人工对比。这种人工对比的方法称为

“造影检查”,用作造影的物质称为“造影剂”。

二、X线的检查方法及临床应用

(一)X线检查方法

X线检查方法分为普通检查、特殊检查和造影检查3类。

1. 普通检查 包括荧光透视和摄影。

(1)荧光透视(fluoroscopy):简称透视。是最常用的X线检查方法。透视的主要优点是设备简单、操作方便、费用低廉、可立即得出结论、并能多向观察器官的形态及其动态变化如心、大血管搏动、膈运动及胃肠蠕动等。主要缺点是影像有时欠清晰,难于观察器官密度和厚度较小和较大的部位,如头颅、腹部、脊柱、骨盆等部位均不适宜透视;另外,缺乏图像记录,不便于对病人的随访观察。

(2)X线摄影(radiography):所得照片常称平片,被广泛应用于胸、腹、四肢、头颅、骨盆及脊柱的检查。优点是成像清晰,对比度较好,可作为客观记录留存,便于复查时对照和会诊。缺点是①每一照片仅是一个方位和一个瞬间的影像,为建立立体概念,常需要做相互垂直的两个方位摄影,例如正位及侧位;②对于功能方面的观察不如透视方便和直观;③费用比透视高。

这两种方法各具优缺点,可互相配合,取长补短,提高诊断的正确性。

2. 特殊检查 由于普通检查受诸多因素的影响,如影像前后重叠、脏器运动等有时使病灶难以清晰显示,需采用有关的特殊检查方法。常用的有体层摄影、放大摄影、记波摄影、荧光摄影、软线摄影等。

3. 造影检查(contrast examination) 造影检查是将造影剂引入器官内或其周围,使之产生人工对比以显示其形态和功能的方法。

(1)造影剂(contrast medium):通常分为两类,即高密度造影剂和低密度造影剂。前者有用于消化道造影的钡剂,用于心血管、泌尿系统及神经系统等造影的碘剂;后者目前应用于临床的主要有空气、氧气、二氧化碳等。在人体内空气吸收最慢,二氧化碳吸收较快。故空气和氧气不能注入正在出血的器官,以免发生气栓,但可用于蛛网膜下腔、关节囊、胸腹腔及软组织间隙的造影检查。

(2)造影方法:有直接引入法和间接引入法两种。

1)直接引入法:①口服法:如食管、胃肠钡餐造影检查等。②灌注法:如钡剂灌肠、逆行尿道及膀胱造影等。③穿刺注入法:可直接穿刺或经皮穿刺引入导管将造影剂注入组织或器官内,如心血管、关节腔造影等。

2)间接引入法:某些造影剂引入人体后,能选择性地经某一器官吸收积聚或经某器官排泄而使之显影,此方法也称生理排泄法。如口服胆囊造影、静脉肾盂造影、静脉胆道造影等。

(二)X线检查方法的临床应用

1. 呼吸系统 X线检查是诊断肺部病变的主要方法,可以清楚显示病灶部位、形状、大小及密度情况,对于胸部疾病的早期诊断、随访观察及群体普查等是必不可少的检查手段。

(1)普通检查:包括透视和摄片。胸部X线摄片常用后前位、侧位、前弓位等。

(2)特殊检查:

1)体层摄影(tomography):用以明确平片难于显示、重叠较多和处于较深部位的病变。①确定有无空洞,显示洞壁与引流支气管的情况;②较准确显示肺内肿块、空洞等病变的形态、结构、部位及毗邻关系;③显示肺部病变与支气管的关系以及支气管本身有无狭窄、扩张、受压、中断及缺损;④显示肺门增大的淋巴结、纵隔内病变及其与大血管的关系。

2)高千伏摄影:又称高电压摄影。此时X线穿透力强,可减少胸壁软组织及肋骨等对肺内病变的干扰,对于中央性肺癌、纵隔病变以及肺尘埃沉着病等诊断有较大帮助。

(3)支气管造影检查(bronchography):可直接显示支气管病变,诊断效果好,但有一定痛苦。

2. 循环系统 X线检查对于心血管疾病的诊治具有非常重要的价值。它不仅可以观察心脏大血管的外形轮廓，而且还可以观察与研究心脏、大血管的内部状态。近年来，随着设备、技术的不断发展，诊断水平不断提高，特别是在此基础上开展的介入放射学能对一些心脏病患者直接进行治疗，使传统的放射学又增加了新的内容。

(1)普通检查：透视可即时了解心肺情况。摄片与透视结合，取长补短可取得良好的诊断准确率。

(2)心血管造影检查(cardioangiography)：心血管造影是将碘造影剂通过经外周血管插入的导管快速注入心脏和大血管腔内，使其显影。

3. 消化系统　胃肠道与消化腺与邻近器官的密度相仿，缺乏良好的自然对比，须造影检查才能显影。因此，造影检查是消化系统X线检查最常用的方法。

(1)普通检查：普通的透视和摄片检查对消化系统疾病的诊断价值有限，主要用于急腹症和不透X线的异物检查。

(2)造影检查：

1)食管与胃肠道疾病：常用硫酸钡作造影剂检查，包括胃肠钡餐检查(barium swallow examination)和钡灌肠检查(barium enema examination)。

2)胆道疾病：用碘造影剂。包括口服胆囊造影(oral cholecystography)、静脉胆系造影(intravenous cholecystography)、经皮肝穿刺胆管造影(percutaneous transhepatic cholangiography)、内镜逆行性胰胆管造影(endoscopic retrograde cholangiopancreatography)等。

4. 骨、关节系统　骨、关节疾病种类繁多，且较复杂，除用于骨、关节外伤、炎症、肿瘤和营养代谢性疾病的诊断外，还可用于全身性的骨病，包括先天性畸形、发育障碍、内分泌疾病等的诊断。X线能反映这些疾病的某些病理变化，已成为临床骨科诊断治疗中不可缺少的手段。

(1)普通检查：通常以摄片为主，较少使用透视。摄片的投照位置，除了常规的正、侧位以外，还可以摄斜位、切线位和轴位片等。斜位多用于头颅、脊柱和手足；切线位多用于轮廓呈弧形弯曲的部位，如头颅、面部、肋骨等；轴位则限用于颅底、髂骨和跟骨。

(2)造影检查：

1)关节造影(arthrogram)：关节内的软骨盘、关节囊、滑膜及韧带等均为软组织，在平片上缺乏对比，这些软组织的损伤和病理改变需通过关节造影才能观察。

2)血管造影(angiography)：血管造影多用于肢体动脉。主要用于血管性疾病的诊断及良、恶性肿瘤的鉴别。

5. 泌尿系统　泌尿系统均属于软组织，X线检查多需造影才能使其显示。

(1)普通检查：腹部平片是泌尿系统X线初步检查，主要用于观察肾脏轮廓、大小、形态、位置、有无泌尿系统内阳性结石。造影检查、计算机体层成像或磁共振成像检查前均应摄腹部平片。

(2)造影检查：造影检查不仅可以了解肾脏、输尿管和膀胱的解剖形态，还可以了解两肾的排泄功能。常用碘造影剂，包括静脉肾盂造影(intravenous pyelography)、逆行性肾盂造影(retrograde pyelography)和逆行性膀胱造影(retrograde cystography)等。

6. 神经系统　现代影像技术如计算机体层成像和磁共振等的应用，使传统X线检查方法如普通摄影和造影检查的应用受到了限制。

(1)颅骨普通摄影：可明确病变的部位和性质，对颅内肿瘤、炎症等的诊断有一定的参考价值。

(2)脑血管造影(cerebral angiography)：将碘造影剂经颈内动脉或股动脉插入的导管引入脑血管显示脑血管的方法，对脑血管病和颅内占位性疾病的定位及定性诊断有意义。

(3)脊髓造影(myelography)：通过腰椎穿刺将造影剂注入椎管内，有助于诊断椎管内占位性病变和蛛网膜粘连等。

三、X线检查前、后的护理

(一)透视检查

1. 检查前护理 检查前应简单向病人说明检查的目的和需要配合的姿势，以消除病人进入暗室的恐惧心理。应尽量除去透视部位的厚层衣物及影响 X 线穿透的物品，如发夹、金属饰物、膏药、敷料等，以免影像受干扰。

2. 检查后护理 X 线检查后要及时添加衣服，注意保暖，避免受凉，出暗室时及急危重病人要做好保护性护理。

（二）摄影检查

1. 检查前护理 检查前应向病人解释摄影的目的、方法、注意事项(如充分暴露投照部位、摄片时需屏气等)，以使病人在摄片时合作。除急腹症外，腹部摄片前应先清理肠道，以免气体或粪便影响摄片质量。创伤病人摄片时，应尽量少搬动，危重病人摄片必须有临床医护人员监护。

2. 检查后护理 检查后要及时添加衣服，注意保暖、避免受凉，急危重病人要做好保护性护理。

（三）造影检查

造影检查前应向病人做必要的解释，以取得合作。并了解病人有无造影的禁忌证，如严重心、肾疾病或过敏体质等。对接受含碘造影剂做检查的病人需做碘过敏试验，其方法可用 35% 的碘造影剂滴入眼球结膜，在 15min 后观察有无充血反应；也可用同剂型的碘造影剂 1ml 做缓慢的静脉注射，在 15min 内观察有无胸闷、心慌、恶心、呕吐、呼吸急促、头晕、头痛、荨麻疹等不良反应，并备齐各种急救药物与用物，一旦发生严重反应时立即进行急救。

目前常用的造影检查护理如下。

1. 支气管造影

(1)检查前护理：

1)造影前 3d 开始每天做体位引流并服祛痰药，尽量将痰排出。

2)造影前 1d 做碘和普鲁卡因过敏试验。

3)造影前 4 h 应禁食、禁水。

4)造影前 1h 给服地西泮(安定)5mg，造影前半小时给皮下注射阿托品 0.5mg。

(2)检查后护理：造影后 2h 禁食，待咽喉反射恢复后再进食，以免引起呛咳误吸，还应做深呼吸、咳嗽及体位引流以利造影剂的排出。

2. 心血管造影

(1)检查前护理：

1)造影前 1d 做碘、普鲁卡因和青霉素过敏试验；穿刺部位及附近皮肤剃毛及清洁。

2)造影前禁食 3h；造影前半小时给服苯巴比妥 0.1g。

3)造影前连接心电图监护仪，需要时可先吸入适量氧气。

4)做好急救药品及器械准备。

(2)检查后护理：病人必须卧床休息 24h，穿刺部位用沙袋压迫 6～8h，制动。密切观察病人穿刺部位有无渗血。严密观察生命体征的变化，测血压、脉搏，每 30 min 1 次，监测 4h。观察伤口有无红肿、热、痛，出现感染征象及时报告医师。

3. 胃肠钡餐和钡灌肠检查

(1)检查前护理：

1)胃肠钡餐检查前 3 天禁服影响胃肠道功能的药物和含铋、镁、钙等重金属药物；禁食 10h 以上；有幽门梗阻者检查前应先抽出胃内滞留物。

2)钡灌肠检查前 1 天摄少渣半流质饮食，下午至晚上饮水 1000ml 左右；如作钡气双重造影，检查前 1 晚需服用番泻叶导泻，检查当日禁早餐；检查前 2h 作彻底清洁灌肠。

(2)检查后护理：向病人解释钡剂一般于 3 天才能完全排出，在此期间粪便可呈黄白色。观察病人(特别是老年人)的便情况，鼓励病人多饮水，有便秘者可用轻泻剂，以利钡剂排出。

4. 静脉肾盂造影

(1)检查前护理:

1)造影前3d禁服重金属药物。

2)造影前1d做碘过敏试验;摄少量、无渣、少胀气饮食。

3)造影前1晚服用番泻叶导泻。

4)造影前禁饮水6h。

(2)检查后护理:检查后鼓励病人多喝水,以增加排尿。

5. 脑血管造影

(1)检查前护理:

1)造影前1d作碘和普鲁卡因过敏试验。

2)造影前查出、凝血时间。

3)造影前禁食4~6h。

4)造影前半小时给服苯巴比妥0.1g;皮下注射阿托品0.5mg。

(2)检查后护理:造影完毕穿刺点需按压40~60min,按压程度以不出血及不影响下肢血循环为标准。检查后需平卧8h,穿刺侧下肢要伸直,尽可能不要弯曲活动。手术后如无恶心、呕吐等不适即可进食。天气凉时注意下肢的保暖。

四、计算机体层成像的临床应用

(一)计算机体层成像的原理及检查方法

1. 计算机体层成像(computed tomography,CT)原理　CT是以X线束对人体某部位一定厚度的层面进行扫描,回收数据经电子计算机处理后形成黑白影像,黑影表示低密度区,白影表示高密度区。与普通X线图像相比,CT图像具有高的密度分辨率。所以CT可以更好地显示由软组织构成的器官,如脑、脊髓、肝、胆、胰等。

2. 检查方法　CT检查方法有平扫、造影增强扫描和造影扫描等。

(二)CT的临床应用

CT由于它的特殊诊断价值,已广泛应用于临床。

1. 中枢神经系统疾病的诊断　CT诊断对中枢神经系统疾病的诊断价值较高,应用普遍。如颅内肿瘤、脓肿与肉芽肿、寄生虫病、外伤性血肿与脑损伤、脑梗死与脑出血以及椎管内肿瘤与椎间盘脱出等诊断效果好。螺旋计算机体层成像三维血管重建可以获得比较清晰和精细的血管图像,有望取代脑血管造影。

2. 头颈部疾病的诊断　CT对头颈部疾病诊断也很有价值,如对眶内占位性病变、早期鼻窦癌、中耳小胆脂瘤、听骨破坏与脱位、内耳骨迷路的轻微破坏、耳先天性发育异常以及鼻咽癌的早期发现等。但明显病变,X线平片已可确诊者则无需CT检查。

3. 胸部疾病的诊断　通常采用造影增强扫描以明确纵隔和肺门有无肿块或淋巴结增大,支气管有无狭窄或阻塞,对原发和转移性纵隔肿瘤、淋巴结结核、中央型肺癌等的诊断均很有帮助。肺内间质、实质的病变也可以很好的显示。CT对平片检查较难显示的部分,如与心脏、大血管重叠病变的显示更具有优越性,对胸膜、纵隔、胸壁病变,也可清楚显示。

4. 心脏及大血管疾病的诊断　CT检查对大血管疾病的诊断具有重要意义。心脏方面主要是心包病变的诊断。冠状动脉和心瓣膜的钙化、大血管壁的钙化和动脉瘤改变等,CT检查可以很好显示。

5. 腹部及盆腔脏器疾病的诊断　CT检查主要用于肝、胆、胰、脾、腹膜及腹膜后间隙以及泌尿和生殖系统的疾病诊断,尤其是占位性、炎症性和外伤性病变等。

6. 骨、关节疾病的诊断　骨、关节疾病多数情况可通过简便、经济的常规X线检查确诊。螺旋

CT 三维表面重建可以对骨、关节、脊柱组织形成与骨骼标本外观极为相似的三维图像，可以从多方向判断肿瘤侵犯骨质引起的骨质破坏程度，对复杂部位的骨折可以准确显示骨折部位的解剖结构关系，并且有利于发现骨骼、椎体的畸形，也有利于矫形、植骨手术计划的制定。

（三）CT 检查前、后的护理

1. 检查前护理　CT 检查前应把检查部位带金属的物品或装饰品取下，以免影响检查结果的质量。为了增强被检部位的检查效果，常需配合使用造影剂，故检查前应按照造影检查的要求进行准备。胸腹部扫描前禁食 6～8h；盆腔扫描前 3d 进食少渣、少胀气饮食。

2. 检查后护理　扫描后要及时添加衣服，注意保暖、避免受凉，对急危重病人要作好保护性护理。

第二节　磁共振成像

磁共振成像(magnetic resonance imaging，MRI)是利用原子核在磁场内共振所产生的信号经计算机重建而形成的一种无辐射、非创伤性的成像技术。

一、MRI 成像原理与设备

1. 成像原理　磁共振是一种物理现象。含单数质子的原子核，例如人体内广泛存在的氢原子核，在均匀在磁场中，用特定频率的射频脉冲(radio frequence pulse，RF)进行激发，能发生磁共振现象。停止发射射频脉冲，则被激发的氢原子核将吸收的能逐步释放出来，其相位和能级都恢复到激发前的状态，这一恢复过程称为弛豫(relaxation)，而恢复到原来平衡状态所需要的时间称为弛豫时间(relaxation time)。弛豫时间有两种，即纵向弛豫时间(T_1)和横向弛豫时间(T_2)，人体不同组织的 T_1 是相对固定的，而且它们之间有一定的差别，T_2 也是如此。这种组织间弛豫时间的差别，是 MRI 的成像基础。

2. 设备　MRI 设备复杂，但基本设备由两部分组成，一是 MR 信号产生和数据采集系统，二是数据处理和图像显示部分。

(1)磁体和梯度线圈：磁体直接关系到磁场的强度、均匀度和稳定性，并影响磁共振成像的图像质量，因此，非常重要。梯度线圈可以修改主磁场，产生梯度磁场，为人体磁共振信号提供了空间定位的三维编码的可能。通常用磁体的类型来说明磁共振成像设备的类型，分为永久磁体、阻抗磁体和超导磁体三种。其中超导磁体是常用的磁体。其线圈用超导材料制成，只要通一次电，电流就持久地在线圈内流动，并产生一个恒定的磁场，场强高而均匀。

(2)射频系统：射频系统由射频发射器、磁共振信号接受器组成。射频发射器可根据临床检查目的的不同发射不同的脉冲序列，以激发人体内氢原子核产生磁共振信号。当脉冲停止发射后，宏观磁矩将回到其平衡位置，在射频接收器的线圈中感应出磁共振信号，这个信号很弱，经放大后进入图像重建系统。

(3)计算机图像重建系统：经射频接收器接收来的信号，经模拟-(数字)转换器把模拟信号转变为数字信号，经计算机处理得出层面图像数据，再经数字-模拟转换，显示出图像。

二、MRI 的临床应用

MRI 是一种非损伤性检查，应用于临床时间虽短，但已显示出其优越性。

1. 神经系统　MRI 的三维成像使病变定位诊断更为准确，并可观察病变与血管的关系。对脑干、幕下区、枕骨大孔区、脊髓与椎间盘的显示明显优于 CT。对脊髓脱髓鞘疾病、多发性硬化、脑梗死、脑与脊髓肿瘤、血肿、脊髓先天性异常与脊髓空洞症的诊断有较高价值。

2. 纵隔　MRI 使脂肪与血管形成良好对比，易于观察纵隔肿瘤及其与血管间的解剖关系。对肺门淋巴结与中央型肺癌的诊断帮助也较大。

3. 心脏、大血管　MRI 因可显示其内腔，对心脏、大血管的形态学与动力学的研究可在无创伤的检查中完成。

4. 腹部、盆腔器官、颈部及乳腺　MRI 对肝胆、胰、肾、膀胱、前列腺、子宫、颈部和乳腺也有相当价值。在恶性肿瘤的早期显示、对血管的侵犯以及肿瘤的分期方面优于 CT。

5. 骨髓及关节　MRI 上骨髓表现为高信号区，侵及骨髓的病变，如肿瘤、感染及代谢疾病可清楚显示。在显示关节内病变及软组织方面也有其优势。

6. 磁共振成像在显示骨骼和胃肠道方面受到限制。

7. 磁共振成像有望于对血流量、生物化学和代谢功能方面进行研究，对恶性肿瘤的早期诊断也带来希望。

三、磁共振成像检查前、后的护理

磁共振成像扫描前需向病人作必要的说明，以消除病人入磁场检查的顾虑和恐惧；检查前去除病人随身携带的任何可干扰磁场的金属物件，如义齿、节育环、起搏器等体内金属性异物。检查后要及时添加衣服，注意保暖、避免受凉，提醒被检查者随身携带检查前去除的物品。

第三节　放射性核素检查

放射性核素检查(radionuclide examination)是利用放射性核素类药物的示踪原理和放射性测量技术，对体内组织和器官进行形态和功能检查以及动态定量观察的一种辅助诊断检查手段。由于其方法安全、简便、准确、灵敏，在临床上被广泛应用于甲状腺、肾脏、心脏、骨骼等疾病的诊断。

一、放射性核素检查原理

放射性核素检查分为体内检查法与体外检查法两种。

1. 体内检查法的原理　放射性核素或其标记物被引入人体后，可被特定的脏器、组织摄取，并在其内停留足够的时间。由于它发射能穿透组织的射线，用放射性探测器可在体表定量探测到放射性核素在体内的吸收、分布和排出等代谢过程，并通过计算机等可将被测组织的生理、生化或病理变化过程定量和(或)定位显示出来，从而对所测器官、组织的形态和功能做出诊断。

2. 体外检查法的原理　体外检查法是利用放射性核素标记的配体为示踪剂，以配体和结合剂的竞争性结合反应为基础，在试管内完成的微量生物活性物质检测技术。最常用的是放射免疫分析法，其原理为利用放射性核素标记的血液内的抗原，或其他体液内的抗原共同与限量的相应的抗体竞争结合，用放射性探测器测得标记抗原与抗体结合的量，根据结合量与已知被测物抗原量的函数关系，即可计算出样品内被测抗原的量。

二、放射性药物及显像仪器

（一）放射性药物

能够安全用于检查的放射性核素和放射性标记化合物称为放射性药物(radiopharmaceuticals)。其中用于体内显像检查的称为显像剂，用于体外检查的称为示踪剂。放射性药物的特点是能够发射出核射线并遵循放射性核素的衰变规律。核射线主要包括 α 射线、β 射线和 γ 射线，其中以 γ 射线穿透力最强，引入人体内后能在体表探测到，而且对人体的电离辐射损伤较小。因此，只有释放 γ 射线的放射性核素适用于体内显像检查。

（二）显像仪器

显像仪器是用于探测引入体内的放射性核素所发射出的 γ 射线，通过能量转换、信号放大、计算机处理等一系列过程,从而得到脏器图像的仪器。目前最常用的显像仪器为单光子发射计算机断层显像仪(single photon emission computed tomography,SPECT)。

三、放射性核素检查方法及其临床应用

目前,临床常用的放射性核素检查可分为两大类,即体内脏器显像及功能检查和体外放射免疫分析。

(一)脏器显像及功能检查

将放射性药物通过不同途径引入人体,如口服或静脉注射,然后利用放射性核素示踪技术和人体血流动力学特点,通过对特定部位的血液灌注情况进行检测示踪显像,达到辅助临床诊断的目的。

1. 甲状腺吸碘功能测定(thyroid uptake and scan)

(1)原理:甲状腺具有选择性摄取和浓缩碘的功能,摄取的速度和数量以及碘在甲状腺的停留时间取决于甲状腺的功能状态。通过给被检者口服一定量的^{131}I,被机体摄取后,在体外用特定的γ射线探测仪即可测定甲状腺对^{131}I的吸收情况,从而间接判断甲状腺的功能状况。

(2)临床意义:对甲亢需要服用^{131}I治疗的患者进行量的评估;诊断亚急性甲状腺炎、甲状腺功能亢进或甲状腺功能减退。

(3)检查前的护理:检查前停服含碘食物(海带、海蜇、紫菜等)及药物(碘含片、芦戈液、昆布、梅藻等)4~6周,且不服用甲状腺片、抗甲状腺药物2周。停用抗结核药、溴剂、激素及避孕药。于检查当天早晨空腹服^{131}I后,禁食2h。

2. 心肌灌注显像(myocardial perfusion imaging)

(1)原理:心肌细胞具有选择性摄取某些化合物的功能,用放射性核素标记这些物质,在体外用特定的探测仪可探测到这些物质被心肌摄取的情况。因摄取量与局部心肌血流灌注量成正比,因此通过对体外探测所得图像进行分析,即可了解局部心肌血流灌注的状态。

(2)临床意义:确定心肌缺血和心肌梗死的病变部位及范围,其灵敏度和特异性可达99%左右;评估冠心病的疗效和预后。

(3)检查前的护理:用心肌显像剂$^{201}T_1$者,需于检查前4h起禁食;用显象剂^{99m}Tc-MIDI者应于注药后30min摄脂肪餐,以加速显像剂自胆囊排除,减少对心肌的干扰。

3. 脑血流灌注显像(brain perfusion imaging)

(1)原理:放射性药物经静脉注入人体后可通过血-脑屏障进入脑实质,并在脑实质内停留足够的时间。因放射性药物进入脑实质的量和局部脑血流的量成正相关,不同的病变因病变局部脑血流灌注和代谢发生变化,探测的图像表现为局部放射性分布的稀疏、缺损或浓集。

(2)临床意义:主要用于血-脑屏障受损害的病变,如脑肿瘤、脑血管疾病等。

(3)检查前的护理:检查前给病人口服过氯酸钾400mg,以封闭脉络丛、甲状腺、唾液腺等吸收示踪剂的组织,以免影响结果。

4. 肾功能显像(renal function imaging)

(1)原理:经静脉注射由肾小球滤过或肾小管分泌型显像剂,用显像仪快速连续采集包括双肾、输尿管及膀胱的放射性影像,可依次观察到显像剂在肾脏的摄取、分泌、排泄的整个过程,不仅可提供泌尿系统的形态影像,而且能提供有关肾血流灌注、功能和泌尿排泄等多方面的信息及定量指标。

(2)临床意义:①可进行肾功能测定;②肾血管阻塞、上尿路梗阻和肾性高血压诊断;③移植肾监测和观察肾脏疾病的治疗疗效。

(3)检查前的护理:检查前30min饮水300 ml,以保证测定时有一定尿液生成。

此外,核医学在呼吸系统、消化系统和骨骼系统均有所应用。需要注意的是,胆系造影在检查前应禁食6h,在检查胆囊收缩功能时,应在胆囊显影后摄脂肪餐;骨显像在注射示踪剂后应多饮水

(1000～5000ml),注射后3h内排空尿。

(二)放射免疫分析

放射免疫分析(radioimmunoassay,RIA)是以放射性核素为标记物的标记免疫分析法,用于定量测定受检标本中的抗原。具有特异性强、灵敏度高、标本用量小、放射性核素不引入体内的特点。可以检测激素、肿瘤标记物、生物活性物质和药物等超微量物质。临床常用于各种疾病的检测,如甲亢、糖尿病、肿瘤等。在检查前应注意以下事项。

1. 血样品采集一般要求清晨空腹静脉抽血。

2. 抽血前日晚禁食油腻食物和禁酒。

3. 抽血速度不宜过快,以免产生气泡易溶血。

4. 样品采集后应及时送检,防止生物活性物质发生酶解、降解和变质。或可将样品置－20℃保存,避免反复冻融。

5. 测定β_2-微球蛋白时,应弃晨尿,饮水300ml左右,每隔30～60min收集尿液一次,并同时取静脉血,这样采集的标本,可准确反映肾小球的滤过功能和肾小管的重吸收作用。

第四节 超声检查

超声检查(ultrasonography)是指运用超声波的物理特性和人体器官组织声学性质上的差异,以波形、曲线或图像的形式显示和记录,从而对人体组织的物理特征、形态结构、功能状态做出判断而进行疾病诊断的一种非创伤性的检查方法。超声检查具有操作简便、可多次重复、能及时获得结论、无特殊禁忌证及无放射性损伤等优点,在现代医学影像诊断中占有重要地位。

一、超声检查的基本原理及检查方法

(一)超声检查的基本原理

超声检查的基础在于超声波的物理特性和人体器官组织声学性质。超声波(ultrasonic wave)是一种频率为20 000Hz以上的机械振动波,它具有方向性、反射、折射、散射以及吸收和衰减的特性。人体不同的组织器官具有不同的声学特性,声阻抗也存在一定的差异。根据不同组织的声阻抗及其均质性,可将人体组织器官分成四种声学类型:①无回声型:当超声波通过内部不存在声阻抗差的组织时无界面反射,表现为液性平段或无回声暗区,如尿、胆汁、血液、胸腹水及心包积液、羊水等液性物质。②低回声型:超声波通过肝、脾、心肌等基本均质的实性组织时,回声较少。③强回声型:超声通过结构复杂,排列无一定规律的实质性组织(如乳腺)时,反射较多,表现为较强的密集光点回声。在两种声阻抗差较大的组织所构成的界面上,超声波反射也较强,如心内膜、心瓣膜、肾包膜、胆囊壁等。④含气型:当超声波到达软组织与含气组织(如肺、肠等)所形成的界面时,声能几乎全部被反射,不能透射下一组织而出现强反射,界面后方的组织结构不能显示。

现有的医学超声技术可分为两大类,即超声脉冲回声法和多普勒法。

1. 超声脉冲回声法　基本原理是当声束在人体组织中传播遇到不同声阻抗的邻近介质界面时,在该界面上就会产生反射(回声),每遇到一个界面就产生一个回声,该回声在示波器上以波或图像的形式显示出来,其目的是了解器官的形态学和组织学方面的状况与变化。按其显示回波的方式分为A型、B型、C型、M型、F型5种。

2. 多普勒法　多普勒法是基于多普勒效应产生的。多普勒效应(doppler effect)又称多普勒频移,即声源与界面作相对运动时,声波出现密集现象;反之作背离运动时,则声波散开呈稀疏现象,它的频移值可以测量计算。心脏及血管搏动时,相当于频移现象,故能测出血流速度及血流方向。临床常用的有彩色多普勒血流成像法(color doppler flow imaging,CDFI)。

(二)超声检查方法

1. A 型超声诊断法(amplitude mode) A 型超声诊断法又叫示波法。它是根据回声幅度的高低、多少、形状及有无进行诊断。此法主要用来检测脏器的大小、判定病变的物理性质、探测各种积液和定位，目前已较少应用于临床。

2. B 型超声诊断法(brightness mode) B 型超声诊断仪可将人体界面的回声脉冲电信号通过辉度调制显示构成一幅二维切面声像图。它可以清晰显示脏器外形、内部结构和血管的分布情况，具有直观的优点，但不能反应所检对象的全貌。B 型超声诊断法是目前临床常用的超声诊断方法。

3. M 型超声诊断法(motion mode) M 型超声诊断仪是 B 型的一种变异，采用与 B 型相同的辉度调制，所不同的是它用慢扫描将回声的光点上下位移展开，以构成时间-空间曲线。临床上常用的如超声心动图(echocardiogram)。

4. D 型超声诊断法(doppler mode) D 型诊断法是利用多普勒效应来测定心脏血管内血流的方向和速度，如彩色多普勒血流成像。

二、超声检查的临床应用及检查前护理

(一) 超声检查的临床应用

1. 检测实质性脏器的大小、形态及物理特性 超声检查可以测定肝脏、肾脏、脾脏、胰腺、子宫及卵巢等实质性脏器的各径值，了解其外形及内部结构，并根据组织结构的回声特征，发现各种类型的病变。

2. 检测某些囊性器官(如胆囊、胆道、膀胱和胃等)的形态、走向及功能状态。

3. 检测心脏、大血管和外周血管的结构、功能及血流动力学状态，包括对各种先天性、后天性心脏病，血管畸形及闭塞性血管病变的诊断。

4. 检测脏器内各种占位性病变的物理特性，根据占位性病变的声学分型，鉴别占位病变属实质性、囊性、还是囊实混合性，部分还可鉴别良、恶性。

5. 检测积液(如胸腔积液、心包积液、胆囊积液、肾盂积液及脓肿等)存在与否，并对积液量的多少作出估计。

6. 确定妊娠、判断胎位、胎儿数目及进行胎儿生物参数测量(妊娠囊、双顶径、头围、股骨长等)以确定胎龄，评价胎儿生长发育情况；发现胎儿畸形；观察胎儿神经、循环、消化、泌尿等系统生理活动，评定胎儿生理功能。超声引导下还可对羊水、脐血、胎儿组织取样作染色体等实验室检查或对胎儿进行宫内治疗。

7. 检测脏器移植排异反应及其并发症。

8. 随访经药物或手术干预后各种病变的变化，如对急性胰腺炎的随访、对肝动脉结扎治疗原发性肝癌病例的随访观察等。

9. 在超声引导下进行穿刺，作针吸细胞学或组织活检，或进行某些引流及药物注入治疗。

(二) 超声检查前护理

1. 常规肝、胆囊、胆道及胰腺检查通常需空腹，要求前一天晚餐进清淡饮食，晚餐后即禁食，次日晨起排便后进行检查。必要时饮水 400 ~ 500ml 使胃充盈作为声窗，以使胃后方的胰腺及腹部血管等结构充分显示。胃的检查需饮水及服胃造影剂，以显示胃黏膜及胃腔。

2. 盆腔检查包括子宫、附件、膀胱、前列腺等，事先应多饮水，并于检查前 2 ~ 3h 内不排尿，保持膀胱充盈，肠部上抬，以使超声传导良好，利于显示盆腔内结构，也易于发现病灶。

3. 心脏、大血管及外周血管、浅表器官及组织、颅脑检查，一般不需特殊准备。血管检查前先安静休息 10min，然后在 25 ~ 27℃环境中进行检查，以使测量精确。

4. 婴幼儿及检查不合作者，可予水合氯醛灌肠，待安静入睡后再行检查。

5. 腹部检查前 2 天应避免行胃肠钡剂造影和胆系造影，因钡剂可干扰超声检查。

(余 薇)

Summary

RADIOLOGY

Radiology is a modality using X-rays to provide images of the body's anatomy to diagnose a condition or impairment. An image is produced when a small amount of radiation is passed through the body to expose a sensitive film. The image is called a radiography.

Computed tomography (CT), also known as computed axial tomography (CAT), is a radiologic procedure that uses a machine (called a scanner) to examine a body site by taking a series of cross-sectional (tomographic) x-ray films in a full circle rotation. A computer then calculates and converts the rates of absorption and density of the x-rays into a three-dimensional picture on a screen.

MAGNETIC RESONANCE IMAGING

Magnetic resonance imaging (MRI) is a non-ionizing imaging technique using magnetic fields and radio frequency waves to visualize anatomic structures within the body. A large magnet surrounds the patient as a scanner subjects the body to a radio signal that temporarily alters the alignment of the hydrogen atoms in the patient's tissue. As the radio wave signal is turned off, the atoms realign, and the energy produced is absorbed by detectors and interpreted using computers to provide detailed anatomic images of the body part. MRI is particularly useful in examining soft tissues, joints, and the brain and spinal cord.

Radionuclide organ imaging or nuclear medicine imaging

This diagnostic imaging technique uses an injected or ingested radioactive isotope, also called radionuclide (a chemical that has been tagged with radioactive compounds that emit gamma rays). A gamma camera detects and produces an image of the distributed gamma rays in the body. This technique is useful in determining size, shape, location of body organs such as the brain, lungs, bones, and heart.

SONOGRAPHY

Sonography (diagnostic ultrasound) is the use of high frequency sound waves (ultrasound) to visualize body tissues. Ultrasound waves sent through a scanning device, called a transducer, are reflected off structures within the body and analyzed by a computer to produce moving images on a monitor. Sonography is used to examine many parts of the body, including the abdomen, male and female reproductive organs, thyroid and parathyroid glands, and the cardiovascular system.

USE OF CONTRAST

Some imaging procedures require the internal administration of a contrast medium to enhance the visualization of anatomic structures. These are many different kinds of contrast media, including barium, iodinated compounds, gasses (air, carbon dioxide), and other chemicals known to increase visual clarity. Depending on the medium, it may be injected, swallowed, or introduced through an enema or catheter.

（马秀芬）

第九章　护理病历书写
Health care record

护理病历(health care record)是有关护理对象的健康状况、护理诊断、预期目标、护理措施及其效果评价等护理活动的系统记录，是医疗病历的重要组成部分，是护士将其护理工作的全过程以书面形式的记录。每个护士都必须以认真负责的精神、实事求是的科学态度书写好护理病历。

Health care record is a overall record that relate to the individual's health status, nursing diagnosis, anticipated goal, nursing interventions and evaluation etc.Health care record is an important component of the hospitalized medical record.Each nurse must write the health care record with an earnest and scientific attitude.

第一节　护理病历概述

一、护理病历的作用

（一）有利于资料的保存与沟通

护理病历是以书面形式记录了病人健康评估结果、病情动态变化及护理的全过程，可长期保存。并且，医疗团队中的其他人员通过阅读护理病历可了解病人存在的健康问题和所采取的措施及效果，增加团队间人员的沟通与协作，以使病人得到更好的护理。

（二）有利于护理质量控制

护理病历记录了病人从入院到出院的所有资料，对病历进行回顾性审查，可以在一定程度上获得护理质量方面的信息，作为护理质量控制的依据。

（三）有利于举证

护理病历作为医疗病历的重要组成部分，根据《医疗事故处理条例》的规定，可以被病人复印，作为重要的法律文书。

（四）有利于护理教学与科研

护理病历为护理教学提供了临床资料，也为学生的理论和实践架起了一座桥梁；同时护理病历也是护理科研的重要素材，通过对资料的积累、整理、分析，撰写护理论文，以促进护理质量的提高和护理学科的发展。

二、书写护理病历的基本要求

（一）内容全面真实

护理病历必须客观真实地反映护理对象的健康状况、所采取的护理措施等。要求护士要认真仔细、全面系统地收集护理对象的有关资料，绝不能以主观臆断代替真实而客观的评估。

（二）描述精练用词准确

护理病历的书写应使用中文和规范的医学词汇、术语，适当的外文缩写和无正式中文译名的症状、疾病名称等也可以使用外文。力求内容精练、准确，重点突出，条理清楚，使人一目了然。

（三）按规定格式并及时书写

必须按规定格式并及时书写护理病历，以便随时反映护理对象健康状况的变化并进行比较分析。因抢救急危重症病人，未能及时书写护理病历的，有关护士应在抢救结束6h内据实补记，并加以注明。

（四）页面整洁字迹清晰

字迹要工整、清晰，不得随意修改或粘贴，如确实需要改错，可在原错字(词、句)上画双线，并签名。

第二节　护理病历的格式与内容

护理病历的书写主要用于住院病人，其内容包括护理病历首页、护理计划单、护理记录和健康教育计划。通常采用表格式，不仅方便护士记录，而且节约时间，内容科学、系统和完整。

一、护理病历首页

护理病历首页(first page of health care record)又称入院评估表，是病人入院后首次进行的系统的健康评估记录，其内容包括健康史、身体评估及有关的辅助检查结果、医疗诊断等。一般要求病人入院后24h内完成。

临床上使用较多的护理病历首页是以人的生理-心理-社会模式或戈登(Gordon)功能性健康型态模式的护理理论为指导而设计的，其他如奥瑞姆(Orem)的自理模式、马斯洛(Maslow)的人类基本需要层次论、人类健康反应型态等也常作为表格设计的框架。

书写方式有直接填写式、表格式及混合式3种，其中以混合式最常用。设计的表格将需要评估的内容提示出来，可以指导护士全面系统地收集和记录病人的入院资料，避免遗漏，特别适用于初学者。因其记录方式以在备选项中打“√”为主，可有效地减少书写时间和书写负担。但又因其形式固定，在一定程度上限制了使用者的主动性和评判性思维能力的发挥。

按戈登功能性健康型态设计的护理病历首页(表9-1a、9-1b)

表9-1a　护理病历首页(一)

科别：　　　　病室：　　　　床号：　　　　住院号：

姓名＿＿＿性别＿＿＿年龄＿＿＿民族＿＿＿职业＿＿＿文化程度＿＿＿婚姻状况＿＿＿

住址＿＿＿＿＿＿联系电话＿＿＿＿＿＿邮政编码＿＿＿＿＿＿

陪同者：□家人　□亲友　□朋友　□其他＿＿＿＿＿＿

姓名＿＿＿＿关系＿＿＿＿电话＿＿＿＿邮政编码＿＿＿＿

联系人＿＿＿＿＿＿住址＿＿＿＿＿＿电话＿＿＿＿＿＿

医疗费用负担形式：□公费　□医疗保险　□自费　其他＿＿＿＿＿＿

入院日期和时间＿＿＿＿＿＿入院诊断＿＿＿＿＿＿主管医师＿＿＿＿＿＿

入院类型：□平诊　□急诊　□转入（转出科室＿＿＿＿＿＿）

入院方式：□步行　□扶行　□轮椅　□平车　□其他＿＿＿＿＿＿

入院状态：□清醒　□模糊　□嗜睡　□昏迷

辅助工具：□无　□有　□眼镜　□隐形眼镜　□助听器　□义齿　□拐杖

主诉：＿＿＿＿＿＿＿＿＿＿。

现病史：＿＿＿＿＿＿＿＿＿＿＿＿＿＿＿＿＿＿＿＿

＿＿＿＿＿＿＿＿＿＿＿＿＿＿＿＿＿＿＿＿＿＿＿＿

既往病史：　□无　□有（＿＿＿＿＿＿＿＿＿＿）

住院史：　□无　□有（原因＿＿＿＿＿＿＿＿＿＿）

过敏史：　□无　□有（请分别简短的描述）

　药物＿＿＿＿＿＿＿＿＿＿＿＿＿＿＿＿＿＿＿＿

　食物＿＿＿＿＿＿＿＿＿＿＿＿＿＿＿＿＿＿＿＿

续表

其他____

过去输血史:□无　□有　血型____________________________　RH因子:□阴性　□阳性

输血反应:　□无　□有

目前用药:　□无　□有(药名____)

自带药:　□无　□有(药名____)

入院介绍:　□未做　□不用做　□已做

叙述人:　□病人本人　□亲友　□其他

资料可靠程度:□可靠　□基本可靠　□可靠度较低

护士签名______________________________　日期/时间______________________________

表 9-1b　护理病历首页(二)

评估内容	护理诊断
1. 呼吸与循环 吸烟:□无　□有(____________________) 存在:□干咳　□咳痰　□喘息　□发绀 　　□呼吸困难　□呼吸停止 　　□心悸　□胸闷　□胸痛　□水肿 　　□眩晕　□晕厥 末梢循环:□温暖　□湿冷　□苍白　□发绀 　　□肢端脉搏减弱或消失 心率:________次/分 □规则 □不规则 脉搏:________次/分 □规则 □不规则	□低效性呼吸型态 □清理呼吸道无效 □气体交换受损 □心输出量下降 □组织灌注量改变 □体液过多:水肿
2. 饮食与营养 饮食习惯:____________________________ 饮酒:□无　□有(____________________________) 体形:□肥胖　□适中　□偏瘦　□恶病质 治疗饮食:□无　□有(____________________________) 存在:□恶心　□呕吐　□咀嚼困难 　　□吞咽困难 牙齿:□完好　□缺失(____________________________) 　　□义牙(____________________________) 舌:　□湿润　□干燥　□溃疡 口腔黏膜:□湿润　□干燥　□溃疡	□营养失调:高于机体需要 □营养失调:低于机体需要 □口腔黏膜改变 □牙齿异常
3. 排泄 (1)排尿:□尿频　□尿急　□尿痛　□尿不尽 　　□血尿　□尿失禁　□尿潴留 　　□膀胱造瘘　□夜尿增多(________次/夜) 留置尿管:□无　□有(原因______时间______)□	□排尿模式改变:(尿潴留、尿失禁、留置尿管) □排便模式改变:(腹泻、便秘、失禁)

续表

评估内容	护理诊断
(2)排便:□便秘 □腹泻 □便失禁 □血便	
排便习惯:____________________________	
最后一次排便时间:____________________________	
4. 感知	□感觉异常
视力:□正常 □下降 □失明(□左 □右)	-听力下降
听力:□正常 □下降 □失聪(□左 □右)	-视力下降
味觉:□正常 □下降 □缺失 □味觉改变	□有外伤的危险
嗅觉:□正常 □下降 □缺失	□意识障碍
感觉:□正常 □下降 □麻木 □缺失	
意识:□清醒 □嗜睡 □模糊 □浅昏迷	
□昏迷 □深昏迷	
瞳孔:□等大 □不等大 □光反应灵敏	
5. 认知与沟通	□认知改变
情绪:□正常 □紧张 □焦虑 □抑郁	□沟通能力下降
□恐惧 □悲哀 □绝望	□语言沟通障碍
定向力:□正常 □障碍	□焦虑
记忆力:□正常 □减退(□短时 □长期)	□恐惧
语言:□正常 □含糊不清 □手语 □笔谈	□
□眼神交流 □不能表达	
6. 活动	□躯体移动障碍
活动能力:□正常 □共济失调 □瘫痪(肌力:)	□疲乏
活动耐力:□正常 □疲乏 □不能耐受:________	□活动无耐力
生活自理:□完全自理 □部分自理 □不能	□自理缺陷
7. 卫生与皮肤	□皮肤完整性受损
外表:□整洁 □其他(请描述)____________________________	□体温过高
头发:□清洁 □脏 □凌乱	□体温过低
指甲:□清洁 □脏 □长	□体温调节无效
皮肤颜色:□正常 □苍白 □潮红 □黄染	□
皮肤完整性:□完整 □破损____________	
□干燥 □汗湿 □皮疹 □瘙痒	
体温:____________℃	
8. 舒适	□舒适的改变
疼痛:□无 □有	□疼痛
不适:□无 □有	
体位:□自动体位 □被动体位 □强迫体位	

续表

评估内容	护理诊断
其他______________	
9. 休息与睡眠	□睡眠形态紊乱
睡眠习惯:______________	□睡眠剥夺
存在:□入睡困难 □易醒 □多梦 □早醒	□
□失眠 □午休	
10. 精神与信仰	□精神困扰
宗教信仰:□佛教 □基督教 □天主教	□自我形象紊乱
□其他(请注明______)	□自尊紊乱
宗教信仰对病人生活的影响(请描述):______	□有自伤的危险
______________	□
11. 社会、经济因素	
居住:□与家人同住 □独居 □老人院	
医疗费用:□公费 □自费 □医疗保险	
住院顾虑:经济□无 □有______	
工作□无 □有______________	
其他______	
对医疗护理的期望:______________	

二、护理计划单

护理计划单(list of nursing planning)是护士为病人在其住院期间所制定的全面的、个体化的护理计划及效果评价的系统记录。其内容包括确立护理诊断或合作性问题的时间、名称、护理目标、护理措施、停止时间、效果评价和护士签名。通过护理计划单可了解病人在整个住院期间存在的所有护理问题、实施的措施及效果;提示已解决的护理问题、出院时仍存在的护理问题、需在出院后进一步采取的措施。护理计划可根据病人的情况随时修订。临床上常采用表格式的护理计划单(表9-2)。

表 9-2 护理计划单

科室______床号______姓名______诊断______住院号______

日期	序号	护理诊断	护理目标	护理措施	签名	时间	效果评价 解决情况	签名

在以往护理计划单的使用过程中,护士常重复书写大量常规的护理措施,为减轻书写负担、节约书写时间,人们开始以"标准护理计划"的形式将每种疾病最常见的护理诊断及相应的护理措施、预期目标等编写成册,形成了"标准护理计划"。

标准护理计划的使用不仅减轻了护士的书写负担,而且有助于护士将更多的时间和精力用于分析与判断病人的健康状况、制定相应的护理计划和提供直接的护理措施上。同时也为初学者提供了一个学习、逐渐熟练掌握系统化整体护理的机会。

三、护理记录

护理记录是指病人在整个住院期间健康状况及护理过程的全面记录。内容包括病人的主观感受、病人的生命体征、意识、瞳孔、排泄物、出入液量、病情动态、有关的辅助检查结果、主要护理诊断、实施的治疗和护理措施及其效果等。记录内容要真实、全面而又有重点，对病人的健康问题要有分析与判断，前后记录要连贯。记录前应注明日期和时间，记录后签名。记录的频率依病情而定，一般要求一级护理的病人至少每日一次，二级护理病人至少每周两次，三级护理病人至少每周一次，若病人病情变化则应随时记录。

首次护理记录即病人入院后的第一次护理记录，其内容及要求不同于一般护理记录。具体包括：①病人的姓名、年龄、性别、主要的住院原因(包括主诉及医疗诊断)；②目前的主要症状、体征及有关的辅助检查结果；③治疗原则及诊治方案；④确立的主要护理诊断；⑤计划实施的主要护理措施。首次护理记录要求必须在当日(夜)负责护士下班前完成(表 9-3)。

表 9-3　护理记录单

科室	病室	床号　　　　姓名　　　　医疗诊断	住院号
日期	时间	护理记录	签名
24/3	9Am	病人自述发热，咳嗽，咳灰色白痰，痰量不多，易于咳出。出汗较多，口干，今晨饮水约 400ml。身体评估：T:39.1℃，P:90 次/分，R:20 次/分，BP:110/80mmHg，RBC:4.5 × 10^{12}/L，Hb:138g/L。给予乙醇擦浴，并遵医嘱给予青霉素 480 万 U + 0.9% 的生理盐水 500ml，bid，静脉滴注。嘱病人多饮水，以补充因出汗丢失的液体，适当选择自己喜欢的果汁类饮料，以补充维生素和盐类。	李红

护理对象在住院期间可因其他情况等而转科。转出科所在护士应对其主要病情、护理诊断、护理措施及其效果、目前的健康状况、转科理由等做好记录，转入科的记录则与首次护理记录相似。若护理对象住院或接受护理时间较长(一个月以上)应有阶段小结，以便及时总结经验和发现新的问题。阶段小结包括本阶段护理对象的主要健康问题、护理经过(护理计划的制定、实施及变更情况)，目前存在的主要健康问题，下一阶段拟定实施的护理计划等。

目前国内部分单位采用病人住院评估表和 PIO 护理记录单的方式，将病人住院期间的健康评估与护理措施分别加以记录。不同病种的病人，评估的重点不同，可分别加以设计。评估表中列出需要评估的项目内容及其可能的状态，每种状态均以不同的数字编码表示，护士只需要在相应的项目栏内填写代表病人所处状态的数字即可。PIO 护理记录单中 P 为 problem(问题)的缩写，指护理诊断或合作性问题；I 为 intervention(措施)的缩写，指所执行的护理措施；O 为 outcome(结果)的缩写，指措施实施后病人的反应，即效果评价(表 9-4)。

表 9-4　PIO 记录单

科室______病室______床号______姓名______医疗诊断______住院号______

日期	时间	护理记录	签名
24/3	9Am	P1：体温过高：与肺部感染有关	孙路
		I1：1. 给予乙醇擦浴	孙路

续表

日期	时间	护理记录	签名
		2. 遵医嘱给予青霉素 480 万 U + 0.9% 生理盐水 500ml,bid 静脉滴注	孙路
		3. 鼓励病人多饮水及果汁	孙路
		P2:PC 过敏反应　与青霉素滴注有关	孙路
		I2:1. 使用前查青霉素皮试结果	孙路
		2. 密切观察用药后的反应	孙路
		3. 备好肾上腺素等急救药物	孙路
	10Am	O1:病人自觉发热减轻,测 T 降至 38.2℃	孙路
		O2:青霉素注射过程顺利,病人无不适反应	孙路

出院记录则应包括护理对象的入院时间及原因,简单介绍诊治及护理经过及有关结果、病情变化、出院时的情况、仍存在的护理诊断或合作性问题及所采取的措施(表 9-5)。

表 9-5　病人出院护理评估表

科室________病室________床号________姓名__________医疗诊断__________住院号________

(一)健康教育(始于入院)

病人对所患疾病的防治知识:　　有　　无

卫生习惯和科学的饮食起居知识:　　有　　无

病人对现存或潜在的健康问题的认识:　　有　　无

(二)护理小结(住院期间护理程序实施情况与存在问题)

____

____

____

____

(三)评价(由护士长全面了解情况后负责评价)

1. 病人评价:　　优　　良　　中　　差

2. 整体护理效果评价:　　优　　良　　中　　差

护士长签名:________护士签名:________

年　　月　　日

四、健康教育计划

健康教育(health education)是护理工作的重要组成部分,是促进病人健康、提高病人自我保健意识、恢复其最佳健康水平的重要环节。通过向病人及其家属提供相关的健康状况、治疗、护理及康复措施等知识,不仅能增进病人对医护人员的理解和采取积极合作的态度,提高其参与决策的意识和能力,而且可提高病人的自我护理能力,充分发挥家庭等支持系统的作用,共同促进病人早日康复。

健康教育的内容可涉及与恢复和促进病人健康有关的各方面的知识与技能。主要包括:①疾病的诱发因素、发生与发展过程;②可采取的治疗、护理方案;③有关检查的目的及其注意事项;

④饮食与活动的注意事项；⑤疾病的预防及康复措施。国内外的护理专家已将需要病人及其家属了解或掌握的有关知识和技能编制成标准健康教育计划。护士可参照标准健康教育计划提供健康教育，并且此计划的编制在一定程度上解决了护士人手短缺，相关专业水平和健康教育能力参差不齐，而使健康教育效果难以保证的临床问题。

健康教育的内容与方式应根据病人的文化层次、认知能力、对有关知识和技能的了解程度、现有条件等具体情况而定。可采用讲解、示范、模拟、提供书面或视听材料以及病人之间的经验交流等方式一次或多次的教育，如出院计划单可根据住院期间病人对有关健康教育知识的掌握情况重点填写出院后的康复指导内容，预防复发(表 9-6)。

表 9-6　病人出院计划单

科室________病室________床号________姓名________医疗诊断________住院号________

一、药物

二、营养

膳食:高蛋白、高热量、高纤维素易消化的饮食，如牛奶、瘦肉、鱼类、水果，定时定量。

限制:高糖、高脂饮食少吃，如肥肉、动物内脏、苹果、香蕉等食物不宜过多。

三、活动与休息

每天坚持到室外平地活动，活动量可随体力恢复逐渐加大，以皮肤稍感发热为宜，劳逸结合，保证足够的睡眠时间，每天至少 7h，不能过度劳累。

四、特别指导

预防再发自护措施:________________________

如出现________________________等症状时，需及时就医。

五、定期门诊复查

门诊时间:____________　　专家门诊时间____________

门诊地点:____________

六、咨询电话:____________

责任护士签名　　年　月　日

护士长签名　　年　月　日

根据具体情况为病人制定一份系统的、有针对性的健康教育计划是有效实施和评价健康教育的保证。

（张雅芬）

Summary

Health care record is a system record which is related to patient such as his overall health, nursing diagnosis, anticipated target, nursing method and its effect appraisal etc. Health care record is an important component of the hospitalized medical record.It can store patient's information and facilitate communication and also can be a reference for nursing quality control.It provides the basic material for nursing teaching and nursing scientific research.It manifests nursing quality and specialized level;it promoted the development of nursing discipline.Moreover,it is one important legal basis in case of medical dispute and lawsuit.Each nurse must write the health care record with an earnest responsible spirit and a realistic scientific attitude.

At present,the health care record is mainly restricted to in-patient care.Its content includes the first page of the health care record,nursing plan list,nursing record and the health education plan.

【附】 护理病历

入院评估资料

科别:内科　病室:302　床号:1　　住院号:132115

病人:王一　性别:男　年龄:67　岁　民族:汉　宗教:无　婚姻:已婚　文化程度:大学　籍贯:山东省济南　职业:离休　医疗费用支付情况:公费　联系人及住址:王军　上海街小区 3 楼 5 号　联系电话:2193421

入院时间:2002 年 9 月 13 日 10Am　　　　入院方式:搀扶

主治医生:李峰　　责任护士:李晓　入院诊断:支气管哮喘

主诉:间断气喘 10 余年,加重 3 天

现病史:10 余年前无明显诱因开始出现气喘发作,四季均有,在不发作时常感胸闷、气急,常因此而避免活动,3 ~4 天大便一次,排便费力,近 3 日气喘加重,伴咳嗽,吐白色黏稠痰,不易咳出,不能平卧,饮食差,乏力,活动后心率可达 120 次/分,晚上入睡差,间断睡眠 4h,但从未用过安眠药。为进一步诊治,于 2002 年 9 月 13 日 10Am 收入院。

护理检查: T 37℃, P 96 次/分, R 28 次/分, BP 130/75mmHg, 体重: 65kg, 身高: 170cm, 神志清楚, 双侧瞳孔等大等圆, 对光反射灵敏, 语言流利, 口唇、四肢末梢发绀, 营养一般, 其余皮肤正常, 精神差, 倦怠, 面无表情, 眼周有黑晕, 两肺可闻哮鸣音及湿啰音, SaO_2 78%, 左下腹可触及肠型包块, 有活动义牙, 无烟酒嗜好, 平时爱好书法, 对疾病有一般了解, 其他未见异常。

既往史:过去有慢性支气管炎,气喘明显时自服平喘药舒服美 0.1g,bid 好转即停药。

过敏史:对氨茶碱过敏。

心理反应:面部表情忧郁。

入院后病情及临床处理:因病情较重未做卫生处理,但已更衣,给予入院宣教。Ⅱ级护理,半流饮食,给予半卧位,T、P、R 一天测 4 次,BP 一天测 1 次,皮肤护理一天 1 次,口腔护理早晚各 1 次,雾化吸入日 2 次。给予常规化验,血气分析检查,拍胸片,住院当天给予平喘、吸氧和抗炎治疗:给青霉素 400 万 U+0.9%生理盐水 250ml 静脉滴注,半小时后症状缓解。9 月 14 日,SaO_2 为 93%,无发绀。9 月 15 日病人情绪不好,9 月 16 日左下肺可闻及湿啰音,休息时无喘憋感。下地活动时仍气喘、胸闷,病人可平卧,夜间入睡好,饮食量约 8 两/天,有饥饿感,大便一次。通过护士心理疏导及疾病的好转,病人情绪好转,愿与人交谈。护士长查房指示:要密切观察肺部情况和病人情绪。9 月 17 日下地活动时乏力感明显减轻,大便正常,9 月 18 日睡眠好,食欲正常。较长时间活动无喘憋。9 月 20 日肺部无湿啰音,体位不受限制,室外平地活动 2h 无不适感觉,停用抗炎药,平喘药改为舒服美 0.1g bid,Ⅲ级护理。9 月 21 日病人平卧、活动时,无气喘及乏力感,感觉良好。病人于 2002 年 9 月 24 日病情好转后出院,继续口服舒服美。

护理计划单

科室:呼吸科　　姓名:王一　　病室:302　　住院号:132115　　诊断:支气管哮喘

责任护士签名:李晓　　护士长(总责任护士)签名:肖东

日期	序号	护理诊断(P)	护理目标	护理措施	签名	效果评价时间 解决情况	签名
9.13	P1	低效性呼吸型态:喘憋与支气管痉挛有关	病人一周内喘憋症状缓解	1. 密切观察病人的病情变化,观察记录病人的呼吸型态,包括呼吸频率、深度、节律、有无发绀和呼吸困难 2. 注意输液速度不超过30滴/分 3. 指导病人进行缓慢的缩唇腹式呼吸 4. 在病人呼吸困难期间,守候并安慰病人,给予情感支持 5. 给予病人鼻导管持续低流量吸氧,0.5~1L/分 6. 遵医嘱给予平喘、解痉药物治疗,并观察记录药物对呼吸型态的效果 7. 保持室内空气新鲜,每天早晚各通风半小时 8. 给予病人抬高床头,取半卧位休息,协助病人生活护理	李晓	9.18已解决	李晓
9.13	P2	便秘:排便费力,3~4天一次与年老活动少有关	(1)病人在3天内便秘解除 (2)病人3天能说出便秘的原因 (3)病人能长期保持大便通畅	1. 密切观察病人的排便情况及粪便的量、性状 2. 给病人讲解维持正常排泄型态所需的知识,包括饮食搭配、饮食量、适当活动等 3. 嘱病人平时多饮水,每天不少于1500ml 4. 给病人饮食中增加纤维素含量,并嘱病人多食香蕉、水果和蜂蜜 5. 病人喘息缓解期间协助病人适当下床活动 6. 必要时给予口服缓泻剂	李晓	9.16已解决	李晓

PIO护理记录单

科室:呼吸科　　姓名:王一　　病室:302　　床号:1　　住院号:132115

日期	时间		护理记录	签名
9.13	11Am	P1	低效性呼吸型态:喘憋,与支气管痉挛有关	李晓
		I1	1. 给予病人持续低流量吸氧2L/min 2. 抬高床头,取半卧位 3. 随时观察病人的呼吸型态 4. 遵医嘱给予平喘和抗感染治疗,滴数<30滴/分 5. 当天抽血做血气分析	李晓
		P2	便秘:排便费力2~3天1次,与年老活动少有关	李晓
		I2	1. 嘱病人平时多饮水,每天不少于1500ml 2. 嘱病人多食香蕉、水果和蜂蜜,并在饮食中增加纤维素含量,如芹菜、韭菜,做好粗细粮搭配 3. 给病人及家属讲解维持正常排泄型态所需的知识,包括适当活动,饮食量等	李晓
		P3	睡眠型态紊乱:夜不能睡:与喘憋有关	李晓
		I3	病人睡眠时,尽量使环境安静,关大灯,开壁灯,拉窗帘以利睡眠	李晓
		P4	活动无耐力:乏力、活动水平下降与喘憋缺氧有关	李晓
		I4	1. 病人喘憋期间做好生活护理,餐具、大小便器具等生活用品放在床边易取放的位置 2. 与营养部联系,制定营养食谱:高蛋白、高热量、高纤维素饮食,以增加营养,增强身体活动耐力	
	12Pm	△	对病人家属进行陪探、饮食、物品、管理等制度的宣教	李晓
	1Pm	△	病人在输青霉素时发生哮喘一次,给氢化可的松200mg、喘定0.5mg,地塞米松5mg静脉点滴,半小时后哮喘缓解	李敏
	3Pm	O1	通过吸氧平喘治疗,血氧饱和度由78%上升到87%,轻度发绀	李敏

病人出院护理评估单

科室:呼吸科　　姓名:王一　　病室:1302　　床号:1　　住院号:132115

(一)健康教育(始于入院)

病人对所患疾病的防治知识:　　有√　　无

续表

卫生习惯和科学的饮食起居知识	有√	无
病人对现存或潜在的健康问题的认识	有√	无

(二) 护理小结(住院期间护理程序实施情况与存在问题):

病人因间断气喘10余年,哮喘频繁发作3天而入院,入院后通过入院和住院后评估,及时收集资料,找出了低效性呼吸型态、便秘、睡眠型态紊乱、活动无耐力4条护理诊断,并制定出预期结果和采取恰当的护理措施,认真执行医嘱,给予平喘、消炎、吸氧、锻炼腹式呼吸、心理疏导、生活护理等,目标基本实现,目前病人哮喘停止,能平卧入睡,食欲好,大便正常,住院期间的护理问题全部解决,明天痊愈出院。

(三)评价(由护士长全面了解情况后负责评价):

1. 病人评价:　　优√　良　中　差

2. 整体护理效果评价　　优√　良　中　差

护士长签名:肖东　护士签名:李晓

2002年9月23日

病人出院计划单

科室:呼吸科　　姓名:王一　　病室:302　　床号:1　　住院号:132115

一、药物

名　称	剂　量	时　间	用　法	注意事项
舒服美	1片(0.1g)	早晚各服1次	口服	饭后服用

二、营养

膳食:高蛋白、高热量、高纤维素易消化的饮食,如牛奶、瘦肉、鱼类、水果,定时定量。

限制:高糖、高脂饮食少吃,如肥肉、动物内脏、苹果、香蕉等食物不宜过多。

三、活动与休息

每天坚持到室外平地活动,活动量可随病人的耐力逐渐增加,以活动后皮肤稍感发热为宜,劳逸结合,保证足够的睡眠时间,每日至少7h,不能过度劳累。

四、特别指导

预防再发自护措施:按时服药,保持情绪平稳,保持室内空气洁净,多呼吸新鲜空气,避免受凉,防止感冒。不食生、冷食品,食水果时最好稍加温后食用。

如发现哮喘发作,胸闷、气急频繁,咳嗽,痰多等症状时,需及时就医。

五、定期门诊复查

门诊时间　每天8Am~6Pm　专家门诊时间　每周一~周六上下午

门诊地点　　西门诊二楼

六、咨询电话　4960125

责任护士签名:李晓　　　　2002年9月24日

护士长签名:　肖东　　　　2002年9月24日

附录　临床常用检验正常参考值

检验项目	参考值
红细胞计数(RBC)	成年男性　$4.0\sim5.5\times10^{12}/L$
	成年女性　$3.5\sim5.0\times10^{12}/L$
	新生儿　$6.0\sim7.0\times10^{12}/L$
血红蛋白(Hb)	成年男性　120～160g/L
	成年女性　110～150g/L
	新生儿　170～200g/L
白细胞计数(WBC)	成人　$(4\sim10)\times10^{9}/L$
	新生儿　$(15\sim20)\times10^{9}/L$
	6个月～2岁　$(11\sim12)\times10^{9}/L$
血小板(Plt)	$(100\sim300)\times10^{9}/L$
网织红细胞计数(Ret)	成人　0.005～0.015(0.5%～1.5%，平均1%) $(24\sim84)\times10^{9}/L$
	新生儿　0.02～0.06(3%～7%)$(96\sim288)\times10^{9}/L$
红细胞沉降率(ESR)	男性　0～15mm/1h末
	女性　0～20mm/1h末
出血时间(BT)	出血时间测定器法:6.9±2.1min
凝血时间(CT)	试管法：4～12min
	玻片法:2～5min
活化的部分凝血活酶时间(APTT)	手工法为32～43s
血浆凝血酶原时间(PT)	凝血酶原时间　11～13s
血浆硫酸鱼精蛋白副凝试验(3P)	阴性
血清钾(K^{+})	成人　4.1～5.6mmol/L(4.1～5.6mEq/L)
	儿童　3.4～4.7mmol/L(3.4～4.7mEq/L)
血清钠(Na^{+})	135～145mmol/L(135～145mEq/L)
血清氯(Cl^{-})	98～106mmol/L(570～620mg/L)
血清钙(Ca^{2+})	总钙:成人2.1～2.6mmol/L
	儿童　2.25～2.8mmol/L
	离子钙:1.12～1.23mmol/L(约占总钙的50%)
血清磷(P^{2-})	成人　1.0～1.6mmol/L

续表

检验项目		参考值
		儿童　1.3～1.9mmol/L
血清铁(SI)		成年男性:11～30μmol/L
		成年女性:9～27μmol/L
		儿童:9～22μmol/L
血清总铁结合力(TIBC)	亚铁嗪显色法	成年男性　40～70μmol/L
		女性　54～77μmol/L
		铁饱和度　33%～34%
血清铁蛋白(SF)		男性:15～200μmol/L
		女性:12～150μmol/L
血清转铁蛋白(Tf)		Tf:2～4g/L
转铁蛋白饱和度(TS)		TS:33%～35%
血清总胆固醇(TC)		2.84～5.17mmol/L
甘油三酯(TG)		男性:0.45～1.81mmol/L
		女性:0.40～1.53mmol/L
低密度脂蛋白胆固醇(LDL-Ch)		2.1～3.1mmol/L
高密度脂蛋白胆固醇(HDL-Ch)		男性:1.14～1.76mmol/L
		女性:1.22～1.91mmol/L
载脂蛋白 A_1	$ApoA_1$	男性 0.96～1.76g/L
		女性 1.03～2.03g/L
	$ApoB_{100}$	男性 0.43～1.28g/L
		女性 0.42～1.12g/L
		$ApoA_1/ApoB_{100}$　1.9±0.4
空腹血糖(FBGD)	酶法:	3.9～6.1mmol/L
	邻甲苯胺法:	3.9～6.4mmol/L
口服葡萄糖耐量试验(OGTT)	血糖浓度:	空腹<6.1mmol/L;
	服糖后:	0.5～1h 为 7.8～9.0mmol/L(应<11.1mmol/L),2h 为≤7.8mmol/L,3h 时应恢复至空腹血糖水平。各时间尿糖测定结果均为阴性
血清免疫球蛋白	免疫比浊法:	血清 IgG　7.0～16.0g/L
		IgA　0.57～4.14g/L
		IgM　0.5～2.7g/L
	ELISA 法:	血清 IgE　0.0001～0.0009g/L
总补体溶血活性(CH_{50})	试管法:	50,000～100,000U/L
C_3 含量	免疫比浊法:	0.83～1.77g/L
C_4 含量	免疫比浊法:	0.12～0.36g/L

续表

检验项目		参考值
抗核抗体(ANA)		阴性(血清 1∶10 稀释)
抗脱氧核糖核酸抗体(anti-DNA)		阴性
类风湿因子(RF)	免疫比浊法:	2～20IU/L
艾滋病血清学检查		阴性
血清抗链球菌溶血素“O”(ASO)	胶乳法:	<400U
	免疫比浊法:	0～200IU/L
血清 C-反应蛋白(CRP)	免疫比浊法:	<0.008g/L
动脉血氧分压(PaO_2)		10.0～14.0kPa(75mmHg～105mmHg)
动脉血氧饱和度(SaO_2)		95%～98%
动脉二氧化碳分压($PaCO_2$)		4.8～5.9kPa(36mmHg～44.25mmHg)
实际碳酸氢(AB)		22～27mmol/L
标准碳酸氢(SB)		21～25mmol/L
缓冲碱(BB)		45～55mmol/L
剩余碱(BE)		-3～+3mmol/L,均值为零
血液酸碱度(pH 值)		7.35～7.45
血浆二氧化碳结合力(CO_2CP)		22～31mmol/L
血浆二氧化碳总量(TCO_2)		22～31mmol/L
尿量		成人为 1～2L/24h
尿液颜色和性状		正常新鲜尿液多呈淡黄色至深黄色,清澈透明
尿液气味		正常尿液为挥发性芳香味
尿液酸碱度		新鲜尿 pH 多在 6.0～6.5
尿液比密(SG)		1.015～1.025
尿蛋白		定量试验:<150mg/24h
		定性试验:阴性
尿糖检查		定性试验:阴性
		定量试验:<2.78mmol/24h 尿
尿酮体检查		定性(手工或尿液分析仪法):阴性
尿胆红素与尿胆原	手工或尿液分析仪法:	尿胆红素:定性,阴性
		尿胆原:阴性～弱阳性(尿 1∶20 稀释后应为阴性)。
尿显微镜检查	红细胞:	玻片法 0～3 个/HP
		定量板法 0～5 个/μl
	白细胞:	玻片法 0～5 个/HP
		定量板法 0～10 个/μl
	肾小管上皮细胞:	无
	移行上皮细胞:	少量

续表

检验项目	参考值	
	鳞状上皮细胞：	少量
	透明管型：	0～1个/LP
	生理性结晶：	可见磷酸盐、草酸钙、尿酸等结晶
尿沉渣细胞计数	男性：	红细胞低于30 000/h
		白细胞低于70 000/h
	女性：	红细胞低于40 000/h
		白细胞低于140 000/h
	男女性：	管型低于3 400个/h。
尿细菌培养		菌落计数 $<10^7$/L
粪胆色素		粪胆红素阴性;粪胆素阳性
粪便隐血试验(OBT)		阴性
脑脊液蛋白质检查		潘氏法:阴性
		定量(腰椎穿刺液):0.2～0.4g/L
脑脊液葡萄糖测定		2.5～4.4mmol/L
脑脊液氯化物		120～130mmol/L
脑脊液显微镜检查	红细胞：	无
	白细胞：	成人(0～10)×10^6/L
		儿童(0～15)×10^6/L
肝功能检查		
血清总蛋白(STP)		60～80g/L
清蛋白(A)	A	40g～55g/L
球蛋白(G)	G	20g～30g/L
	A/G	1.5～2.5:1
血清蛋白电泳	醋酸纤维膜法	清蛋白:0.62～0.71
		α_1 球蛋白:0.03～0.04
		α_2 球蛋白:0.06～0.10
		β球蛋白:0.07～0.11
		γ球蛋白:0.09～0.18
血清前清蛋白(PAB)		1岁　100mg/L
		1～3岁　168～281mg/L
		成人　280～360mg/L
血清总胆红素(STB)		0～1天　34～103μmol/L
		1～2天　103～171μmol/L
		3～5天　68～137μmol/L
		成人　3.4～17.1μmol

续表

检验项目		参考值
结合胆红素(CB)		0～6.8μmol/L
非结合胆红素(UCB)		1.7～10.2μmol/L
血清丙氨酸氨基转移酶(ALT)	Karmen	5～25卡门单位
	速率法	10～40U/L
血清天门冬氨酸氨基转移酶(AST)	Karmen	8～28卡门单位
	速率法	10～40U/L
		ALT/AST ≤1
血清碱性磷酸酶(ALP)	连续监测法	成人 40～110U/L
		儿童 <250U/L
血清γ-谷氨酰转移酶(γ-GT)	连续监测法	(37℃)<50U/L
单氨氧化酶(MAO)	中野法	成人 23～49U
甲胎蛋白(AFP)		ELISA法为<25μg/L
a-L-岩藻糖苷酶(AFU)		ELISA法为234～414μmol/L
内生肌酐清除率(Ccr)		成人 80～120ml/min
血清肌酐(Scr)		男性53～106μmol/L
		女性44～97μmol/L
血尿素氮(BUN)		成人 3.2～7.1mmol/L
		儿童 1.8～6.5mmol/L
肌酸激酶(CK)	酶偶联法(37℃):	男性38～174 U/L
		女性26～140 U/L
	酶偶联法(30℃):	男性15～105 U/L
		女性10～80 U/L
	肌酸显色法:	男性15～163 U/L
		女性3～135 U/L
	连续监测法:	男性37～174 U/L
		女性26～140 U/L
	CK同工酶:	MB<0.05(5%)
		MM0.94～0.96(94%～96%)
		BB极少或无
血清乳酸脱氢酶(LD)	连续监测法	104～245U/L
	速率法	95～200U/L
	同工酶:	
		LD1:(32.7±4.60)%
		LD2:(45.10±3.53)%
		LD3:(18.50±2.96)%

续表

检验项目		参考值
		LD4:(2.90 ±0.89)%
		LD5:(0.85 ±0.55)%
		LD1/LD2 <0.7
肌钙蛋白(Tn)	TnT	0.02 ~0.13μg/L
	TnI	<0.2μg/L
血淀粉酶(AMS)	AMS 总活性:	Somogyi 法 800 ~1800U/L
		酶偶联法 760 ~1450U/L
	同工酶	S-AMS 45% ~70%
		P-AMS 39% ~55%
尿淀粉酶	Somogyi 法:	<1000U/L
脂肪酶(LPS)	浊度法:	0 ~160U/L
	滴度法:	<1500 U/L
甲状腺激素	T3	1.6 ~3.0nmol/L
	T4	65 ~155nmol/L
血清反 T3(rT3)		0.2 ~0.8nmol/L
甲状腺素结合球蛋白(TBG)		15 ~34mg/L
尿 17-羟类固醇	成人	男 8.3 ~27.6μmol/24h
		女 5.5 ~22.1μmol/24h
尿 17-酮类固醇		
	成人	男 28.5 ~47.2μmol/24h
		女 20.8 ~34.7μmol/24h
血清皮质醇	荧光法:	203 ~296nmol/L
	放射免疫法:	210 ~342nmol/L
醛固酮(ALD)		0.22 ~0.34nmol/L

中英文名词对照

A

鞍鼻　saddle nose　/ 'sæd(ə)l nəuz/

凹陷性水肿　pitting edema　/pɪtɪŋ ɪ'di:mə/

B

白斑　leukoplakia　/,lju:kəu`pleɪkɪə/

白癜　vitiligo　/,viti'laigəu/

白化病　albinism　/ 'ælbɪnɪzəm/

白细胞　white blood cell　/wait blʌd sel/

　　　leukocyte　/ 'lju:kə,sait/

白细胞计数　white blood count

白细胞减少　leukopenia　/,lju:kə'pi:niə /

白细胞增多　leukocytosis　/,lju:kəsai'təusis/

斑丘疹　maculopapule　/,mækju:lə`pæpju:l/

斑疹　macula　/ 'mækju:lə/

瘢痕　scar　/skɑ: /

板状腹　board-like rigidity　/bɔ:d laik ri'dʒiditi/

伴随症状　associated symptom　/ə'səuʃieit 'simptəm/

膀胱　bladder　/blædə/

包块　mass　/mæs/

钡餐检查　barium swallow examination　/ 'bɛəriəm 'swɔləu ig,zæmi'neiʃən/

钡灌肠检查　barium enema examination　/ 'bɛəriəm 'enəmə ig,zæmi'neiʃən/

被动体位　passive position

奔马律　gallop rhythm　/ 'gæləp 'riθəm/

鼻　nose　/nəuz/

鼻出血　epistaxis　/,epi'stæksis/

鼻窦　nasal sinus　/ 'neɪz(ə)l 'saɪnəs /

鼻翼扇动　nasal ale flap　/ 'neɪz(ə)l eɪl flæp/

扁平胸　flat chest　/flæt tʃest/

标准碳酸氢　standard bicarbonate　/ 'stændəd bai'kɑ:bənit/

表情　expression　/iks'preʃən/

表现自我　expressive self　/iks'presiv self/

丙氨酸氨基转移酶　alamine aminotransferase　/ 'æləmi:n ə,mi:nəu'trænsfə,reis/

病态窦房结综合征　sick sinus syndrome, SSS　/sik 'sainəs 'sindrəum/

波　waveform　/ 'weivfɔ:m/

补体　complement　/ 'kɔmplimənt/

不随意运动　involuntary movement　/in'vɔləntərɪ 'mu:vmənt/

步态　gait　/geit/

部位　location　/ləu'keiʃən /

C

彩色多普勒血流成像　color doppler flow imaging　/ 'kʌlə 'dɔplə fləu i'mædʒiŋ/

苍白　pallor　/ 'pælə(r)/

草莓舌　strawberry tongue　/ 'strɔ:bəri tʌŋtʌŋ/

肠鸣音　bowel sound　/ 'bauəl saund/

超声　ultrasound　/ 'ʌltrə,saund/

超声波　ultrasonic wave　/ 'ʌltrə'sɔnik weiv/

超声检查　ultrasonic examination　/ 'ʌltrə'sɔnik ig,zæmi'neiʃən/

超声心动图　echocardiogram　/,ekəu`kɑ:diəgræm/

澄清　clarification　/,klærifi'keiʃən/

弛豫　relaxation　/,ri:læk'seiʃən/

弛豫时间　relaxation time　/,ri:læk'seiʃən taim/

持续时间　duration　/djuə'reiʃən /

匙状甲　koilonychias　/,kɔilə'nikiə/

耻骨联合　pubic symphysis　/ 'pju:bik 'simfisis/

冲击触诊法　ballottement　/bə'lɔtmənt 'pælpeitʃən/

出血时间　bleeding time　/ 'bli:diŋ taim/

除极阶段　depolarization　/di:,pəulərai'zeiʃən/

杵状指　acropachy　/ 'ækrəu,pæki/

触觉语颤　tactile fremitus　/ 'tæktail 'fremitəs/

触诊　palpation　/ 'pælpeitʃən/

吹风样　blowing　/ 'bləuiŋ/

垂体性侏儒症　pituitary dwarfism　/pi'tju(:)itəri 'dwɔ:fɪzəm/

磁共振成像　magnetic resonance imaging　/mæg'netik 'rezənəns i'mædʒiŋ/

粗湿性啰音　coarse rale　/kɔ:s rɑ:l /

D

大炮音　cannon sound　/ 'kænən sound/

呆小病　cretinism　/ 'kretɪnɪzəm/

单氨氧化酶　monoamine oxidase　/,mɔnəu'æmi:n 'ɔksideis/

单纯性肥胖　simple obesity

单光子发射计算机断层显像仪　single photon emission computed tomography　/ 'siŋgl 'fəutɔn i'miʃən kəm'pju:tid tə'mɔgrəfi/

单核细胞 monocyte / 'mɔnəu.sait/
单核细胞减少 monocytopenia /.mɔnəu.saitə'pi:niə/
单核细胞增多 monocytosis /.mɔnəusai'təusis/
胆红素尿 bilirubinuria /.biliru:bi'njuəriə/
胆囊 gallbladder / 'gɔ:lblædə/
弹性 elasticity /ɪlæs'tɪsɪtɪ/
蛋白尿 proteinuria /.prəuti:n'juəriə/
导联 lead /li:d/
盗汗 night sweat /naɪt swet/
低钾血症 hypokalemia /.haipəukə'li:mjə/
低血压 hypotension /.haipəu'tenʃən /
第二心音 second heart sound / 'sekənd hɑ:t saund/
第三心音 third heart sound /θə:d hɑ:t saund/
第四心音 fourth heart sound /fɔ:θ hɑ:t saund/
第一心音 first heart sound /fə:st hɑ:t saund/
淀粉酶 amylase / 'æmə.leis/
定向 orientation /.ɔ(:)rien'teiʃən/
动脉血二氧化碳分压 partial pressure of carbon dioxide / 'pɑ:ʃəl `preʃə(r) ɔv 'kɑ:bən dai'ɔksaid/
动脉血氧饱和度测定 O_2 saturation /.sætʃə'reiʃən/
动脉血氧分压 partial pressure of oxygen
动态心电图 dynamic electrocardiography /dai'næmik ilektrəu'kɑ:diəugræm/
动眼神经 oculomotor nerve /.ɔkjuləu'məutə nə:v/
动作性震颤 intentional tremor /in'tenʃənəl 'tremə /
窦房结 sinoatrial node /,sainəu `eitriəl nəud/
窦性心动过缓 sinus bradycardia / 'sainəs brædi'kɑ:diə/
窦性心动过缓 sinus bradycardia / 'sainəs brædi'kɑ:diə/
窦性心动过速 sinus tachycardia / 'sainəs .tæki'kɑ:diə/
窦性心动过速 sinus tachycardia / 'sainəs .tæki'kɑ:diə/
窦性心律 sinus rhythm / 'sainəs 'riðəm/
窦性心律不齐 sinus arrhythmia / 'sainəs ə'riθmiə/
窦性心律不齐 sinus arrhythmia / 'sainəs ə'riθmiə/
段 segment / 'segmənt/
断续性呼吸音 cogwheel breath sound / 'kɔgwi:l bri:ðiŋ saund/
多汗 diaphoresis / 'daiəfə'ri:sis/
多尿 polyuria /.pɔli'juəriə/
多普勒效应 doppler effect / 'dɔplə i'fekt/

E

额外心音 extra heart sound / 'ekstrə hɑ:t saund/
恶病质 cachexia /kə`keksɪə/
耳 ear /iə/
二尖瓣关闭不全 mitral incompetence /maitrəl,ɪn`kɔmpɪtəns/

二尖瓣开放拍击音 opening snap / 'əupniŋ snæp/
二尖瓣听诊区 mitral valve area / 'maitrəl vælv 'ɛəriə/
二尖瓣狭窄 mitral stenosis /maitrəl sti'nəusis/
二联律 bigeminy /bai'dʒemini/
二氧化碳结合力 carbon dioxide combining power / 'kɑ:bən dai'ɔksaid kəm'bainiŋ 'pauə/

F

发绀 cyanosis /saɪə'nəʊsɪs/
发红 redness / 'rednɪs/ erythema /ˌeri'θi:mə/
发热 hyperthermia /ˌhaipə(:)'θə:mjə/
发育 development /di'veləpmənt/
反跳痛 rebound tenderness /ri'baund 'tendənes/
房室传导阻滞 atrioventricular block /ˌeɪtrɪəuven`trɪkjulə blɔk/
房室传导阻滞 atrioventricular block /ˌeitriəuven`trikjulə blɔk/
房室结 atrioventricular node /ˌeitriəuven`trikjulə nəud/
房性期前收缩 premature atrial contraction /ˌpremə'tjuə 'eitriəl kən'trækʃən/
放射免疫分析 radioimmunoassay / 'reidiəuˌimjunəu'æsei/
放射性核素检查 radionuclide examination /ˌreidiəu'nju:klaid igˌzæmi'neiʃən/
放射性药物 radiopharmaceuticals /ˌreidiəuˌfɑ:mə'sju:tikəlz/
放射诊断学 diagnostic radiology /ˌdaiəg'nɔstik ˌreidi'ɔlədʒi/
非结合胆红素 unconjugated bilirubin /ˌʌn`kɔndʒugeɪtɪd ˌbɪlɪ`ru:bɪn/
非结合胆红素 unconjugated bilirubin /ʌn`kɔndʒʊgeɪtɪd ˌbili'ru:bin/
肥胖 obesity /əu'bisiti/
肺动脉瓣区第二心音 pulmonic second heart sound /pʌl'mɔnik sekənd sound/
肺动脉瓣听诊区 pulmonic valve area /pʌl'mɔnik vælv 'ɛəriə/
肺泡呼吸音 vesicular breath sound /vi'sikjulə bri:θ saund/
肺下界移动范围 diaphragmatic excursion /ˌdaɪəfræg`mætɪk iks'kə:ʃen/
粪便 feces / 'fi:si:z/
or stool /stu:l/
粪便检查 fecal test / 'fi:kəl test/
粪便隐血试验 fecal occult blood test / 'fi:kəl ɔ'kʌlt blʌd test/
粪胆色素 fecal urobilinogen / 'fi:kəl ˌjuərəbai'linədʒin/
封闭式提问 closed question /kləuzd 'kwestʃən/
复极阶段 repolarization / 'ri:pəulərai'zeiʃən/
副神经 accessory nerve /æk'sesəri nə:v /
腹壁反射 abdominal reflex /æb'dɔminl 'ri:fleks/
腹部 abdomen / 'æbdəmən/
腹部凹陷 retractive abdomen /ri'træktiv æb'dɔmən/
腹部膨隆 protuberant abdomen /prə'tju:bərənt æb'dɔmən/
腹部外形 contour / 'kɔntuə/
腹膜刺激征 peritoneal irritation sign /ˌperitəu'ni:l ˌiri'teiʃən sain/
腹上角 costal angle / 'kɔstl 'æŋgl/

腹直肌 rectus abdominis /ˈrektəs æbˋdɔmɪnəʊ/
腹直肌外缘 lateral border of rectus muscles /ˈlætərəl ˈbɔːdə ɔv ˈrektəs ˈmʌsl/
腹中线(腹白线) midabdominal line /ˈmidæbˈdɔminl lain/

G

干啰音 rhonchus or wheeze /ˈrɔŋkəs/ or /hwiːz/
肝功能检查 liver function test /ˈlivə ˈfʌŋkʃən test/
肝颈静脉回流征 hepatojugular reflux /ˌhepətəʊˈdʒʌgjulə ˈriːflʌks/
肝源性水肿 hepatic edema /hɪˈpætɪk ɪˈdiːmə/
肝脏 liver /ˈlivə/
肝掌 liver palm /ˈlɪvə(r) pɑːm/
肝肿大 enlarged liver /inˈlɑːdʒid ˈlivə/
感觉 sensation /senˈseiʃən/
肛门 anus /ˈeinəs/
高钾血症 hyperkalemia /ˌhaipəˌkəˈliːmjə/
高血压 hypertension /ˌhaipəˈtenʃən/
个性 personality /ˌpəːsəˈnæliti/
跟-膝-胫试验 heel-to-knee-to-shin test /hiːl tuː niː tuː ʃiːn test/

H

肱二头肌腱反射 biceps tendon reflex /ˈbaiseps ˈtendən ˈriːfleks/
肱三头肌腱反射 triceps tendon reflex /ˈtraiseps ˈtendən ˈriːfleks/
巩膜 sclera /ˈsklɪərə/
共济失调 ataxia /əˈtæksiə/
共济失调步态 ataxic gait
佝偻病胸 rachitic chest /rəˈkitik tʃest/
鼓音 tympany /ˈtimpəni/
固定分裂 fixed split /fikst ˈsplit/
关节 joint /dʒɔint/
关节造影 arthrogram /ˈɑːθrəgræm/
管型 cast /kɑːst/
过敏史 allergy /ˈælədʒi/
过清音 hyperresonance /ˌhaipəˈrezənəns/
鼾音 sonorous rhonchus /səˈnɔːrəs ˈrɔŋkəs/
合作性问题 collaborative problem /kəˋlæbəreɪtɪv ˈprɔbləm/
核医学 nuclear medicine /ˈnjuːkliə ˈmedsin/
红细胞 red blood cell /red blʌd sel/
erythrocyte /iˈriθrəusait/
红细胞比积测定 hematocrit /ˈhemətəkrit/
红细胞沉降率 erythrocyte Sedimentation rate /iˈriθrəusait ˌsedimenˈteiʃən reit/
红细胞计数 red blood count

洪脉　full bounding pulse　/ful baundiŋ pʌls/
虹膜　iris　/ 'aiəris/
后正中线　posterior midline　/pɔs'tiəriə 'midlain/
呼气性呼吸困难　expiratory dyspnea　/iks'paiərətəri dis'pni:ə/
呼气延长　prolonged expiration　/prəu'lɔŋged ˌekspaiə'reiʃən/
呼吸　respiration　/ˌrespi'reiʃən/
呼吸过缓　bradypnea　/ˌbrædip'ni:ə/
呼吸过速　tachypnea　/ˌtækip'ni:ə/
呼吸困难　dyspnea　/dis'pni:ə/
呼吸音粗糙　roughness breath sound　/ 'rʌfnis bri:ðiŋ saund/
护理病历　health care record　/helθ kɛə 'rekɔ:d/
护理计划单　list of nursing planning　/list ɔv 'nə:siŋ plæniŋ/
护理记录单　list of nursing annal　/list ɔv 'nə:siŋ'ænəl/
护理诊断　nursing diagnosis　/ 'nə:siŋ ˌdaiəg'nəusis/
滑车神经　trochlear nerve　/ 'trɔkliə nə:v/
踝阵挛　ankle clonus　/ 'æŋkl 'kləunəs/
环境　environment　/in'vaiərənmənt /
缓冲碱　buffer base　/ 'bʌfə beis/
慌张步态　propulsion gait
黄疸　jaundice　/ 'dʒɔ:ndɪs/
昏迷　coma　/ 'kəumə/
昏睡　lethargy　/ 'leθədʒi/
婚姻状况　marital status　/ 'mæritl 'steitəs/
混合性蛋白尿　mixed proteinuria　/mikst ˌprəuti:n'juəriə/
混合性呼吸困难　mixed dyspnea　/mikst dis'pni:ə/
活动平板试验　treadmill test　/ 'tredmil test/
活化的部分凝血活酶时间　activated partial thromboplastin time　/ 'æktiveitid 'pɑ:ʃəl ˌθrɔmbəu'plæstin taim/

J

肌电图　electromyography　/iˌlektrəumaɪˋɔgrəfi/
肌钙蛋白　troponin　/ 'trɔpənin/
肌酐　creatinine　/kri:ˋætɪni:n/
肌红蛋白　myoglobulin　/ˌmaiəu'glɔbjulin/
肌力　muscle power　/ 'mʌsl 'pauə/
肌酸激酶　creatine kinase　/ 'kri:ətin 'kineis/
肌张力　muscle tone　/ 'mʌsl təun/
畸形足　talipes　/ 'tæliˌpi:z/
激情　passion　/ 'pæʃən　/
极化状态　polarization　/ˌpəulərai ˋzeiʃən/
籍贯　birthplace　/ 'bɜ:θpleɪs/
脊肋角　costovertebral angle　/ˌkɔstəuvə:tibrəl 'æŋgl/

脊髓造影 myelography /ˌmaiə'lɔgərfi/
脊柱 spine /spain/
脊柱侧凸 scoliosis /ˌskɔli'əusis/
脊柱后凸 kyphosis /kai'fəusis/
脊柱棘突 spinous process / 'spainəs prə'ses/
脊柱前凸 lordosis /lɔː'dəusis/
计算机体层成像 computed tomography / 'kəm'pjuːtid tə'mɔgrəfi/
记忆 memory / 'meməri/
既往健康史 past health history /pɑːst helθ 'histəri/
继发性肥胖 secondary obesity
加重因素 aggravation factors /ˌægrə'veiʃən 'fæktə/
家庭 family / 'fæmili /
家庭功能 family functioning / 'fæmili 'fʌŋkʃəniŋ /
家庭结构 family structure / 'fæmili 'strʌktʃə /
家庭类型 family forms / 'fæmili fɔːmç/
家庭生活周期 stages of the family life cycle
家庭压力 family stress / 'fæmili stres /
家庭资料 family information / 'fæmili ˌinfə'meiʃən /
家族史 family history / 'fæmili 'histəri/
甲胎蛋白测定 alpha-fetoprotein / 'ælfə ˌfiːtə'prəutiːn/
甲型肝炎病毒 hepatitis A virus /ˌhepə'taitis ei 'vaiərəs/
甲状腺 thyroid / 'θaɪrɔɪd /
甲状腺素 thyroxin T_4 /θai'rɔksin/
甲状腺素结合球蛋白 thyroxine-binding globulin /θai'rɔksin-'baindiŋ 'glɔbjulin/
甲状腺吸碘功能测定 thyroid uptake and scan / 'θairɔid 'ʌpteik skæn/
价值观 values / 'væljuː /
尖腹 apical belly / 'æpikəl 'beli/
间接叩诊法 indirect percussion /ˌindi'rekt pəː'kʌʃən/
间期 time interval / 'intəvəl/
间歇性跛行 intermittent claudication /ˌintə(ː)'mitənt ˌklɔːdi'keiʃən/
肩胛骨 scapula / 'skæpjulə/
肩胛间区 interscapular region / 'skæpjulə 'riːdʒən/
肩胛上区 suprascapular region / 'sjuːprə 'skæpjulə 'riːdʒən/
肩胛下角 inferior angle of scapula /in'fiəriə 'æŋgl əf 'skæpjulə/
肩胛下区 infrascapular region / 'infrə 'skæpjulə 'riːdʒən/
肩胛线 scapular line / 'skæpjulə/
减轻因素 relieving factors /ri'liːviŋ 'fæktə/
剪刀步态 scissors gait
碱性磷酸酶 alkaline phosphatase / 'ælkəlain 'fɔsfəteis/
剑突 xiphoid / 'zifɔid/
剑突 xiphoid process / 'zifɔid prə'ses/
健康教育计划 health education planning /helθ ˌedju(ː)'keiʃən plæniŋ/
健康评估 health assessment /helθ ə'sesmənt/

健康史 health history /helθ 'histəri/
浆膜腔积液 serous membrane fluid / 'siərəs 'membrein 'flu(:)id/
交叉配血试验 cross-match compatibility test /krɔs mætʃ kəm,pæti'biliti test/
交界性期前收缩 premature junctional contraction /,premə'tjuə 'dʒʌŋkʃənəl kən'trækʃən/
交谈 interview / 'intəvju:/
交替脉 pulsus alternans / 'pʌlsəs ɔ:l'tə:nənt/
焦虑 anxiety /æŋ'zaiəti /
角膜 cornea / 'kɔ:nɪə /
角膜反射 corneal reflex / 'kɔ:niəl 'ri:fleks/
角色 role /rəul /
结合胆红素 conjugated bilirubin / 'kɔndʒʊgeɪtɪd ,bili'ru:bin/
结合胆红素 conjugated bilirubin / 'kɔndʒʊgeɪtɪd ,bɪlɪ'ru:bɪn/
结间束 internodal tract / 'intə,nəudəl trækt/
结晶体 crystal / 'kristl/
结膜 conjunctiva /kən'dʒʌŋktaɪvə/
经皮肝穿刺胆管造影 percutaneous transhepatic cholangiography /,pə:kju(:)'teiniəs trænshi'pætik kəu,lændʒi'ɔgrəfi/
精神自我 spiritual self /ə'spiritjuəl self/
颈部 neck /nek/
颈动脉 carotid artery /kə'rɔtid 'ɑ:təri/
颈后三角 posterior triangle /pɔs'tiəriə 'traiæŋgl/
颈静脉 jugular vein / 'dʒʌgjulə vein/
颈静脉怒张 jugular venous distention / 'dʒʌgjulə 'vi:nəs dɪs'tenʃən/
颈前三角 anterior triangle /æn'tiəriə 'traiæŋgl/
颈强直 neck stiff /nek stif/
静脉胆系造影 intravenous cholecystography /,intrə'vi:nəs ,kɔlisis'tɔgrəfi/
静脉曲张 varix / 'vɛəriks/
静脉肾盂造影 intravenous pyelography /,intrə'vi:nəs ,paiə'lɔgrəfi/
静止性震颤 static tremor / 'stætik 'tremə/
镜面舌 smooth tongue /smu:ð tʌŋtʌŋ /
酒渣鼻 rosacea /rəu'zeiʃiə/
巨颅 macrocephaly /,mækrəu'sefəli/
巨人症 gigantism / 'dʒaigæntizəm/
菌尿 bacteriuria /bæk,tɪərɪ'juərɪə/

K

开放式提问 open-ended question / 'əupən-endid 'kwestʃən/
颗粒管型 granular cast / 'grænjulə kɑ:st/
可靠程度 reliability /ri,laiə'biliti/
客观资料 objective data /əb'dʒektiv 'deitə/
空腹血糖测定 fasting serum-glucose / 'fɑ:stiŋ 'siərəm 'glu:kəus/
口 mouth /mauð/

口唇　lip　/lip/
口服胆囊造影　oral cholecystography　/ 'ɔ:rəl ˌkɔlisis'tɔgrəfi/
口服葡萄糖耐量试验　oral glucose tolerance test　/ 'ɔ:rəl 'glu:kəus 'tɔlərəns test/
口腔黏膜　buccal mucosa　/ 'bʌkəl mju:'kəusə/
叩诊　percussion　/pə:'kʌʃən/
叩诊锤　percussion hammer　/pə:'kʌʃən 'hæmə/
叩诊音　percussion sound　/pə:'kʌʃən saund/
跨阈步态　steppage gait

L

蜡样管型　waxy cast　/ 'wæksi kɑ:st/
肋弓下缘　costal margin　/ 'kɔstl 'mɑ:dʒin/
肋脊角　costalspinal angle　/ 'kɔstl spainl 'æŋgl/
肋间隙　intercostal space　/ˌintə(:)'kɔstl speis/
类风湿因子　rheumatoid factor　/ 'ru:mətɔid 'fæktə/
冷汗　cold sweat　/kəuld swet/
理解力　comprehend　/ˌkɔmpri'hend/
粒细胞缺乏症　agranulocytosis　/æˌgrænjuləusai'təusis/
连续性杂音　continuous murmur　/kən'tinjuəs mə:mə/
两点辨别觉　two-point discrimination　/disˌkrimi'neiʃən/
淋巴结　lymph node　/limf nəud/
淋巴细胞　lymphocyte　/ 'limfəsait/
淋巴细胞减少　lymphocytopenia　/ˌlimfəˌsaitəu`pi:niə /
淋巴细胞增多　lymphocytosis　/ˌlimfəsai'təusis/
隆隆样　rumbling　/ 'rʌmb(ə)lɪŋ/
漏出液　transudate　/ 'trænsjuˌdeit/
轮替运动　alternating movement　/ɔ:l'tə:nitiŋ 'mu:vmənt/
啰音　rale or crackle　/rɑ:l/　/ 'krækl/
落日现象　setting sun　phenomenon　/ 'setɪŋ sʌn fɪ'nɔmɪnən/

M

马蹄内翻足　equinovarus　/ˌekwinə'vɛərəs/
脉搏　pulse　/pʌls/
脉搏短绌　pulse deficit　/pʌls defisit/
脉搏　pulse　/pʌls/
玫瑰疹　roseola　/ˌrəuzɪ`əulə/
迷走神经　vagus nerve　/ 'veigəs nə:v/
棉签　cotton swab　/ 'kɔtn swɔb/
免疫球蛋白　immunoglobulin　/i'mju:nəu'glɔbjulin/
面容　facial features　/ 'feiʃəl 'fi:tʃəd/
面神经　facial nerve　/ 'feiʃəl nə:v/

民族　ethnic group　/ 'eθnik gru:p/

N

内镜逆行性胰胆管造影　endoscopic retrograde cholangiopancreatography　/en,dɔs'kɔpik 'retrəug-reid kəu,lændʒi,pæŋkrɪə`tɔgrəfi/
内生肌酐清除率　endogenous creatinine clearance rate　/en'dɔdʒənəs kri:`ætɪni:n reit/
脑电图　electroencephalogram　/ilektrəuen'sefələugræm/
脑脊液　cerebrospinal fluid　/,seribrəu'spainl 'flu(:)id/
脑脊液检查　cerebrospinal fluid test　/,seribrəu'spainl 'flu(:)id test/
脑膜刺激征　meninges irritation sign　/mi'nindʒi:z ,iri'teiʃən sain/
脑血管造影　cerebral angiography　/ 'seribrəl ,ændʒi'ɔgrəfi/
脑血流灌注显像　brain perfusion imaging　/brein pə(:)'fju:ʒən i'mædʒiŋ/
能力　ability　/ə'biliti /
逆行性膀胱造影　retrograde cystography　/ 'retrəugreid sis'tɔgrəfi/
逆行性肾盂造影　retrograde pyelography　/ 'retrəugreid ,paiə'lɔgrəfi/
年龄　age　/eidʒ/
捻发音　crepitus　/ 'krepitəs/
尿17-羟类固醇　17-hydroxycorticosteroids　/,hai'drɔksi,kɔ:tikə'stiərəun/
尿比重　specific gravity　/spi'sifik grævitɪ/
尿常规检查　urine routine test　/ 'juərin ru:'ti:n test/
尿胆红素　urine bilirubin　/ 'juərin ,bili'ru:bin/
尿胆原　urobilinogen　/,juərəbai'linədʒin/
尿蛋白检查　urine protein test　/ 'juərin 'prəuti:n test/
尿素氮　urea nitrogen　/ 'juəriə 'naitrədʒən/
尿酸　uric acid　/ 'juərik 'æsɪd /
尿糖检查　urine glucose test　/ 'juərin 'glu:kəus test/
尿细菌培养　urine bacteria culture　/ 'juərin bæk'tiəriə 'kʌltʃə/
尿液分析　urinalysis　/,juəri'næləsis/
尿液检查　urine test　/ 'juərin test/
尿液浓缩稀释试验　urine concentration dilution test　/ 'juəriə ,kɔnsen'treiʃən dai'lju:ʃən, test/
凝血酶原时间比值　prothrombin ratio　/prəu'θrɔmbin 'reiʃiəu/
凝血时间　clotting time　/klɔt taim/
脓尿　pyuria　/pai'juəriə/

P

蹒跚步态　stumbling gait
皮肤弹性　skin elasticity　/skɪn ɪlæs'tɪsɪtɪ/
皮肤湿度　skin moisture　/skɪn 'mɔɪstʃə(r)/
皮肤脱屑　skin desquamation　/skɪn ,deskwə`meɪʃən/
皮肤完整性　skin integrity　/skɪn in'tegriti/
皮肤温度　skin temperature　/skɪn ə'tempriτʃə(r)/

皮肤颜色 skin color /skɪn ˈkʌlə(r)/
皮下出血 subcutaneous hemorrhage /sʌbkjuːˈteɪnɪəs ˈhemərɪdʒ/
皮下气肿 subcutaneous emphysema / ˈsʌbkju(ː)ˈteiniəs ˌemfiˈsiːmə/
皮褶厚度 skinfold thickness / ˈskɪnfəuld ˈθiknis/
皮疹 eruption /ɪˈrʌpʃ(ə)n/
脾脏 spleen /spliːn/
脾肿大 enlarged spleen /inˈlɑːdʒid spliːn/
频率 frequency / ˈfriːkwənsɪ /
平均心电轴概念 mean electrical axis /miːn iˈlektri k(ə)l ˈæksis/
扑动与颤动 flutter and fibrillation / ˈflʌtə ænd ˌfaibriˈleiʃən/
扑翼样震颤 flapping tremor /flæpiŋ ˈtremə/

Q

期前收缩 premature contraction /ˌpreməˈtjuə kənˈtrækʃən/
期前收缩 premature beat /ˌpreməˈtjuə biːt/
期望自我 expected self /iksˈpektid self/
奇脉 paradoxical pulse /ˌpærəˈdɔksikəl pʌls /
脐 umbilicus /ʌmˈbilikəs/
脐部 umbilical region /ˌʌmbiˈlaikəl ˈriːdʒən/
起病情况 onset / ˈɔnset/
气管 trachea /trəˈkiːə/
髂嵴 iliac crest / ˈiliæk krest/
髂前上棘 anterior superior iliac spine /ænˈtiəriə sjuːˈpiəriə ˈiliæk spain/
前清蛋白 prealbumin /ˌpriːˈælbjumin/
前庭神经 vestibular nerve /veˋstɪbjulə(r) nəːv/
前正中线 midsternal line /midˈstəːnl lain/
荨麻疹 urticaria /ˌ ɜːtɪˈkeərɪə/
潜在并发症 potential complication /pəˈtenʃ(ə)l ˌkɔmpliˈkeiʃ(ə)n/
浅部触诊法 light palpation /lait ˈpælpeitʃən/
浅感觉 superficial sensation /sjuːpəˈfiʃəl senˈseiʃən/
强迫体位 compulsive position
青紫色 bluish mottled color / ˈbluːiʃ ˈmɔtld ˈkʌlə/
清蛋白 albumin /ælˈbjumin/
清音 resonance / ˈrezənəns /
情感 affect /əˈfekt/
情绪 emotion /iˈməuʃən/
情绪状态 emotional state /iˈməuʃənl steit /
丘疹 papule / ˈpæpjuːl/
球蛋白 globulin / ˈglɔbjulin/
醛固酮 aldosterone /ælˈdɔstərəun/

R

认知 cognition /kɔg'niʃən/
揉面感 dough kneading sensation /dəu 'ni:diŋ sen'seiʃən/
蠕动 peristalsis /ˌperi'stælsis/
乳房 breast /brest/
乳糜尿 chyluria /kaiˈljuəriə/
乳酸脱氢酶 lactate dehydrogenase /'lækteit di:'haidrədʒəˌneis/
乳头 nipple /'nipl/
乳突 mastoid /'mæstɔid /

S

腮腺 parotid gland /pe'rɔtɪd glænd/
三凹征 three concave sign /θri: 'kɔn'keiv sain/
三叉神经 trigeminal nerve /trai'dʒeminl nə:v/
三碘甲状腺原氨酸 triiodothyronine /traiˌaiədəu'θairəˌnin/
三尖瓣听诊区 tricuspid valve area /trai'kʌspid vælv 'ɛəriə/
三联律 trigeminy /trai'dʒimini/
三头肌皮褶厚度 triceps skinfold thickness, TSF
色觉 color sensation /'kʌlə(r) sen'seɪʃ(ə)n/
色素沉着 pigmentation /pɪgmən'teɪʃ(ə)n/
色素脱失 depigmentation /di:pigmən'teiʃən/
上腹部 epigastric region /ˌepi'gæstrik 'ri:dʒən/
上睑下垂 ptosis /'ptəusɪs/
少尿 oliguria /ˌɔli'gjuəriə/
哨笛音 sibilant /'sibilənt/
舌 tongue /tʌŋ/
舌下神经 hypoglossal nerve /ˌhaipəu'glɔsl nə:v/
舌咽神经 glossopharyngeal nerve /ˌglɔsəuˌfærin'dʒi:əl nə:v/
社会评估 sociology assessment /ˌsəusi'ɔlədʒi ə'sesmənt /
社会情感 social affection /'səuʃəl ə'fekʃən /
社会自我 social self /'səuʃəl self/
射频脉冲 radio frequence pulse /'reidiəu 'fri:kwəns pʌls/
身高 height /hait/
身体评估 physical assessment /'fizikəl ə'sesmənt/
深部触诊法 deep palpation /di:p 'pælpeitʃən/
深部滑行触诊法 deep slipping palpation /di:p 'slipiŋ 'pælpeitʃən/
深压触诊法 deep press palpation /di:p pres 'pælpeitʃən/
肾功能检查 renal function test /'ri:nl 'fʌŋkʃən test/
肾功能显像 renal function imaging /'ri:nl 'fʌŋkʃən i'mædʒiŋ/
肾小管性蛋白尿 tubular proteinuria /'tju:bjulə ˌprəuti:n'juəriə/

肾小球功能检查 glomerular function test /gləu`merjulə 'fʌŋkʃən test/
肾小球滤过率 glomerular filtration rate /gləu`merjulə fil'treiʃən reit/
肾小球性蛋白尿 glomerular proteinuria /gləu`merjulə ˌprəuti:n'juəriə/
肾源性水肿 renal edema /ˈri:n(ə)l ɪ'di:mə/
肾脏 kidney /ˈkidni/
渗出液 exudates /ˈeksjudeit/
生理评估 physiological assessment /ˌfiziə'lɔdʒikəl ə'sesmənt/
生命征 vital sign /ˈvaitl sain/
生物医学模式 biomedical model /ˌbaiəu'medikəl 'mɔdl/
生育史 childbearing history /ˈtʃaɪldbeərɪŋ 'histəri/
剩余碱 base excess /beis 'ekses/
湿啰音 crackle /ˈkrækl/
实际碳酸氢 actual bicarbonate /ˈæktjuəl əbai'kɑ:bənit/
实体辨别觉 stereognosis /ˌsteriɔg'nəusis/
实音 flatness /ˈflætnis/
视力 visual acuity /ˈvizjuəl ə'kjuiti/
视力 visual acuity /ˈvɪʒjuəl ə'kju:ɪtɪ/
视神经 optic nerve /ˈɔptik nə:v/
视野 visual fields /ˈvizjuəl 'fi:lds/
视野 visual fields /ˈvɪʒjuəl fi:lds/
视诊 inspection /in'spekʃən/
室性期前收缩 premature ventricular contraction /ˌpremə'tjuə ven'trikjulə kən'trækʃən/
嗜碱性粒细胞 basophil /ˈbeisəfil/
嗜碱性粒细胞增多 basophilia /beisəu`filiə/
嗜睡 somnolence /ˈsɔmnələns/
嗜酸性粒细胞 eosinophil /ˌi:əu'sinəfil/
嗜酸性粒细胞减少 eosinopenia /ˌi:əsinə'pi:niə/
嗜酸性粒细胞增多 eosinophilia /ˌi:əˌsinə'filiə/
收缩期喀喇音 systolic click /sɪ`stɔlɪk click/
收缩期杂音 systolic murmur /sɪ`stɔlɪk mə:mə/
收缩压 systolic pressure /sɪ`stɔlɪk `preʃə(rə)/
手电筒 flashlight /ˈflæʃlaɪt/
手震颤 hand tremor /hænd 'tremə/
舒张期杂音 diastolic murmur /daiə'stɔlik mə:mə/
舒张压 diastolic pressure /ˌdaiə'stɔlik `preʃə(rə)/
双侧心室肥大 biventricular hypertrophy /bai' ventrikjulə hai'pə:trəfi/
双手触诊法 bimanual palpation /bai'mænjuəl 'pælpeitʃən/
双心房肥大 biatrial enlargement /bai'eitriəl in'lɑ:dʒmənt/
水冲脉 water-hammer pulse /ˈwɔ:tə 'hæmə pʌls/
水母头状 caput medusa /ˈkeɪpət mi'dju:zə/
水肿 edema /ɪ'di:mə/
思维 thought /θɔ:t/
四碘甲状腺原氨酸 tetraiodothyronine /ˌtetrəˌaiədɔ'θairəni:n/

四肢　extremity　/iks'tremiti/
随意运动　voluntary movement　/ 'vɔləntərɪ 'mu:vmənt/
梭形关节　spindle-shaped joint　/ 'spindl dʒɔint/
锁骨上窝　supraclavicular fossa　/ 'sju:prəclævicular 'fɔsə/
锁骨下窝　subclavicular fossa　/ 'infrə clævicular 'fɔsə/
锁骨中线　midclavicular line　/midclævicular lain/

T

踏车运动试验　bicycle ergometer test　/ 'baisikl ə:'gɔmitə test/
胎心律　embryocardia　/ˌembrɪəʊ`kɑ:dɪə/
痰　sputum　/ 'spju:təm/
痰液检查　sputum test　/ 'spju:təm test/
糖尿　glucosuria　/ˌglu:kəus'juəriə/
提睾反射　cremasteric reflex　/ˌkrimæs'terik 'ri:fleks/
体表图形觉　graphesthesia　/ˌgræfes`θi:ziə/
体层摄影　tomography　/tə'mɔgrəfi/
体位　position　/pə'ziʃən/
体温　temperature　/ 'temprɪtʃə(r)/
体温过低　hypothermia　/ˌhaipəu'θə:miə/
体温计　thermometer　/θə'mɔmɪtə/
体像　body image　/ 'bɔdi 'imidʒ/
体型　habitus　/ 'hæbitəs/
体征　sign　/sain/
体重　weight　/weit/
体重秤及身高测量仪　platform scale with height attachment
体重指数　body mass index，BMI
天门冬氨酸氨基转移酶　aspartate aminotransferase　/ə`spɑ:teɪt əˌmi:nəu'trænsfəˌreis/
条纹　stria　/ 'straɪə /
听力　hearing acuity　/ 'hiəriŋ ə'kju:ɪtɪ/
听诊　auscultation　/əˌɔ:skəl'teiʃən/
听诊器　stethoscope　/ 'steθəskəup/
酮尿　ketonuria　/ki:təu'njuəriə/
酮体　ketone body　/ 'ki:təun 'bɔdi/
瞳孔　pupil　/ 'pju:pɪl /
瞳孔对光反射　pupillary light reflex　/pju:`pɪlərɪ laɪt 'ri:fleks/
桶状胸　barrel chest　/ 'bærəl tʃest/
头部　head　/hed/
头发　hair　/heə(r)/
头颅　skull　/skʌl/
头皮　scalp　/skælp/
透明管型　hyaline cast　/ 'haiəli:n kɑ:st/
推理　reasoning　/ 'ri:zəniŋ/

W

蛙状鼻 froggy nose /ˈfrɔgɪ nəuz/
蛙状腹 frog belly /frɔg ˈbeli/
外翻足 valgus /ˈvælgəs/
弯曲度 curve /kəːv/
网织红细胞 reticulocyte /riˈtikjuləuˌsait/
位听神经 acoustic nerve /əˈkuːstɪk nəːv/
胃型或肠型 gasteal or intestinal pattern /ˈgæstə ɔː inˈtestinl ˈpætən/
文化 culture /ˈkʌltʃə/
文化程度 educational status /ˌedju(ː)ˈkeiʃənl ˈsteitəs/
蜗神经 cochlear nerve /ˈkɔkliə nəːv/
无汗 absent sweating /ˈæbsənt swetɪŋ/
无脉 pulsless /ˈpʌlslɪs/
无尿 anuria /əˈnjuəriə/
舞蹈样动作 choreic movement /kɔ(ː)ˈriːik ˈmuːvmənt/

X

吸气性呼吸困难 inspiratory dyspnea /inˈspaiərətəri disˈpniːə/
希氏束 His bundle /hiz ˈbʌndl/
膝腱反射 knee reflex /niːˈriːfleks/
膝内翻 genua varus /ˈdʒenjʊə ˈvɛərəs/
膝外翻 genua valgus /ˈdʒenjʊə ˈvælgəs/
细胞管型 cellular cast /ˈseljulə kɑːst/
细脉 weak "thready" pulse /wiːk ˈθredi pʌls/
细湿性啰音 fine rale /fain rɑːl/
下腹部 hypogastric region /ˈhaipəuˈgæstrik ˈriːdʒən/
现病史 present health /priˈzent helθ/
history of present illness
向心性肥胖 centripetal obesity
消瘦 weight loss
小颅 microcephaly /ˌmaɪkrəuˋsefəlɪ/
哮鸣音 wheeze /hwiːz/
斜颈 torticollis /ˌtɔːtɪˋkɔlɪs/
心包积液 pericardial effusion /ˌperɪˋkɑːdɪəl ɪˈfjuːʒ(ə)n/
心包摩擦感 pericardial friction fremitus /ˌperɪˋkɑːdɪəl frikʃən fremitəs/
心包摩擦音 pericardial friction rub /ˌperɪˋkɑːdɪəl frikʃən rʌb/
心电图 electrocardiogram, ECG /ilektrəu ˈkɑːdiəugræm/
心电图监测 electrocardiogram monitoring /ilektrəu ˈkɑːdiəugræm ˈmɔnitəriŋ/
心电图运动试验 exercise electrocardiography /ˈeksəsaiz ilektrəu ˈkɑːdiəugræm/
心电向量 cardiac vector /ˈkɑːdiæk ˈvektə/

心电向量环　electrovector loop　/ilektrəu 'vektə luːp/
心房颤动　atrial fibrillation　/ɑːtriəl faibri'leiʃən/
心房肥大　atrial enlargement　/ 'eitriəl in'lɑːdʒmənt/
心肌梗死　myocardial infarction　/ˌmaiəu'kɑːdiəl in'fɑːkʃən/
心肌灌注显像　myocardial perfusion imaging　/ˌmaiəu'kɑːdiəl pə(ː)'fjuːʒən i'mædʒiŋ/
心肌缺血　myocardial ischemia　/ˌmaiəu'kɑːdiəl is'kiːmiə/
心尖搏动　apical impulse　/ 'æpikəl 'impʌls/
心境　mood　/muːd /
心理评估　psychology assessment　/sai'kɔlədʒi ə'sesmənt /
心力衰竭　heart failure　/hɑːt 'feiljə/
心律　cardiac rhythm　/ 'kɑːdiæk 'riðəm/
心律失常　cardiac arrhythmias　/ 'kɑːdiæk ə̀'riðmik/
心律失常　arrhythmia　/ə'riθmiə/
心率　heart rate　/hɑːt reit/
心前区　precordium　/ 'priː'kɔːdjəm/
心前区隆起　precordium heave　/ 'priː'kɔːdjəm hiːv/
心室肥大　ventricular hypertrophy　/ven'trikjulə hai'pəːtrəfi/
心血管造影检查　cardioangiography　/ 'kɑːdɪəuˌændʒi'ɔgrəfi/
心音分裂　split heart sound　/ 'split hɑːt sound/
心音改变　altering heart sound　/ɔːltəriŋ hɑːt sound/
心音强度改变　altering intensity of heart sound　/ɔːltəriŋ in'tensiti hɑːtsound/
心音性质改变　altering character of heart sound　/ɔːltəriŋ 'kæriktə hɑːt sound/
心音　heart sound　/hɑːt saund/
心源性水肿　cardiac edema　/ 'kɑːdɪæk ɪ'diːmə/
心脏瓣膜听诊区　auscultatory area　/ɔːˋskʌltətərɪ 'ɛəriə/
心脏传导系统　cardiac conduction system　/ 'kɑːdiæk kən'dʌkʃən 'sistəm/
心脏杂音　cardiac murmurs　/ 'kɑːdiæk məːmə/
信念　stereotyping　/ 'stiəriəˌtaipiŋi /
信仰　religion　/ri'lidʒən /
性别　sex　/seks/
性格　character　/ 'kæriktə /
性质　character　/ 'kæriktə /
quality　/ 'kwɔliti /
胸壁　chest wall　/tʃest wɔːl/
胸部体表标志　chest surface landmark　/tʃest 'səːfis 'lændmɑːk/
胸导联　chest lead　/tʃest liːd/
胸骨角　sternal angle　/ 'stəːnl 'æŋgl/
胸骨上切迹　suprasternal notch　/ 'sjuːprə'stəːnl nɔtʃ /
胸骨上窝　suprasternal fossa　/ 'sjuːprə'stəːnl 'fɔsə/
胸廓扩张度　chest expansion　/tʃest iks'pænʃən/
胸膜摩擦感　pleural friction fremitus　/ 'pluərəl 'frikʃən fremitəs/
胸膜摩擦音　pleural friction rub　/ 'pluərəl 'frikʃən rʌb/
胸腔　thorax　/ 'θɔːræks/

嗅神经　olfactory nerve　/ɔl'fæktəri nə:v/
嗅诊　smelling　/smeliŋ/
血管造影　angiography　/ˌændʒi'ɔgrəfi/
血红蛋白　hemoglobin　/ˌhi:məu'gləubin/
血红蛋白尿　hemoglobinuria　/ˌhi:məˌgləubi'njuəriə/
血浆二氧化碳总量　total plasma carbon dioxide content　/ 'təutl plæzmə 'kɑ:bən dai'ɔksaid kən'tent/
血浆凝血酶原时间　prothrombin time　/prəu'θrɔmbin taim/
血尿　hematuria　/ˌhi:mə'tjuriə/
血清 C-反应蛋白测定　serum C-reactive protein　/ 'siərəm si ri(:)'æktiv 'prəuti:n/
血清补体　serum complement　/ 'siərəm 'kɔmplimənt/
血清蛋白电泳　serum protein electrophoresis　/ 'siərəm 'prəuti:n ɪˌlektrəfəri:sɪs/
血清电解质测定　serum electrolyte　/ 'siərəm əɪ'lektrəulaɪt/
血清反 T_3　reverse triiodothyronine　/ri'və:s traiˌaiədəu'θairəˌnin/
血清免疫球蛋白　serum immunoglobulin　/ 'siərəm i'mju:nəu'glɔbjulin/
血清铁　serum iron　/ 'siərəm 'aiən/
血清铁蛋白　serum ferritin　/ 'siərəm 'feritən/
血清总胆红素　serum total bilirubin　/ 'siərəm 'təutl ˌbili'ru:bin/
血清总蛋白　serum total protein　/ 'siərəm 'təutl 'prəuti:n/
血清总铁结合力　total iron binding capacity　/ 'təutl 'aiən 'baindiŋ kə'pæsiti/
血糖　blood glucose　/blʌd 'glu:kəus/
血细胞检查　complete blood count
血小板　platelet　/ 'pleitlit/
thrombocyte　/ 'θrɔmbəˌsait/
血小板计数　platelet count
血小板减少　thrombocytopenia　/ˌθrɔmbəusaitəu'pi:niə/
血小板增多　thrombocytosis　/ˌθrɔmbəusai'təusis/
血型　blood group　/blʌd gru:p/
血压　blood pressure　/blʌd `preʃə(r)/
血压　blood pressure　/blʌd `preʃə(rə)/
血压计　sphygmomanometer　/ˌsfigməumə'nɔmitə/
血液　blood　/blʌd/
血液气体分析　blood gas analysis　/blʌd gæs 'ænəlaisis/
血脂测定　blood-lipid　/blʌd 'lipid/
血肿　hematoma　/ˌhi:mə`təumə/

Y

压疮　pressure ulcer　/ 'preʃə(r) 'ʌlsə /
压舌板　tongue depressor　/tʌŋ di'presə/
压痛　tenderness　/ 'tendənes/
牙齿　teeth　/ 'ti:θ/
牙龈　gum　/gʌm/

咽喉部 throat /θrəut/
严重程度 severity /si'veriti/
quantity / 'kwɔntiti/
眼 eye /ai/
眼底 ocular fundus / 'ɔkjulə 'fʌndəs/
眼睑 eyelid /aɪlɪd/
眼睑闭合障碍 hypophasis /, haɪpəʊ'fəsɪs/
眼眉 eyebrow / 'aibrau/
眼球 eyeball /ə'aɪbɔ:l /
眼球突出 exophthalmos /,eksɔf'θælməs/
眼球下陷 enophthalmos /,enɔf'θælməs /
眼球震颤 nystagmus /nɪ`stægməs/
洋地黄效应 digitalis effect /ˌdidʒi'teilis i'fekt/
洋地黄中毒 digitalis toxicity /ˌdidʒi'teilis tɔk'sisiti/
腋后线 posterior axillary line /æk'siləri lain/
腋前线 anterior axillary line /æn'tiəriə æk'siləri lain/
腋窝 axillary fossa /æk'siləri 'fɔsə/
腋中线 midaxillary line /mid æk'siləri lain/
一般状态评估 general survey / 'dʒenərəl sə:'vei/
一般资料 biographical data /baiəu'græfikəl 'deitə/
医学影像学 medical imaging / 'medikəl i'mædʒiŋ/
移动性浊音 shifting dullness / 'ʃiftiŋ 'dʌlnis/
乙肝病毒 e 抗体 hepatitis B virus e antibody /ˌhepə'taitis bi: 'vaiərəs i: 'æntiˌbɔdi/
乙肝病毒 e 抗原 hepatitis B virus e antigen /ˌhepə'taitis bi: 'vaiərəs i: 'æntidʒən/
乙肝病毒表面抗体 hepatitis B virus surface antibody /ˌhepə'taitis bi: 'vaiərəs 'sə:fis 'æntiˌbɔdi/
乙肝病毒表面抗原 hepatitis B virus surface antigen /ˌhepə'taitis bi: 'vaiərəs 'sə:fis 'æntidʒən/
乙肝病毒核心抗体 hepatitis B virus core antibody /ˌhepə'taitis bi: 'vaiərəs kɔ: 'æntiˌbɔdi/
乙肝病毒核心抗原 hepatitis B virus core antigen /ˌhepə'taitis bi: 'vaiərəs kɔ: 'æntidʒən/
乙型肝炎病毒 hepatitis B virus /ˌhepə'taitis bi: 'vaiərəs/
异常呼吸音 abnormal breath sound /æb'nɔ:məl bri:θ saund/
异型淋巴细胞 atypical lymphocyte /ei'tipikəl 'limfəsait/
抑郁 blues /blu:z /
意识模糊 confusion /kən'fju:ʒən/
意识障碍 disturbance of consciousness
意识状态 level of consciousness / 'kɔnʃəsnis/
溢出性蛋白尿 overflow proteinuria / 'əuvə'fləu ˌprəuti:n'juəriə/
音叉 tuning fork / 'tju:niŋ fɔ:k/
应激 stress /stres/
荧光透视 fluoroscopy /flu(:)ə'rɔskəpi/
营养 nutrition /nju:'triʃən/
营养不良 malnutrition / 'mælnju(:)'triʃən/
营养不良性水肿 malnutrition edema /mælnju: `trɪʃən ɪ'di:mə/
影像学检查 imageology examination /ˌimidʒ'ɔlədʒi igˌzæmi'neiʃən/

影像诊断学 diagnostic imageology /ˌdaiəg'nɔstik ˌimidʒ'ɔlədʒi/
硬度 consistency /kən'sɪstənsɪ/
用药情况 medication /ˌmedi'keiʃən/
右季肋部 right hypochondriac region /rait ˌhaipəu'kɔndriæk 'riːdʒən/
右上腹 right upper quadrant /rait 'ʌpə 'kwɔdrənt/
右下腹部 right iliac region /rait 'iliæk 'riːdʒən/
右心衰竭 right-sided heart failure /rait 'saidid hɑːt 'feiljə/
右腰部 right lumber region /rait 'lʌmbə 'riːdʒən/
瘀斑 ecchymosis /ˌekɪ'məusɪs/
瘀点 petechia /pɪ'tiːkɪə /
语言 language / 'læŋgwidʒ/
语音共振 vocal resonance / 'vəukl 'rezənəns/
语音震颤 vocal fremitus / 'vəukl 'fremitəs/
预防接种及传染病史 immunization and infection /ˌimjuːnai'zeiʃən nd n'fekʃən /
预激综合征 pre-excitation syndrome /priːˌeksi'teiʃən 'sindrəum/
月经史 menstrual history / 'menstruəl 'histəri/
运动 movement / 'muːvmənt /
运动觉 kinesthesia /ˌkaini(ː)s'θiːzjə/

Z

造影剂 contrast medium / 'kɔntræst miːdjəm/
造影检查 contrast examination /kɔntræst igˌzæmi'neiʃən/
粘液性水肿 myxedema /ˌmɪksə'diːmə /
谵妄 delirium /di'liriə m/
展神经 abducens nerve /æb'djuːsənz nəːv/
真实自我 real self / 'riːəl self/
阵发性室上性心动过速 paroxysmal supraventricular tachycard a /ˌpærək'sizməl 'sjuː prə' ven'trikjulə ˌtæki'kɑːdiə/
阵发性室性心动过速 paroxysmal ventricular tachycardia /ˌpærək'sizməl ' ven'trikjulə ˌtæki'kɑːdiə/
阵发性心动过速 paroxysmal tachycardia /ˌpærək'sizməl ˌtæki'kɑːdiə/
振水音 succussion splash / 'sʌkjuʃən splæʃ/
震颤 tremor / 'tremə/
震颤 thrill /θril/
震动觉 vibration /vai'breiʃən/
整体护理模式 holistic nursing model /həu'lɪstɪk 'nəːsiŋ 'mɔdl/
整体健康模式 holistic health model /həu'lɪstɪk helθ 'mɔdl/
正常呼吸音 normal breath sound / 'nɔːməl breθ saund/
正常心界 normal heart's border / 'nɔːməl hɑːt 'bɔːdə/
症状 symptom / 'simptəm/
支气管肺泡呼吸音 bronchovesicular breath sound / 'brɔŋkiəlvi'sikjulə briːθ saund/
支气管呼吸音 bronchial breath sound / 'brɔŋkiəl briːθ saund/
支气管造影检查 bronchography /brɔŋ'kɔgrəfɪ/

肢体导联 limb leads /lim li:d/
脂肪酶 lipase / 'laipeis 'lipeis/
脂肪尿 lipiduria /ˌlipiˋdjuəriə/
蜘蛛痣 spider angioma / 'spaɪdə(r) ˌændʒiˋəʊmə/
直肠 rectum / 'rektəm/
直接叩诊法 direct percussion /di'rekt pəː'kʌʃən/
职业 occupation /ˌɔkju'peiʃən/
跖反射 plantar reflex / 'plæntə 'riːfleks/
指鼻试验 finger-to-nose test / 'fiŋgə tuː nəuz test/
质疑 confrontation /ˌkɔnfrʌn'teiʃən/
中湿性啰音 medium rale / 'miːdjəm rɑːl/
中性粒细胞 neutrophil / 'njuːtrəfɪl/
中性粒细胞减少 neutropenia /ˌnjuːtrəu'piːniə/
中性粒细胞增多 neutrophilia /ˌnjuːtrəuˋfiliə/
钟摆律 pendular rhythm / 'pendjulə 'riðəm/
重搏脉 dicrotic pulse /dai'krɔtik pʌls/
重复 repeating /ri'piːtiŋ/
舟状腹 scaphoid abdomen / 'skæfɔid 'æbdəmən/
主动脉瓣关闭不全 aortic incompetence / 'ɑːtik ɪnˋkɔmpɪtəns/
主动脉瓣区第二心音 aortic second heart sound /eiˋɔːtik sekənd hɑːt sound/
主动脉瓣听诊区 aortic valve area /eiˋɔːtik vælv 'ɛəriə/
主动脉瓣狭窄 aortic stenosis / 'ɑːtik sti'nəusis/
主观资料 subjective data /sʌb'dʒektiv 'deitə/
主诉 chief complaint /tʃiːf kəm'pleint/
reason for seeking care
主要症状及其特点 critical symptom characteristics / 'kritikəl 'simptəm ˌkæriktərai'zeiʃən /
住院史 hospitalization /ˌhɔspitəlai'zeiʃən /
注意 attention /ə'tenʃən/
转铁蛋白 transferrin /træns'ferin/
转铁蛋白饱和度 iron saturation / 'aiən ˌsætʃə'reiʃən/
浊音 dullness / 'dʌlnis/
姿势 posture / 'pɔstʃə/
紫癜 purpura /ə'pɜːpjuərə/
自动体位 active position
自身抗体 Auto-antibody / 'ɔːtəu 'æntiˌbɔdi/
自我概念 self-concept /self 'kɔnsept/
自尊 self-esteem / 'selfis'tiːm/
宗教信仰 religion /ri'lidʒən/
综合心电向量 resultant vector /ri'zʌltənt 'vektə/
族性 ethnicity /eθ'nisiti /
醉酒步态 drunken gait
左季肋部 left hypochondriac region /left ˌhaipəu'kɔndriæk 'riːdʒən/
左上腹 left upper quadrant /left 'ʌpə 'kwɔdrənt/

左下腹部　left iliac region　/left 'iliæk 'ri:dʒən/
左心衰竭　left-sided heart failure　/left 'saidid hɑ:t 'feiljə/
左腰部　left lumbar region　/left 'lʌmbə 'ri:dʒən/
17-酮类固醇　17-ketosteroids　/ˌki:təu'sʌbstreit/
Addis 计数　Addis count　/ 'ædis kaunt/
a-L-岩藻糖苷酶测定　a-L-fucosidase　/fju:'kɔsideis/
A 型超声　amplitude mode　/ 'æmplitju:d məud/
B 型超声　brightness mode　/ 'braitnis məud/
D 型超声　doppler mode　/ 'dɔplə məud/
M 型超声　motion mode　/ 'məuʃən məud/
X 线摄影　radiography　/reidi'ɔgrəfi/
X 线诊断　X-ray diagnosis　/ 'eksrei ˌdaiəg'nəusis/
γ-谷氨酰转移酶　γ-glutamyl transferase　/ 'glu:təmil 'trænsfəˌreis/

参考文献

1. 吕探云. 健康评估. 北京:人民卫生出版社,2001
2. 张培生. 内科护理学. 北京:人民卫生出版社,2004
3. 刘东生. 临床护理(上册). 郑州:河南科学技术出版社,2002
4. 吕探云. 健康评估. 北京:人民卫生出版社,2002
5. 王克惠. 健康评估. 北京:人民卫生出版社,2004
6. 李焕章. 诊断学基础. 第三版. 北京:人民卫生出版社,1998
7. 黄宛. 临床心电图学. 第四版. 北京:人民卫生出版社,1990
8. 柏树令. 系统解剖学. 第六版. 北京:人民卫生出版社,1978
9. 邓长生. 诊断学. 第五版. 北京:人民卫生出版社,2004
10. 王鸿利. 实验诊断学. 北京:人民卫生出版社,2002
11. 尤黎明. 内科护理学. 第3版. 北京:人民卫生出版社,2002
12. 金魁和. 汉英医学大辞典. 第2版. 北京:人民卫生出版社,2004
13. 陈文彬等. 诊断学. 第6版. 北京:人民卫生出版社,2004
14. 孙久伶. 诊断学. 北京:人民卫生出版社,2003
15. 马存根. 医学心理学. 北京:人民卫生出版社,2002
16. 王桂云等. 身体检查与评估. 北京:科学技术文献出版社,1999
17. 国务院学位委员会办公室. 社会学. 北京:高等教育出版社,2001
18. 吴恩惠. 影像诊断学. 第三版. 北京:人民卫生出版社,1999
19. 夏宗勤. 实验核医学与核药学. 上海:同济大学出版社,1998
20. Carolyn J. Physical examination and Health Assessment. 2nd ed. Philadelphia: WB Saunders Company,1993

教学大纲（参考）

一、课程性质和任务

健康评估是护理专业的核心课程，是护理程序的第一步，其主要任务是研究有关收集、整理、分析护理对象健康资料概括护理诊断的基本理论、基本知识、基本技能和培养临床思维能力。健康评估是学习临床护理课程的基础，是护生必学的课程之一。

二、课程教学目标

（一）基本知识教学目标

1. 理解健康评估的概念及方法。
2. 掌握交谈的方法及健康史的评估内容
3. 掌握身体评估的方法、内容、检查结果判断及其临床意义。
4. 掌握心电图的基本知识、应用指征、正常及常见异常心电图。
5. 掌握常用实验室检查的标本收集方法、正常结果及异常结果的临床意义。
6. 掌握常用影像学检查的应用指征、检查前后护理。
7. 理解护理病历书写的格式及要求。

（二）能力培养目标

1. 能正确进行交谈采集健康史和身体评估。
2. 能独立描记心电图。
3. 能正确判断分析心电图及实验室检查结果。
4. 能按要求书写护理病历。

（三）思想教育目标

1. 具有严谨的学习态度和求实的工作作风、高尚的职业道德。
2. 具有团结协作、互相帮助的精神。
3. 具有良好的社会适应能力，能够适应国、内外医护市场的要求。

三、教学内容和要求

教学内容	教学要求					
	认知			能力		
	了解	理解	掌握	学会	掌握	熟练掌握
一、绪论						
（一）健康评估的内容	√					
（二）健康评估的方法		√				
（三）健康评估的学习方法及目的要求	√					

续表

教学内容	教学要求					
	认知			能力		
	了解	理解	掌握	学会	掌握	熟练掌握
二、交谈及健康史评估						
(一)交谈			√			
(二)健康史评估			√			
实验一　交谈						√
三、心理评估						
(一)概　述	√					
(二)自我概念评估		√				
(三)认知评估		√				
(四)情绪与情感评估		√				
(五)个性评估		√				
四、社会评估						
(一)概　述	√					
(二)角色与角色适应评估		√				
(三)文化评估		√				
(四)家庭评估		√				
(五)环境评估		√				
五、身体评估						
(一)身体评估的评估前准备和基本方法			√			
(二)一般状态评估			√			
(三)皮肤黏膜和浅表淋巴结评估						
1. 皮肤黏膜评估		√				
2. 浅表淋巴结评估		√				
(四)头面部和颈部评估						
1. 头面部评估		√				
2. 颈部评估		√				
(五)胸部评估						
1. 胸部体表标志			√			
2. 胸壁、胸廓和乳房评估		√				
3. 肺和胸膜评估			√			
附:呼吸系统常见疾病的主要体征						
4. 心脏评估			√			
5. 血管评估			√			
附:循环系统常见疾病的主要体征	√					

续表

教学内容	教学要求					
	认知			能力		
	了解	理解	掌握	学会	掌握	熟练掌握
(六)腹部评估						
1. 腹部的体表标志与分区	√					
2. 腹部评估			√			
附:消化系统常见疾病的主要体征	√					
(七)脊柱、四肢及肛门、直肠、外生殖器评估						
1. 脊柱评估	√					
2. 四肢评估	√					
3. 肛门、直肠及外生殖器评估	√					
(八)神经功能评估						
1. 脑神经评估		√				
2. 感觉功能评估			√			
3. 运动功能评估			√			
4. 神经反射评估			√			
5. 自主神经功能评估	√					
实验二　身体评估基本方法及一般评估						√
实验三　皮肤黏膜、头面部及颈部评估						√
实验四　胸廓、肺及胸膜评估						√
实验五　心脏评估						√
实验六　腹部评估						√
实验七　神经功能评估					√	
六、心电图检查						
(一)心电图的基本知识						
1. 心电图形成基础		√				
2. 心电图导联与导联轴			√			
3. 心电图的形成		√				
4. 心电图的组成与命名			√			
5. 心电图的描记			√			
(二)正常心电图						
1. 心电图的测量		√				
2. 正常心电图			√			
3. 小儿心电图特点	√					
4. 老年人心电图特点	√					
5. 心电图的分析方法与临床应用	√					

续表

教学内容	教学要求					
	认知			能力		
	了解	理解	掌握	学会	掌握	熟练掌握
(三)常见异常心电图						
1. 心房、心室肥大		√				
2. 心肌缺血		√				
3. 心肌梗死		√				
4. 心律失常		√				
5. 药物与电解质紊乱对心电图的影响	√					
(四)心电监测及心电图相关检查						
1. 心电图监测		√				
2. 动态心电图	√					
3. 心电图运动负荷试验	√					
附:脑电图、肌电图检查	√					
实验八　心电图描记						√
实验九　异常心电图分析					√	
七、常用实验室检查						
(一)常用血液检查						
1. 血细胞检查			√			
2. 网织红细胞及血细胞比容测定		√				
3. 红细胞沉降率测定		√				
4. 止血功能检查		√				
5. 常用血液生化检查			√			
6. 常用免疫学检查		√				
7. 血型鉴定与交叉配血试验			√			
8. 动脉血液气体分析			√			
(二)尿液检查						
1. 尿常规检查			√			
2. 尿沉渣细胞计数		√				
3. 尿细菌培养		√				
(三)粪便检查			√			
(四)痰液、脑脊液及浆膜腔穿刺液检查						
1. 痰液检查		√				
2. 脑脊液检查		√				
3. 浆膜腔穿刺液检查		√				
(五)脏器病变检查						

续表

教学内容	教学要求					
	认知			能力		
	了解	理解	掌握	学会	掌握	熟练掌握
1. 肝脏病常用检查			√			
2. 肾功能检查			√			
3. 心肌病变检查			√			
4. 胰腺病变检查			√			
5. 甲状腺功能检查		√				
6. 肾上腺功能检查		√				
实验十　血、尿、粪便常规标本采集						√
八、影像学检查						
(一)X 线检查						
1. X 线的特性及成像原理		√				
2. X 线的检查方法及临床应用		√				
3. X 线检查前、后的护理			√			
4. 计算机体层成像的临床应用			√			
(二)磁共振成像						
1. MRI 成像原理与设备		√				
2. MRI 的临床应用		√				
3. MRI 检查前、后的护理			√			
(三)放射性核素检查						
1. 放射性核素检查原理	√					
2. 放射性药物及显像仪器	√					
3. 放射性核素检查方法及其临床应用		√				
(四)超声检查						
1. 超声检查的基本原理及检查方法	√					
2. 超声检查的临床应用及检查前护理			√			
实验十一　影像检查见习				√		
九、护理病历书写						
(一)护理病历概述		√				
(二)护理病历的格式与内容						
1. 护理病历首页		√				
2. 护理计划单		√				
3. 护理记录		√				
4. 健康教育计划		√				
附:护理病历	√					

续表

教学内容	教学要求					
	认知			能力		
	了解	理解	掌握	学会	掌握	熟练掌握
实验十二　护理病历书写						√

四、学时安排

章	学　　时		
	理　论	实　验	合　计
绪论	2		2
交谈及健康史评估	2	2	4
心理评估	4		4
社会评估	4		4
身体评估	28	10	38
心电图检查	10	4	14
常用实验室检查	15	1	16
影像学检查	3	1	4
护理病历书写	2	2	4
合计	70	20	90

五、说　　明

（一）本大纲的应用范围和使用方法

1. 本大纲供全国高等职业教育涉外英语护理专业使用，共九章，总学时为90学时，其中理论课70学时，实践课20学时。

2. 本大纲对知识的教学要求分为了解、理解、掌握三个层次。

（1）了解：知道是什么。能够记住学过的知识点。

（2）理解：懂得为什么。能领会概念的含义，并能理解知识点的内容。

（3）掌握：能够应用所学知识解决实际问题，分析知识的联系和区别。

3. 本大纲对实践的教学要求分为学会、掌握、熟练掌握三个层次。

（1）学会：在老师指导下，能正确进行操作并记录结果。

（2）掌握：能独立进行操作，方法规范。

（3）熟练掌握：娴熟地进行操作。

（二）教学建议

1. 本课程的教学可分为课堂理论教学和实验教学或见习二个环节。

2. 课堂教学采用讲授、多媒体教学、观看临床资料录像、自学讨论等多种教学方法，并理论联系实际，以启迪学生思维，培养其分析、解决问题的能力。

3. 实验教学主要在实验室内进行，并结合医院参观、见习。

4. 教学过程中，及时采用课堂测验、阶段考试、角色扮演、书写实验报告等方式对学生的知识、能力及态度进行综合评价。